JN321981

管理栄養士・栄養士のための

食品安全・衛生学

日佐和夫・仲尾玲子 編著

学文社

はじめに

　従来，管理栄養士・栄養士の教育は，栄養科学を中心に教育されており，卒業後の就職対象企業および職種は病院や学校などの給食関係が主体となっていた。一方，編者は，管理栄養士・栄養士を食品会社等において技術指導あるいは，教育してきた経験の中で，在学中のカリキュラム上における時間制約もあって，以前より増加した食品安全・衛生管理分野の基礎知識不足を感じていたことも経験している。近年は，管理栄養士・栄養士の方々が，給食関係以外の食品関係である企業の商品開発・品質管理・品質保証・試験検査研究・食品衛生管理者あるいは食品衛生監視員などに多く進出されて活躍している。このように，食品関連分野での管理栄養士・栄養士の新規就職分野における開拓が著しいにもかかわらず，食品安全・衛生管理分野における時代に即した新しい知識の習得不足から，職務遂行に苦労されているようである。

　上記の背景から，このたび管理栄養士・栄養士になるために学ぶ方々の役に立つべく本書を出版した次第である。

　本書は，2010年の管理栄養士国家試験出題基準（ガイドライン）に示された食べ物と健康の大項目「4. 食品の安全性」について，食の安全性の問題や食品保健政策の変化に対応するために食品衛生に関連する最新の知見や動向も盛り込んだ。さらに，近年重要性を増している中項目「G. 食品衛生管理」を詳しく記述した。また，重要性が高い大項目「5. 食品の表示と規格基準」を加えて，この分野の系統立てた学習ができるように配慮した。加えて，給食経営管理論の大項目「6. 給食の安全・衛生」の中項目「A 安全・衛生の概要，B 安全・衛生の実際」で学ぶ食品衛生関係の基礎を記述することで，この項目を学ぶ際の知識の前提が得られるように努めた。これらの項目を網羅しながら，当書は，この分野での行政・実務研究・企業経験者などの諸先生にご執筆を依頼し，基本的知識と実務応用知識を兼ね備えた内容になるよう努めた。

　すなわち，第1章では食品衛生と法規を分かりやすく整理して記述した。第2章の食品の変質では微生物学の基礎と食品の変質とその防止法，第3章の食中毒は食中毒発生状況，微生物食中毒，自然毒食中毒，化学性食中毒などを最新の知見で記述し，食中毒防止という最重要課題を的確に捉えられるようにした。第4章の食品による感染症・寄生虫症は近年問題となり，解明された食中毒原因寄生虫症等を加えた。第5章の食品中の汚染物質は食品中の放射性物質の新基準値を加えた。第6章の食品添加物では，基本的知識だけでなく，実務応用知識習得に結びつけることができるように配慮して記述した。第7章の食品衛生管理は，近年必要とされている食品衛生管理の知識の充実を図るためにHACCPについての記述を増やし，衛生管理上重要となるトレーサビリティとフードチェーン，水道法と水質管理を加えた。第8章の特定給食施設（病院内（外））の衛生管理は，管理栄養士・栄養士の重要な職務の一つであるため，従来の食品衛生学テキストでは触れられるこ

とが少なかった特定給食施設の衛生管理の基礎を食品衛生学的観点から記述した。さらに，第9章の食品表示と規格基準は，しばらく前のガイドラインに追加された食品表示と規格基準を体系立てて記述することで，注目されている食品表示の理解を深める一助とした。ここでは，現在の実質自給率低下の中で，膨大な食料（原料）・飼料を輸入している状況を鑑みて，国際標準規格（ISO）や輸入食品（原料）・飼料の安全に関わる業務などについても言及し，応用実務に対しての橋渡しとして役立つ内容になるよう配慮した。これらを学ぶことにより，今後，食品安全・衛生関係の実務的力量をつけ，管理栄養士・栄養士が従来の調理・栄養学等を基にした給食業務の充実のみならず，食品関連業界においても活躍することを期待したい。

　食品衛生に関わる全領域をカバーした本書は，管理栄養士・栄養士の分野だけではなく，食の安全の分野における教科書あるいは参考書として活用していただける，より充実した内容になったと自負している。また，食品衛生に興味をもつ一般消費者や食品製造に携わる方々にとっても，より理解しやすい参考書としてご利用いただけるものと確信する。

　最後に，本書の刊行にあたり，ご多忙の中ご協力をいただきました執筆者各位に厚く御礼申し上げる。なお，本書の内容，構成については入念に検討したつもりであるが，編者の力不足により，本書には不備な点が多々あるかもしれない。読者のご指摘，ご教示を賜れば幸いである。

2014年3月吉日

編著者　日佐　和夫
　　　　仲尾　玲子

目　次

1　食品衛生と法規

1.1　食品衛生の目的 …………………………………………………………………………………… 1
1.2　食べ物に関与するさまざまな法律 ……………………………………………………………… 1
1.3　食品の安全性の確保に関するリスクアナリシス ……………………………………………… 2
　1.3.1　リスクアセスメント（リスク評価）…… 3　　1.3.2　リスクマネジメント（リスク管理）……… 3
　1.3.3　リスクコミュニケーション ……………… 3
1.4　食品安全基本法と食品衛生法 …………………………………………………………………… 4
　1.4.1　食品安全基本法 …………………………… 4　　1.4.2　食品衛生法 ………………………………… 4
1.5　その他の食に関する関連法規 …………………………………………………………………… 9
1.6　食品衛生行政組織 ………………………………………………………………………………… 10
1.7　国際機構 …………………………………………………………………………………………… 11
　1.7.1　世界保健機関（WHO）…………………… 11　　1.7.2　国連食糧農業機関（FAO）………………… 11
　1.7.3　コーデックス委員会（CODEX）………… 12

2　食品の変質

2.1　食品の変質 ………………………………………………………………………………………… 14
2.2　微生物学の基礎 …………………………………………………………………………………… 14
　2.2.1　微生物学の歴史 …………………………… 14　　2.2.2　微生物の基礎 ……………………………… 16
　2.2.3　微生物と食品衛生のかかわり …………… 22　　2.2.4　食品の腐敗 ………………………………… 24
2.3　食品の化学的変質 ………………………………………………………………………………… 26
　2.3.1　油脂酸敗 …………………………………… 26　　2.3.2　トランス型不飽和脂肪酸（トランス脂肪酸）…… 28
2.4　食品変質の防止法 ………………………………………………………………………………… 29
　2.4.1　微生物制御の原理 ………………………… 29　　2.4.2　食品の加熱殺菌 …………………………… 31
　2.4.3　冷蔵・冷凍による微生物の増殖抑制 …… 32　　2.4.4　食塩・糖類による微生物の増殖抑制 …… 34
　2.4.5　水分活性の調整による微生物の増殖抑制 … 35　　2.4.6　pH調整による微生物の増殖制御 ………… 36
　2.4.7　真空ならびにガス置換による微生物制御 … 36　　2.4.8　食品添加物による微生物制御 …………… 37
　2.4.9　燻煙法による微生物制御 ………………… 37　　2.4.10　電磁波による微生物制御 ………………… 38
　2.4.11　その他 …………………………………… 38
2.5　鮮度・腐敗・酸敗の判定法 ……………………………………………………………………… 39
　2.5.1　腐敗の判定 ………………………………… 39　　2.5.2　官能的方法 ………………………………… 39
　2.5.3　細菌学的方法 ……………………………… 40　　2.5.4　化学的方法 ………………………………… 40
　2.5.5　物理的方法 ………………………………… 41　　2.5.6　変敗の指標 ………………………………… 41

3　食中毒

- 3.1　食中毒の定義 …… 44
- 3.2　食中毒病因物質による分類 …… 45
- 3.3　食中毒の発生状況 …… 45
  - 3.3.1　病因物質別 …… 45
  - 3.3.2　年次別の発生状況 …… 47
  - 3.3.3　季節別および原因施設別発生状況 …… 48
- 3.4　微生物食中毒 …… 48
  - 3.4.1　症状・発症機序による分類 …… 48
  - 3.4.2　食中毒の発生要因 …… 49
  - 3.4.3　微生物食中毒の発生状況 …… 49
  - 3.4.4　食中毒原因食品の推定法（マスターテーブル）…… 50
- 3.5　食中毒の予防 …… 50
- 3.6　主な微生物食中毒 …… 52
  - 3.6.1　サルモネラ食中毒 …… 52
  - 3.6.2　腸炎ビブリオ食中毒 …… 53
  - 3.6.3　カンピロバクター食中毒 …… 53
  - 3.6.4　病原大腸菌食中毒 …… 54
  - 3.6.5　腸管出血性大腸菌（EHEC）または志賀毒素産生大腸菌（STEC）食中毒 …… 56
  - 3.6.6　ブドウ球菌食中毒 …… 57
  - 3.6.7　ボツリヌス中毒 …… 57
  - 3.6.8　ウェルシュ菌食中毒 …… 58
  - 3.6.9　セレウス菌食中毒 …… 59
  - 3.6.10　赤痢菌食中毒 …… 60
  - 3.6.11　リステリア食中毒 …… 61
  - 3.6.12　ノロウイルス食中毒 …… 61
  - 3.6.13　クリプトスポリジウム感染症・食中毒 …… 63
- 3.7　自然毒食中毒 …… 64
  - 3.7.1　動物性自然毒 …… 64
  - 3.7.2　植物性自然毒 …… 68
- 3.8　化学性食中毒 …… 71
  - 3.8.1　アレルギー様食中毒 …… 72
  - 3.8.2　ヒスタミン以外の化学物質 …… 73

4　食品による感染症・寄生虫症

- 4.1　経口感染症 …… 78
  - 4.1.1　細菌性赤痢 …… 78
  - 4.1.2　コレラ …… 78
  - 4.1.3　腸チフス，パラチフス …… 79
- 4.2　人畜共通感染症 …… 80
  - 4.2.1　炭　疽 …… 80
  - 4.2.2　ブルセラ …… 80
  - 4.2.3　牛結核 …… 81
  - 4.2.4　豚丹毒 …… 81
  - 4.2.5　野兎病 …… 81
  - 4.2.6　Q熱 …… 82
- 4.3　BSE（牛海綿状脳症）の原因物質とBSE対策 …… 82
- 4.4　原虫・寄生虫症の食中毒発生状況 …… 83
- 4.5　原虫による食中毒 …… 83
  - 4.5.1　赤痢アメーバ症 …… 83
  - 4.5.2　クリプトスポリジウム症 …… 84
  - 4.5.3　ジアルジア症 …… 84
  - 4.5.4　サイクロスポラ症 …… 84
- 4.6　寄生虫による食中毒 …… 85

4.6.1　アニサキス症 ·················· 85　　　　4.6.2　旋尾線虫症 ······················ 86
　　4.6.3　大複殖門条虫症（Diplogonoporus grandis）··· 87　　4.6.4　顎口虫症 ·························· 87
　　4.6.5　横川吸虫症 ·················· 88　　　　4.6.6　旋毛虫症（トリヒナ症）······ 88
　　4.6.7　肺吸虫症 ···················· 89　　　　4.6.8　マンソン裂頭条虫症（マンソン孤虫症）··· 90
　　4.6.9　有鉤条虫 ···················· 90　　　　4.6.10　回虫症 ···························· 91
　　4.6.11　鉤虫症 ····················· 91
　4.7　近年問題になった寄生虫 ··· 92
　　4.7.1　クドア・セプテンプンクタータ ··· 92　　4.7.2　サルコシスティス・フェイラー ··· 93

5　食品中の汚染物質

5.1　カビ毒 ·· 95
　　5.1.1　アフラトキシン ············· 95　　　　5.1.2　赤カビ毒 ·························· 96
　　5.1.3　黄変米中毒 ·················· 97　　　　5.1.4　パツリン ·························· 97
　　5.1.5　その他のマイコトキシン ··· 98
5.2　農薬とは ·· 98
　　5.2.1　農薬の種類 ·················· 99　　　　5.2.2　残留農薬基準 ···················· 99
　　5.2.3　ポジティブリスト制度 ····· 99
5.3　ダイオキシン類 ··· 100
　　5.3.1　ダイオキシン類の性質・毒性 ···· 100　　5.3.2　食品汚染の現状 ················ 101
　　5.3.3　食品中の規制値 ············ 101
5.4　内分泌かく乱化学物質 ·· 101
　　5.4.1　ビスフェノールA ········· 102　　　　5.4.2　その他 ·························· 102
5.5　N-ニトロソ化合物の生成 ··· 102
　　5.5.1　N-ニトロソ化合物の発がん性と中毒 ··· 102　　5.5.2　ヒトへの影響 ··············· 103
5.6　有害性金属 ··· 103
　　5.6.1　水銀 Hg ······················ 103　　　　5.6.2　ヒ素 As ······················· 104
　　5.6.3　カドミウム Cd ············· 105　　　　5.6.4　銅 Cu ·························· 105
　　5.6.5　スズ Sn ····················· 105　　　　5.6.6　鉛 Pb ·························· 106
　　5.6.7　セレン Se ··················· 106　　　　5.6.8　クロム Cr ···················· 106
5.7　放射性物質 ··· 107
　　5.7.1　放射線，放射能，放射性物質 ···· 107　　5.7.2　飲食物汚染に関係する放射性核種 ···· 107
　　5.7.3　おもな放射能汚染事件と汚染食品 ··· 107　　5.7.4　食品中の放射性物質の新基準値 ···· 108
　　5.7.5　放射線照射食品 ············ 108
5.8　食品成分の変化により生ずる有害物質 ··· 108
　　5.8.1　加熱調理によって生成する発がん性物質 ··· 108　　5.8.2　フェオホルバイド ········ 109
5.9　異　　物 ·· 110
　　5.9.1　食品由来の混入異物 ······ 110　　　　5.9.2　検査方法 ······················ 110

6 食品添加物

- 6.1 食品添加物とは ··· 112
  - 6.1.1 食品添加物の使用目的 ············ 112
  - 6.1.2 食品添加物の法規制 ············· 112
- 6.2 食品添加物の規格および基準 ··· 113
  - 6.2.1 規　格 ······························ 114
  - 6.2.2 基　準 ···························· 114
- 6.3 食品添加物の安全性 ·· 115
  - 6.3.1 食品添加物の安全性評価手順 ····· 115
  - 6.3.2 毒性試験 ························· 116
  - 6.3.3 無毒性量（NOAEL）··············· 118
  - 6.3.4 ADI(1日摂取量, acceptable daily intake, 1日許容摂取量という)··· 119
  - 6.3.5 使用基準と食品添加物の摂取量 ··· 120
- 6.4 食品添加物の分類 ··· 121
  - 6.4.1 食品添加物の法律上の分類 ········ 121
  - 6.4.2 指定添加物 ······················· 124
  - 6.4.3 既存添加物 ····················· 126
  - 6.4.4 天然香料 ························· 128
  - 6.4.5 一般飲食物添加物 ·············· 128
- 6.5 主な食品添加物の種類と用途 ··· 128
  - 6.5.1 甘味料 ··························· 130
  - 6.5.2 調味料 ··························· 130
  - 6.5.3 酸味料 ··························· 131
  - 6.5.4 着色料 ··························· 131
  - 6.5.5 発色剤 ··························· 132
  - 6.5.6 漂白剤 ··························· 133
  - 6.5.7 香料 ····························· 133
  - 6.5.8 保存料 ··························· 134
  - 6.5.9 酸化防止剤 ····················· 134
  - 6.5.10 防カビ剤（防ばい剤，防黴剤）··· 135
  - 6.5.11 殺菌料 ·························· 135
  - 6.5.12 増粘安定剤(増粘剤, 安定剤, ゲル化剤または糊料)··· 136
  - 6.5.13 乳化剤 ·························· 136
  - 6.5.14 栄養強化剤 ··················· 136
- 6.6 過去の違反食品添加物事例 ·· 137
  - 6.6.1 健康被害事例 ···················· 137
  - 6.6.2 規格基準違反事例 ············· 137

7 食品衛生管理

- 7.1 HACCP（hazard analysis critical control point）の概念 ······························ 143
  - 7.1.1 HACCP(ハザード分析重要管理点)とは ··· 143
  - 7.1.2 HACCP システムの構築 ·········· 144
  - 7.1.3 食品安全のための前提条件プログラム(PRP)··· 147
  - 7.1.4 食品加工場でのHACCPの適用 ··· 151
  - 7.1.5 HACCPの必要性と導入メリット ··· 152
  - 7.1.6 ISO 22000（ISO, GMP, GAP, GHP）··· 153
  - 7.1.7 HACCPと品質管理(QC)―従来の検査との違い― ··· 155
  - 7.1.8 総合衛生管理製造過程，製造物責任法等 ··· 155
- 7.2 食品工場（調理食品）における衛生管理 ·· 156
  - 7.2.1 唐揚げ類の特性 ················· 157
  - 7.2.2 唐揚げ類の衛生基準 ·········· 158
  - 7.2.3 施設設備基準 ···················· 158
  - 7.2.4 鶏の唐揚げ類のHACCPプランの作成 ··· 162
- 7.3 家庭における衛生管理 ·· 166
  - 7.3.1 手洗い ··························· 166
  - 7.3.2 手洗いの方法 ················· 166
  - 7.3.3 手洗いの重要性 ················· 167
  - 7.3.4 調理器具の取扱い ············· 167
  - 7.3.5 加　熱 ··························· 169
  - 7.3.6 冷　却 ··························· 169

7.3.7　細菌性食中毒予防3原則 ………… 170
7.4　食品のトレーサビリティとフードチェーン ……………………………………………… 170
　7.4.1　牛トレーサビリティ法 ………… 170　　7.4.2　米トレーサビリティ法 ……………… 171
　7.4.3　今後のトレーサビリティの重要性 …… 171
7.5　水道法と水質管理 …………………………………………………………………………… 172

8　特定給食施設（病院内（外））における衛生管理

8.1　衛生管理の目的 ……………………………………………………………………………… 176
　8.1.1　食中毒発生状況 ………………… 176　　8.1.2　危害要因 ……………………………… 176
　8.1.3　重要管理事項 …………………… 177
8.2　衛生管理体制 ………………………………………………………………………………… 178
　8.2.1　食品納入業者 …………………… 178　　8.2.2　調理従事者 …………………………… 178
8.3　食品の衛生管理 ……………………………………………………………………………… 179
　8.3.1　原材料受け入れ時の衛生管理 …… 179
8.4　調理過程の衛生管理 ………………………………………………………………………… 180
　8.4.1　下処理場の衛生管理 …………… 180　　8.4.2　調理場の衛生管理 …………………… 181
　8.4.3　検食の保存 ……………………… 181
8.5　施設・設備 …………………………………………………………………………………… 182
　8.5.1　施設設備の整備 ………………… 182　　8.5.2　施設設備の管理 ……………………… 183
　8.5.3　使用水の衛生管理 ……………… 183
8.6　施設・設備の洗浄・消毒 …………………………………………………………………… 183
8.7　院外調理 ……………………………………………………………………………………… 184

9　食品表示と規格基準

9.1　食品表示に関わる法律 ……………………………………………………………………… 186
　9.1.1　食品表示に関する基本施策 …… 186　　9.1.2　食品表示に関する個別法 …………… 187
9.2　食品表示の種類 ……………………………………………………………………………… 188
　9.2.1　食品の表示と法律 ……………… 188
9.3　食品の安全性と健康に関わる表示 ………………………………………………………… 189
　9.3.1　アレルギー表示（アレルゲン）… 189　　9.3.2　期限表示(消費期限,賞味期限)および保存方法 … 193
　9.3.3　栄養表示（栄養成分の量および熱量）… 195　　9.3.4　添加物表示 …………………………… 198
　9.3.5　その他の安全性に関わる注目すべき表示 … 202
9.4　食品の品質等に関わる表示 ………………………………………………………………… 204
　9.4.1　生鮮食品品質表示基準による表示 … 204　　9.4.2　加工食品品質表示基準による表示 …………… 205
　9.4.3　遺伝子組換え食品の表示 ……… 206
9.5　いわゆる「健康食品」の表示の概略 ……………………………………………………… 209
　9.5.1　健康や栄養に関する表示の制度 … 209

9.6 食品, 添加物等の規格基準……………………………………………………………… 215
　　9.6.1 製造・加工・調理基準 ………… 216　　9.6.2 保存基準………………………… 218
9.7 器具・容器包装の安全性の規格基準と容器包装の表示 ……………………………… 220
　　9.7.1 食品の器具と容器包装 ………… 221　　9.7.2 容器包装に関する表示………… 226
9.8 輸入食品の安全性…………………………………………………………………………… 227
　　9.8.1 輸入食品の監視体制と検疫所 … 227　　9.8.2 輸入食品の安全性確保―検疫所の輸入食品監視業務…228
　　9.8.3 輸入食品の食品衛生法違反事例… 230　　9.8.4 輸入食品の表示に関する留意点 ……………… 233

資　　料………………………………………………………………………………………… 237
索　　引………………………………………………………………………………………… 247

1 食品衛生と法規

1.1 食品衛生の目的

毎日，食する食べ物は長い歴史の中で選別され，食しても健康被害のないもの，あるいは健康被害のきわめて少ないものを今日喫食している。しかし，発展途上国等，十分な食べ物もなく，また，食中毒になる危険性をかかえながら，危険な食物を食べている人も多い。衛生レベルの比較的高いわが国でさえ，食中毒は毎年1,000件以上・約2〜3万人の患者が発生している。

本来，食べ物は安全なものでなければならない。安全な食べ物を生産，流通，加工，消費するために食品衛生という概念が生まれた。1955年，世界保健機関（WHO：World Health Organization）は，「"食品衛生"とは，食品の生育，生産または製造からそれが最終的に消費されるまでの全工程において，食品の安全性（safety），健全性（wholesomeness），完全性（soundness）を保つために必要なすべての手段を意味する」と定義している。わが国では，飲食に起因する衛生上の危害の発生を防止することで国民の健康の保護を目的とする「食品衛生法」が施行されている。食品衛生法第4条における食品衛生は，「食品，添加物，器具及び容器包装を対象とする飲食に関する衛生」と定義している。

1.2 食べ物に関与するさまざまな法律

食品の安全に対して強い取り締まり権限をもつ「食品衛生法」が1947（昭和22）年に制定され施行されている。食品衛生法はその時々に発生した食中毒事件に対して予防や防止の対策を講じるために頻繁な改正が実施されている。**ブドウ球菌毒素を含む乳製品（主に低脂肪乳）による大規模集団食中毒事例の発生**[*1]（2000年）や**牛伝染性海綿状脳症**[*2]（BSE：Bovine Spongiform Encephalopathy）**の国内感染牛の発生**（2001年）をうけ，食品の安全性確保に関する施策を総合的に推進することを目的とした「食品安全基本法」（内閣府所管：2003（平成15）年制定）が成立した。さらに，国民の栄養の改善や健康の増進により国民保健の向上を図ることを目的とした「健康増進法」（厚生労働省所管：2002（平成14）年制定），食育推進を目的とした「食育基本法」（内閣府所管：2005（平成17）年制定）等，食に関与する法律が相次いで成立した。消費者保護を目的とした消費者安全法（内閣府所管：2009（平成21）年制定）も対象品目として「食品」が含まれている。また，獣畜（牛，豚，馬，めん

*1 ブドウ球菌毒素を含む乳製品（主に低脂肪乳）による大規模集団食中毒事例の発生　2000（平成12）年6月から7月に，近畿地区で，ブドウ球菌のエンテロトキシンを含む脱脂粉乳を用いて作られた乳製品が販売された。喫食した約15,000人が発症した戦後最大の集団食中毒事例。ひとつの乳業メーカによって製造された乳製品であった。

*2 牛伝染性海綿状脳症（BSE）の国内感染牛の発生　2001（平成13）年8月6日に，と畜した牛（メス：ホルスタイン種：64ヵ月齢：北海道生まれ，千葉県育ち）が牛海綿状脳症であることが9月10日に農林水産省から公表された。その後，牛のBSE検査が実施された。

図1.1 食べ物に関与するさまざまな法律

- 食品安全基本法（2003（平成15）年制定：内閣府所管）食品の安全性確保に関する施策を総合的に推進［リスク評価］
- 食品衛生法（1947（昭和22）年制定：厚生労働省所管）飲食に起因する衛生上の危害の発生防止［リスク管理］
- 食育基本法（2005（平成17）年制定：内閣府所管）食育に関すること
- と畜場法（1953（昭和28）年制定：厚生労働省所管）／食鳥検査法＊（1990（平成2）年制定：厚生労働省所管）食用に供するために行う食肉処理の適正確保
- 消費者安全法（2009（平成21）年制定：内閣府所管）消費者保護に関すること
- 健康増進法（2002（平成14）年制定：厚生労働省所管）国民の健康増進の総合的な推進［栄養表示基準、特定保健用食品等］
- JAS法＊＊（1950（昭和25）年制定：農林水産省所管）JAS規格制度（任意）と品質表示基準制度

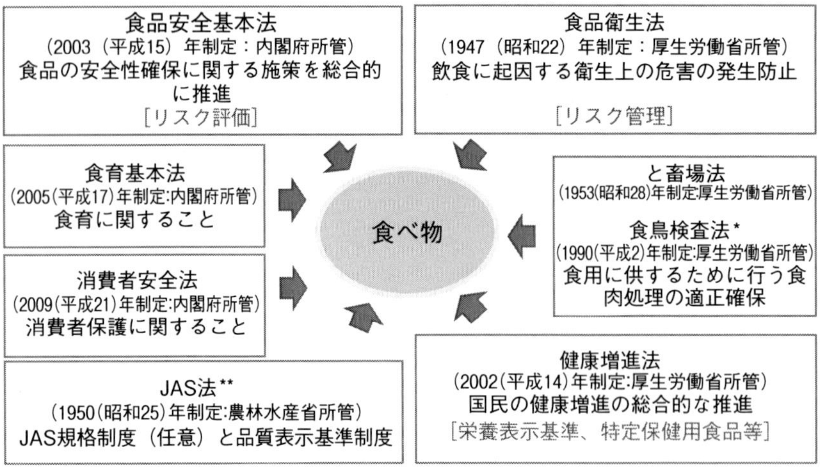

注）＊　食鳥処理の事業の規制及び食鳥検査に関する法律
　　＊＊農林物資の規格化及び品質表示の適正化に関する法律

羊、山羊）については「と畜場法」（厚生労働省所管：1953（昭和28）年制定）、鶏については「食鳥処理の事業の規制及び食鳥検査に関する法律」（厚生労働省所管：1990（平成2）年制定）は、食用に供するために行う食肉処理・食鳥処理の適正確保のために存在している。「農林物資の規格化及び品質表示の適正化に関する法律：JAS法」（農林水産省所管：1950（昭和25）年に制定）は「JAS規格制度（任意）」と、原材料、原産地など品質に関する一定の表示を義務付ける「品質表示基準制度」からなっている。このように、さまざまな法律のもとにわれわれが食する食べ物の安全・品質等が確保されている（図1.1）。

法律（国会で制定）を基本としながら、さらに法律を適正に運用するために政令（内閣が出す命令）、規則（大臣が出す命令：省令）、通知によって運用される（例：食品衛生法は法律、食品衛生法施行令は政令、食品衛生法施行規則は省令、各種衛生規範は通知となる）。また、地方自治体で定める条例、国のガイドライン、業界の自主基準等が実際に運用されて今日の食の安全確保を行っている。

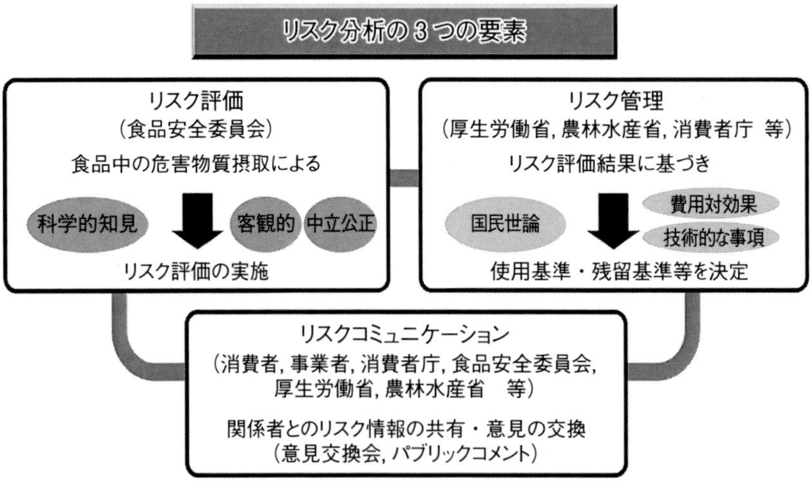

1.3 食品の安全性の確保に関するリスクアナリシス

どんな食べ物にも健康に悪影響を与える可能性がある。そこで、食べることによって、人の健康に悪影響を生じる確率と深刻さの程度（リスク）を科学的に評価（リスク

リスク分析の3つの要素

- リスク評価（食品安全委員会）食品中の危害物質摂取による（科学的知見、客観的、中立公正）→ リスク評価の実施
- リスク管理（厚生労働省、農林水産省、消費者庁 等）リスク評価結果に基づき（国民世論、費用対効果、技術的な事項）→ 使用基準・残留基準等を決定
- リスクコミュニケーション（消費者, 事業者, 消費者庁, 食品安全委員会, 厚生労働省, 農林水産省　等）関係者とのリスク情報の共有・意見の交換（意見交換会, パブリックコメント）

リスク分析：どんな食品にもリスクがあるという前提で、リスクを科学的に評価し、適切な管理をすべきとの考え方

出所）食品安全委員会HPより引用
http://www.fsc.go.jp/sonota/pamphlet/2010/pamphlet2010_jap.html

図1.2 リスク分析の3つの要素

アセスメント：リスク評価）して適切な管理（リスクマネジメント：リスク管理）をする考え方および一般消費者や関係者とのリスク情報の共有，意見交換，情報公開等を行うこと（リスクコミュニケーション）をリスクアナリシス（リスク分析）という（**図1.2**）。

1.3.1 リスクアセスメント（リスク評価）

リスクアセスメントは，食品に含まれる添加物，農薬や微生物等の危害要因が人の健康に与える影響について科学的に評価することで，わが国では「食品安全基本法」により内閣府に設置された食品安全委員会が実施している。食品安全委員会では厚生労働省，農林水産省，消費者庁などのリスクマネジメント機関からの評価要請や食品安全委員会から必要に応じて行う「自ら評価」と呼ばれるリスク評価も実施している。また，食品安全委員会はリスク評価の結果に基づいて実施される施策についてリスクマネジメント機関（厚生労働省，農林水産省，消費者庁等）に勧告を行うことができる。

1.3.2 リスクマネジメント（リスク管理）

リスクマネジメントは，食品に含まれる添加物，農薬や微生物等の危害要因を組織的に管理（マネジメント）し，健康障害の回避または低減をはかる行為のことで，わが国では厚生労働省，農林水産省，消費者庁等がその任にあたる。厚生労働省は「食品衛生法」等の法律を用いて食品のリスク管理を，農林水産省は「農薬取締法」や「飼料の安全性の確保及び品質の改善に関する法律」（飼料安全法）等を用いて農畜水産物のリスク管理を行っている。現在，リスクマネジメント機関から施行される食品衛生上の規制については，その妥当性について食品安全委員会の評価が実施されている。

1.3.3 リスクコミュニケーション

リスクコミュニケーションは，リスクアナリシス（リスク分析）の過程で，消費者，事業者，研究者，行政担当者などの関係者の間で情報や意見をお互いに交換するものである。双方向性のあるものとしては，関係者が会場などに集まって行う意見交換会，新たな規制の設定などの際に行う意見聴取（パブリックコメント）等である。また，一方向的なものとしてはマスメディアを用いた広報，ホームページ等を用いた情報発信，パンフレットの配布等もリスクコミュニケーションのひとつである。リスクコミュニケーションは食品のリスクアセスメント部門である食品安全委員会，リスクマネジメント部

コラム1 リスクアナリシス

リスクマネジメント機関である厚生労働省とリスクアセスメント機関である食品安全委員会との具体的な例と経過を示す。また，これらの経過や評価書は食品安全委員会，厚生労働省等のホームページから入手できる（リスクコミュニケーション）。

門である厚生労働省，農林水産省，消費者庁等によって行われており，リスクアセスメントの結果やリスクマネジメントの決定事項の説明もリスクコミュニケーションとして行われている。

1.4 食品安全基本法と食品衛生法
1.4.1 食品安全基本法

食品安全基本法は，内閣府が所管する法律で，2003（平成15）年に成立・施行された（**図1.3**）。本法律は，食品の安全性の確保に関して，基本理念を定めるとともに，施策の策定に係る基本的な方針を定めることにより，食品の安全性の確保に関する施策を総合的に推進することを目的とした法律で，内閣府食品安全委員会の設置の根拠となっている。第4条では「農林水産物の生産から食品の販売に至る一連の国の内外における食品供給の行程におけるあらゆる要素が食品の安全性に影響を及ぼすおそれがあることにかんがみ，食品の安全性の確保は，このために必要な措置が食品供給行程の各段階において適切に講じられることにより，行われなければならない」と記述しており，食品への安全確保を厚生労働省所管の食品衛生法該当業種だけでなく，食品の供給行程の各々で責任を負わなければならないことを示している。また，国の責務（第6条），地方公共団体の責務（第7条），食品関連事業者の責務（第8条），消費者の役割（第9条），緊急の事態への対処等に関する体制の整備等（第14条），食品の安全性の確保に関する教育，学習等（第19条），食品安全委員会の設置等（第22条以降）が示されている。

1.4.2 食品衛生法

食品衛生法（図1.4）は，第二次世界大戦後，**連合国軍最高司令官総司令部**（GHQ）[*1]指令により1947（昭和22）年12月24日に成立し，1948（昭和23）年1月1日から施行された，きわめて古い法律である。食品衛生法は，飲食に起因する危害の発生を防止するための法律で，頻繁に改正が行われ現在に至っている。

食品衛生法の目的は，「食品の安全性の確保のために公衆衛生の見地から必要な規制その他の措置を講ずることにより，飲食に起因する衛生上の危害の発生を防止し，もつて国民の健康の保護を図ること」（第1条）であり，第5条は，販売だけでなく，不特定又は多数の者に授与する食品や添加物についても清潔で衛生的に行われなければならないことが記述されている。第6条は，人の健康を損なうおそれのある食品の販売，製造，輸入，陳列等の禁止が記述されている。食中毒が発生した場合は，この第6条違反として行政処分される。第10条は，添加物等の販売等の禁止であり，2008（平成20）年に中国で問題となった**牛乳へのメラミン混入事案**[*2]では，「食品からメ

[*1] 連合国軍最高司令官総司令部（GHQ）　第二次世界大戦後，敗戦国の日本は連合国軍の占領下にあった。その時の占領政策を実施した機関。総司令部のGeneral Headquartersを略してGHQと言った。GHQの指令を日本政府が実施した。

[*2] 牛乳へのメラミン混入事案　2008（平成20）年に中国で作られた粉乳中にメラミンが混入していた。この粉乳を原料としてさまざまな食品が作られ，世界各国に輸出されていた。牛乳を水で薄めて増量するとたんぱく量が少なくなるので，たんぱく質量をごまかすためにメラミンを混入したことが理由。

ラミンが検出された場合又は食品へのメラミンの使用が確認された場合には，当該食品は第10条違反として輸入を認めない」という措置がとられた。総合衛生管理製造過程に関する承認（第13条），食品表示の基準（第19条），虚偽表示等の禁止（第20条），食品添加物公定書（第21条），輸入・都道府県等の食品監視指導計画（第23条と24条），食品衛生監視員（第30条），登録検査機関の登録（第31条），食品衛生管理者（第48条），営業施設の基準（第51条），営業許可（第52条），食中毒の届出（第58条）等が示されている。

営業許可が必要な34業種は食品衛生法第51条，52条をうけた，食品衛

食品安全基本法

第1章―総則
　第1条　目的
　第2条　定義
　第3条　食品の安全性の確保のための措置を講ずるに当たっての基本的認識
　第4条　食品供給行程の各段階における適切な措置
　第5条　国民の健康への悪影響の未然防止
　第6条　国の責務
　第7条　地方公共団体の責務
　第8条　食品関連事業者の責務
　第9条　消費者の役割
　第10条　法制上の措置等
第2章　施策の策定に係る基本的な方針
　第11条　食品健康影響評価の実施
　第12条　国民の食生活の状況等を考慮し，食品健康影響評価の結果に基づいた施策の策定
　第13条　情報及び意見の交換の促進
　第14条　緊急の事態への対処等に関する体制の整備等
　第15条　関係行政機関の相互の密接な連携
　第16条　試験研究の体制の整備等
　第17条　国の内外の情報の収集，整理及び活用等
　第18条　表示制度の適切な運用の確保等
　第19条　食品の安全性の確保に関する教育，学習等
　第20条　環境に及ぼす影響の配慮
　第21条　措置の実施に関する基本的事項の決定及び公表
第3章　食品安全委員会
　第22条　食品安全委員会の設置
　第23条　所掌事務
　第24条　委員会の意見の聴取
　第25条　資料の提出等の要求
　第26条　調査の委託
　第27条　緊急時の要請等
　第28条　組織
　第29条　委員の任命
　第30条　委員の任期
　第31条　委員の罷免
　第32条　委員の服務
　第33条　委員の給与
　第34条　委員長
　第35条　会議
　第36条　専門委員
　第37条　事務局
　第38条　政令への委任
附則

第1条　この法律は，科学技術の発展，国際化の進展その他の国民の食生活を取り巻く環境の変化に適確に対応することの緊要性にかんがみ，食品の安全性の確保に関し，基本理念を定め，並びに国，地方公共団体及び食品関連事業者の責務並びに消費者の役割を明らかにするとともに，施策の策定に係る基本的な方針を定めることにより，食品の安全性の確保に関する施策を総合的に推進することを目的とする。

第4条　農林水産物の生産から食品の販売に至る一連の国の内外における食品供給の行程（以下「食品供給行程」という。）におけるあらゆる要素が食品の安全性に影響を及ぼすおそれがあることにかんがみ，食品の安全性の確保は，このために必要な措置が食品供給行程の各段階において適切に講じられることにより，行われなければならない。

第5条　食品の安全性の確保は，このために必要な措置が食品の安全性の確保に関する国際的動向及び国民の意見に十分配慮しつつ科学的知見に基づいて講じられることによって，食品を摂取することによる国民の健康への悪影響が未然に防止されるようにすることを旨として，行われなければならない。

第6条　国は，前3条に定める食品の安全性の確保についての基本理念（以下「基本理念」という。）にのっとり，食品の安全性の確保に関する施策を総合的に策定し，及び実施する責務を有する。

第7条　地方公共団体は，基本理念にのっとり，食品の安全性の確保に関し，国との適切な役割分担を踏まえて，その地方公共団体の区域の自然的経済的社会的諸条件に応じた施策を策定し，及び実施する責務を有する。

第8条（抜粋）　肥料，農薬，飼料，飼料添加物，動物用の医薬品その他食品の安全性に影響を及ぼすおそれがある農林漁業の生産資材，食品若しくは添加物又は器具若しくは容器包装の生産，輸入又は販売その他の事業活動を行う事業者（以下「食品関連事業者」という。）は，基本理念にのっとり，その事業活動を行うに当たって，自らが食品の安全性の確保について第一義的責任を有していることを認識して，食品の安全性を確保するために必要な措置を食品供給行程の各段階において適切に講ずる責務を有する。

第9条　消費者は，食品の安全性の確保に関する知識と理解を深めるとともに，食品の安全性の確保に関する施策について意見を表明するように努めることによって，食品の安全性の確保に積極的な役割を果たすものとする。

第14条　食品の安全性の確保に関する施策の策定に当たっては，食品を摂取することにより人の健康に係る重大な被害が生ずることを防止するため，当該被害が生じ，又は生ずるおそれがある緊急の事態への対処及び当該事態の発生の防止に関する体制の整備その他の必要な措置が講じられなければならない。

第19条　食品の安全性の確保に関する施策の策定に当たっては，食品の安全性の確保に関する教育及び学習の振興並びに食品の安全性の確保に関する広報活動の充実により国民が食品の安全性の確保に関する知識と理解を深めるために必要な措置が講じられなければならない。

図1.3　食品安全基本法の概要

生法施行令第35条で明記されている。「飲食店営業，喫茶店営業，菓子製造業，あん類製造業，アイスクリーム類製造業，乳処理業，特別牛乳搾取処理

食品衛生法
第1章－総則
　　第1条 目的
　　第2条 国,都道府県,保健所設置市等の責務
　　第3条 食品等事業者の責務
　　第4条 定義(食品,添加物,天然香料,器具,容器包装,
　　　　　食品衛生,営業,営業者,登録検査機関)
第2章－食品及び添加物
　　第5条 販売用の食品及び添加物の取扱原則
　　第6条 販売等を禁止される食品及び添加物
　　第7条 新開発食品の販売禁止
　　第8条 特定の食品又は添加物の販売等の禁止
　　第9条 病肉等の販売等の禁止
　　第10条 添加物等の販売等の制限
　　第11条 食品又は添加物の基準及び規格
　　　　　 (添加物の規制・農薬等のポジティブリスト制度)
　　第12条 農薬成分の資料提供等の要請
　　第13条 総合衛生管理製造過程に関する承認
　　第14条 承認の有効期間・更新
第3章－器具及び容器包装
　　第15条 営業上使用する器具及び容器包装の取扱原則
　　第16条 有毒有害な器具又は容器包装の販売等の禁止
　　第17条 特定の器具等の販売等の禁止
　　第18条 器具又は容器包装の規格・基準の制定
第4章－表示及び広告
　　第19条 表示の基準
　　第20条 虚偽表示等の禁止
第5章－食品添加物公定書
　　第21条 食品添加物公定書
第6章－監視指導指針及び計画
　　第22条 監視指導指針
　　第23条 輸入食品監視指導計画
　　第24条 都道府県等食品衛生監視指導計画
第7章－検査
　　第25条 食品等の検査
　　第26条 検査命令
　　第27条 食品等の輸入の届出
　　第28条 報告徴収,検査及び収去
　　第29条 食品衛生検査施設
　　第30条 食品衛生監視員
第8章－登録検査機関
　　第31条 登録検査機関の登録
　　第47条 報告・立入検査等
第9章－営業
　　第48条 食品衛生管理者
　　第49条 養成施設・講習会
　　第50条 有毒・有害物質の混入防止措置等に関する基準
　　第51条 営業施設の基準
　　第52条 営業の許可
　　第54条 廃棄命令等
　　第55条 許可の取消し等
　　第56条 改善命令等
第10章－雑則
　　第58条 食中毒の届出
　　第59条 死体の解剖
第11章－罰則
　　第71条 ～ 第79条 罰則
附　則

第1条　この法律は、食品の安全性の確保のために公衆衛生の見地から必要な規制その他の措置を講ずることにより、飲食に起因する衛生上の危害の発生を防止し、もつて国民の健康の保護を図ることを目的とする。

第5条　販売(不特定又は多数の者に対する販売以外の授与を含む。以下同じ。)の用に供する食品又は添加物の採取、製造、加工、使用、調理、貯蔵、運搬、陳列及び授受は、清潔で衛生的に行われなければならない。

第6条　次に掲げる食品又は添加物は、これを販売し(不特定又は多数の者に授与する販売以外の場合を含む。以下同じ。)、又は販売の用に供するために、採取し、製造し、輸入し、加工し、使用し、調理し、貯蔵し、若しくは陳列してはならない。
1. 腐敗し、若しくは変敗したもの又は未熟であるもの。ただし、一般に人の健康を損なうおそれがなく飲食に適すると認められているものは、この限りでない。
2. 有毒な、若しくは有害な物質が含まれ、若しくは付着し、又はこれらの疑いがあるもの。ただし、人の健康を損なうおそれがない場合として厚生労働大臣が定める場合においては、この限りでない。
3. 病原微生物により汚染され、又はその疑いがあり、人の健康を損なうおそれがあるもの。
4. 不潔、異物の混入又は添加その他の事由により、人の健康を損なうおそれがあるもの。

第30条　第28条第1項に規定する当該職員の職権及び食品衛生に関する指導の職務を行わせるために、厚生労働大臣又は都道府県知事等は、その職員のうちから食品衛生監視員を命ずるものとする。
　2　都道府県知事等は、都道府県等食品衛生監視指導計画の定めるところにより、食品衛生監視員に監視指導を行わせなければならない。
　3　厚生労働大臣は、輸入食品監視指導計画の定めるところにより、食品衛生監視員に食品、添加物、器具及び容器包装の輸入に係る監視指導を行わせるものとする。
　4　前3項に定めるもののほか、食品衛生監視員の資格その他食品衛生監視員に関し必要な事項は、政令で定める。

第48条(抜粋)　乳製品、第10条の規定により厚生労働大臣が定めた添加物その他製造又は加工の過程において特に衛生上の考慮を必要とする食品又は添加物であつて政令で定めるものの製造又は加工を行う営業者は、その製造又は加工を衛生的に管理させるため、その施設ごとに、専任の食品衛生管理者を置かなければならない。ただし、営業者が自ら食品衛生管理者となつて管理する施設については、この限りでない。
　8　第1項に規定する営業者は、食品衛生管理者を置き、又は自ら食品衛生管理者となつたときは、15日以内に、その施設の所在地の都道府県知事に、その食品衛生管理者の氏名又は自ら食品衛生管理者となつた旨その他厚生労働省令で定める事項を届け出なければならない。食品衛生管理者を変更したときも、同様とする。

第51条(抜粋)　都道府県は、飲食店営業その他公衆衛生に与える影響が著しい営業であつて、政令で定めるものの施設につき、条例で、業種別に、公衆衛生の見地から必要な基準を定めなければならない。

第52条(抜粋)　前条に規定する営業を営もうとする者は、厚生労働省令で定めるところにより、都道府県知事の許可を受けなければならない。

■ **食品衛生法施行令第35条**
飲食店営業,喫茶店営業,菓子製造業,あん類製造業,アイスクリーム類製造業,乳処理業,特別牛乳搾取処理業,乳製品製造業,集乳業,乳類販売業,食肉処理業,食肉販売業,食肉製品製造業,魚介類販売業,魚介類せり売営業,魚肉ねり製品製造業,食品の冷凍又は冷蔵業,食品の放射線照射業,清涼飲料水製造業,乳酸菌飲料製造業,氷雪製造業,氷雪販売業,食用油脂製造業,マーガリン又はショートニング製造業,みそ製造業,醤油製造業,ソース類製造業,酒類製造業,豆腐製造業,納豆製造業,めん類製造業,そうざい製造業,缶詰又は瓶詰食品製造業,添加物製造業(34業種)

図1.4　食品衛生法の概要

業，乳製品製造業，集乳業，乳類販売業，食肉処理業，食肉販売業，食肉製品製造業，魚介類販売業，魚介類せり売営業，魚肉ねり製品製造業，食品の冷凍又は冷蔵業，食品の放射線照射業，清涼飲料水製造業，乳酸菌飲料製造業，氷雪製造業，氷雪販売業，食用油脂製造業，マーガリン又はショートニング製造業，みそ製造業，醤油製造業，ソース類製造業，酒類製造業，豆腐製造業，納豆製造業，めん類製造業，そうざい製造業，缶詰又は瓶詰食品製造業，添加物製造業」を営む場合には，自治体による営業許可が必要となる。

(1) 食品衛生監視員

食品衛生監視員は，食品衛生法の第30条に規定されており，厚生労働大臣又は都道府県知事等によって資格をもつ公務員が任命される。主に厚生労働省所管の検疫所職員と地方自治体の保健所・市場検査所等に所属し，食品の収去検査，食中毒発生時の調査，飲食店や食品製造業の衛生監視，指導，教育等を行っている。食品衛生監視員の資格は政令（食品衛生法施行令）第9条によって規定されている。

(2) 食品衛生管理者

食品衛生管理者は，食品衛生法の第48条に規定されており，製造または加工に責任を持つ営業者または従業員がその任にあたる。乳製品，添加物や食品衛生法施行令第13条に定められている食品「**全粉乳**[*1]（その容量が1,400g以下である缶に収められるものに限る），加糖粉乳，**調整粉乳**[*2]，食肉製品，魚肉ハム，魚肉ソーセージ，**放射線照射食品**[*3]，食用油脂（脱色または脱臭の過程を経て製造されるものに限る），マーガリン，ショートニング，添加物（食品衛生法第11条第1項の規定により規格が定められたものに限る）」を製造または加工を行う営業者は，その製造または加工を衛生的に管理させるために，その施設ごとに，食品衛生管理者を置かなくてはならない。食品衛生管理者設置営業施設は所管する保健所に食品衛生管理者の氏名等を届けなければならない。

[*1] **全粉乳** 生乳，牛乳または特別牛乳からほとんどすべての水分を除去し，粉末状にしたもの。

[*2] **調整粉乳** 生乳，牛乳もしくは特別牛乳またはこれらを原料として製造した食品を加工し，または主要原料とし，これに乳幼児に必要な栄養素を加え粉末状にしたもの。いわゆる，育児用粉ミルクである。

[*3] **放射線照射食品** 現在，食品衛生法では発芽防止を目的とする「ばれいしょ」への放射線照射のみ認められている。よって，発芽防止のため「ばれいしょ」の放射線照射を業とする場合，食品衛生管理者が必要となる。

コラム2　食品の放射性物質に関する規制

2011（平成23）年3月11日の東日本大震災の後，福島第一原子力発電所から放射性物質が飛散した。3月17日，厚生労働省は緊急を要するために食品安全委員会のリスク評価を受けずに食品衛生法に基づく食品の暫定規制値を設定・運用した。3月20日，厚生労働省は食品安全委員会にリスク評価を依頼し，食品安全委員会は食品由来の放射線の量と健康影響の関係の緊急とりまとめを行い，3月29日にその結果を厚生労働省に通知した。4月4日，厚生労働省は食品安全委員会，原子力安全委員会等の検討を踏まえて，暫定規制値を維持することとした。その後，食品安全委員会は継続してリスク評価を行い，その結果を10月27日に厚生労働省に通知した。厚生労働省はその結果をふまえ，2012（平成24）年4月1日から新たな規制値を設定，運用している。

(3) 食中毒

食中毒とは，飲食物等に含まれている病原微生物，病原微生物から産生された毒素，腐敗微生物によって産生されたアレルギー物質，有害物質，有毒化学物質等を経口的に摂取することで発生する健康障害である。食中毒が発生した場合は行政処分が行われる（食品衛生法第6条）。

医師は，食中毒患者もしくはその疑いのある患者を診断した場合は，直ちに管轄する保健所長に食中毒の届け出を実施しなければならない（食品衛生法第58条）。保健所長は，食中毒調査が終了した後，速やかに，報告書を作成し，都道府県知事等に，また，都道府県知事等は報告書を受理したときは，厚生労働大臣に提出しなければならない（食品衛生法第58条）。

食中毒の報告書は食品衛生法施行規則により定められており，食中毒事件票（様式第14号）の「病因物質の種別」は27種である（**表1.1**）。

表1.1 食品衛生法施行規則第75条の2中「様式第14号（食中毒事件票）」の「病因物質の種別」

1	サルモネラ属菌	8	セレウス菌	15	パラチフスA菌	22	その他の寄生虫
2	ぶどう球菌	9	エルシニア・エンテロコリチカ	16	その他の細菌	23	化学物質
3	ボツリヌス菌	10	カンピロバクター・ジェジュニ／コリ	17	ノロウイルス	24	植物性自然毒
4	腸炎ビブリオ	11	ナグビブリオ	18	その他のウイルス	25	動物性自然毒
5	腸管出血性大腸菌	12	コレラ菌	19	クドア	26	その他
6	その他の病原大腸菌	13	赤痢菌	20	サルコシスティス	27	不明
7	ウェルシュ菌	14	チフス菌	21	アニサキス		

(4) ポジティブリスト制度

ポジティブリスト制度は，食品中に残留する農薬等（農薬，**飼料添加物**[*1]，**動物用医薬品**[*2]）の規制であり，食品の成分に係る規格（残留基準）が定められている農薬等は残留基準を超えた食品の販売を禁止すること，残留基準が定められていない農薬等は一定量（0.01ppm）を超えて残留する食品の販売等を禁止すること，人の健康を損なうおそれのないことが明らかであると厚生労働大臣が指定する農薬等はポジティブリスト制度の対象外とすること，等である（食品衛生法第11条）。

(5) 添加物

原則として，厚生労働大臣の指定を受けた添加物（指定添加物）だけを食品に使用することができる（食品衛生法第10条）。指定添加物以外で添加物として使用できるのは，既存添加物，天然香料，一般飲食物添加物のみである。食品添加物公定書は，食品添加物の成分の規格や製造の基準，品質確保の方法について定めている（食品衛生法第21条）。食品添加物に関する製造・品質管理技術の進歩および試験法の発達等に対応するため，従来から，おおむね5年ごとに改訂されている。

[*1] **飼料添加物** 家畜の飼料（餌）には，飼料の品質低下の防止，家畜の栄養成分の補給や疾病予防の目的で防カビ剤，ビタミン剤や抗菌性物質が添加されていることがある。飼料添加物は飼料安全法によって規制されている。

[*2] **動物用医薬品** ペットや家畜などが疾病に罹患した時に治療目的で使用する医薬品。動物用医薬品は薬事法によって規制されている。

指定添加物は，食品衛生法第10条に基づき，厚生労働大臣が使用してよいと定めた食品添加物で，食品衛生法施行規則別表1に収載されている。**既存添加物**は，わが国において広く使用され，長い食経験があるもので，既存添加物名簿に収載されている。**天然香料**は動植物から得られる天然の物質で，食品に香りを付ける目的で使用されており，天然香料基原物質リストでは表示方法等が示されている。**一般飲食物添加物**は一般に飲食に供されているもので，添加物として使用されており一般飲食物添加物リストに表示方法等が示されている。

1.5　その他の食に関する関連法規

健康増進法は，栄養改善法に代わり2002（平成14）年に制定された法律で，厚生労働省が所管している。健康増進法は国民の健康の増進の総合的な推進に関し基本的な事項を定めている。特別用途食品表示・特定保健用食品（第26条），栄養表示基準（第31条）は本法律で規定されている（**図1.5**）。

食育基本法は内閣府が所管する法律で2005（平成17）年に制定された。本法律は，「全ての国民が心身の健康を確保し，生涯にわたって生き生きと暮らすことができるようにするためには，何よりも『食』が重要である」とい

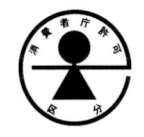

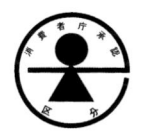

特別用途食品マーク

条件付き特定保健用食品マーク

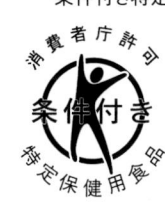

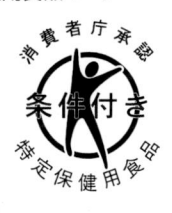

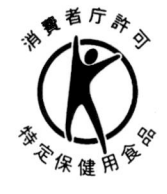

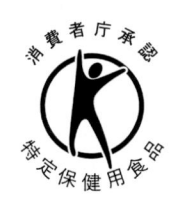

特定保健用食品マーク

栄養成分表示例

栄養成分表示 （1枚（00 g）あたり）	
熱　量	○○○Kcal
たんぱく質	○○ g
脂　質	○○ g
炭水化物	○○ g
ナトリウム	○○ mg
○○○○	g

特別用途食品マーク（左上）：消費者庁長官の許可・承認を受けた特定保健用食品を除く特別用途食品につけられている。区分は「乳児用食品」，「幼児用食品」，「妊婦用食品」，「病者用食品」と，その他の特別の用途に適する食品にあっては，当該特別の用途を記載。
特定保健用食品マーク（左下）：消費者庁長官の許可・承認を受けた特別用途食品のうち特定保健用食品につけられている。
条件付き特定保健用食品マーク（右上）：許可は国産品，承認は輸入品につけられる。
栄養成分表示（右下）：消費者に販売する加工食品等に日本語で栄養成分と熱量が表示される。

図1.5　健康増進法にかかわる食品表示

> **コラム3　生食用食肉に係る規格**
>
> 2011（平成23）年5月に発生したユッケによる死亡事故をうけて，厚生労働省は同年10月1日より「生食用食肉に係る規格基準」を新たに施行した。施行に先立ち，「生食用食肉に係る規格基準の設定にあたっての食品健康影響評価」を2011（平成23）年7月8日付で食品安全委員会あてに提出し，同年8月25日付で評価結果を得ている。

うことを基礎としている。現在，この法律によって，各方面で食育活動が推進されている。

消費者安全法は，消費者の消費生活における被害を防止し，その安全を確保するため「消費者庁及び消費者委員会設置法」の施行と同日（2009（平成21）年9月1日）に施行された。消費者庁の設置の根拠となっている。食品衛生法，農林物資の規格化及び品質表示の適正化に関する法律（JAS法），健康増進法等，複数の省が所管する法律の食品表示は消費者庁が担当している。

と畜場法は，1953（昭和28）年に制定された法律で，厚生労働省が所管している。食用に供するために行う獣畜（牛，豚，馬，めん羊，山羊）の衛生的な食肉処理を確保するための法律で，牛伝染性海綿状脳症（BSE）発生時には特定危険部位の排除等の対策がとられた。

食鳥処理の事業の規制及び食鳥検査に関する法律（食鳥検査法）は1990（平成2）年に制定された法律で，厚生労働省が所管している。食鳥検査の制度を設けることにより，食鳥肉（鶏，あひる，七面鳥）等に起因する衛生上の危害の発生を防止する法律である。

農林物資の規格化及び品質表示の適正化に関する法律（JAS法）は1950（昭和25）年に制定された法律で，農林水産省が所管している。この法律は，飲食料品等が一定の品質や特別な生産方法で作られていることを保証する「JAS規格制度（任意の制度）」と，原材料，原産地など品質に関する一定の表示を義務付ける「品質表示基準制度」からなっている。JASマークや産地等の表示の義務づけ，食品の産地偽装に対する罰則規定等がある。

1.6　食品衛生行政組織（図1.6）

食品衛生行政は，「食品安全基本法」に基づく内閣府の食品安全委員会と「食品衛生法」を所管する厚生労働省によって主に実施される。

食品安全委員会は，「国民の健康の保護が最も重要である」という基本的認識のもと，科学的知見を基礎として客観的，かつ中立，公正にリスク評価を行う組織で，委員会は衆議院・参議院の同意を得て内閣総理大臣が任命する7人の委員によって構成されている。

食品衛生法を所管する厚生労働省は，医薬食品局食品安全部と13ヵ所の検疫所，地方自治体（都道府県，政令指定都市，中核市等）では食品衛生主管部・課・係，保健所，食肉検査所，市場検査所等で食品衛生行政を実施している。現場での，**食品の収去**[*1]，監視，食中毒発生時の疫学調査等は食品衛生監視員が実施しており，海外からの輸入食品は国の検疫所の食品衛生監視員が，国内流通食品は地方自治体（都道府県，政令指定都市，中核市等）の食品衛生監視員が主に対応している。

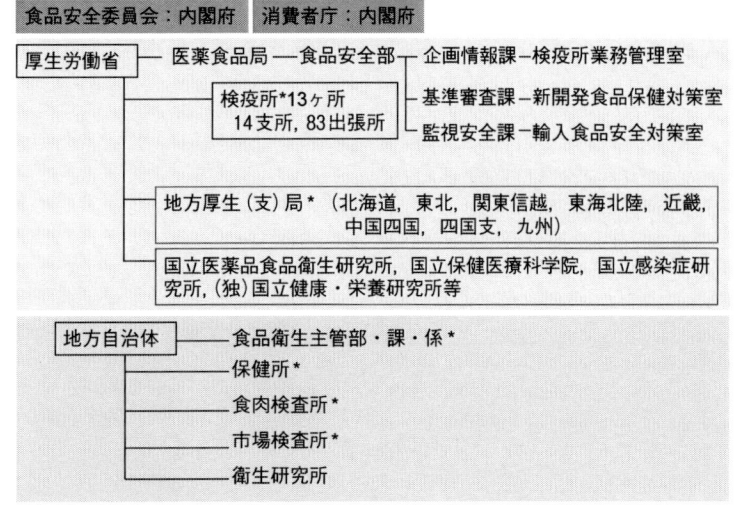

2009（平成21）年9月，内閣府に外局として発足した消費者庁は食品表示等に関する業務を実施している（2013年10月現在）。

図1.6 食品衛生に関する行政組織

*1 食品の収去　食品衛生法に基づき食品の安全性確保の一環として，食品衛生監視員が食品製造施設や販売施設から食品等を無償で採取すること。収去した食品は検査が実施され，後日，その結果が通知される。

1.7 国際機構

1.7.1. 世界保健機関（WHO）

世界保健機関（WHO：World Health Organization）は，「全ての人びとが可能な最高の健康水準に到達すること」を目的として設立された国際連合の専門機関である。1948年4月7日の設立以来，全世界の人びとの健康を守るため，広範な活動を行っている。2013年10月現在の加盟国は194ヵ国で，日本は，1951年に加盟した。本部はスイスのジュネーブにあり，加盟国は，世界6つの地域（アフリカ，米州，南東アジア，欧州，東地中海，西太平洋地域）のいずれかに属し，日本は西太平洋地域（30加盟国，マニラに事務局）に所属している。日本はWHO加盟国として，WHO総会や日本が属する「WHO西太平洋地域」の各種会合に積極的に参加し，国際的な情報を入手するとともに，世界の保健課題への貢献を行っている。

1.7.2 国連食糧農業機関（FAO）

国連食糧農業機関（FAO：Food and Agriculture Organization of the United Nations）は「世界各国国民の栄養水準及び生活水準の向上」「**食糧**[*2]及び農産物の生産及び流通の改善」「農村住民の生活条件の改善」の施策をとおした「世界経済の発展および人類の飢餓からの解放」を目的として設立された国際連合の専門機関である。1945年10月16日に設立し，日本は1951年に

*2 食糧　主に米や麦などの主食を表す言葉。主食以外の穀物・果物のように食べ物全体を示すときは「食料」を用いる。

加盟した。本部はイタリア，ローマにあり，加盟国数等は196ヵ国（2準加盟国を含む）と欧州連合（EU）である。国際植物防疫条約や食糧農業植物遺伝資源に関する国際条約の執行機関であり，世界の食糧・農林水産物に関する調査分析および情報の収集・伝達，開発途上国に対する技術助言，技術協力（フィールド・プロジェクトの実施等）を行っている。

1.7.3 コーデックス委員会（CODEX）

コーデックス委員会（Codex Alimentarius Commission）は，1963年に世界保健機関（WHO）と国連食糧農業機関（FAO）が合同で設立した国際政府間組織である。本委員会の設立目的は，国際食品規格の策定を通じて，消費者の健康を保護するとともに，公正な食品の貿易を確保することである。よって，国際間で流通している食品の規格を策定する唯一の組織がこのコーデックス委員会である。

コーデックス委員会が策定した食品規格は，WTO（世界貿易機関）の多角的貿易協定のもとで，さまざまな国の異なる制度の調和を図るものとして存在している。本委員会の事務局はFAO本部（イタリア，ローマ）の中に設置されており，2013年10月現在で185ヵ国および1機関（欧州共同体）が加盟している。日本も1966年に加盟している。

コーデックス委員会は，執行委員会，21の課題別の部会，ひとつの特別部会と，6つの地域調整部会が設置されている（**図1.7**）。

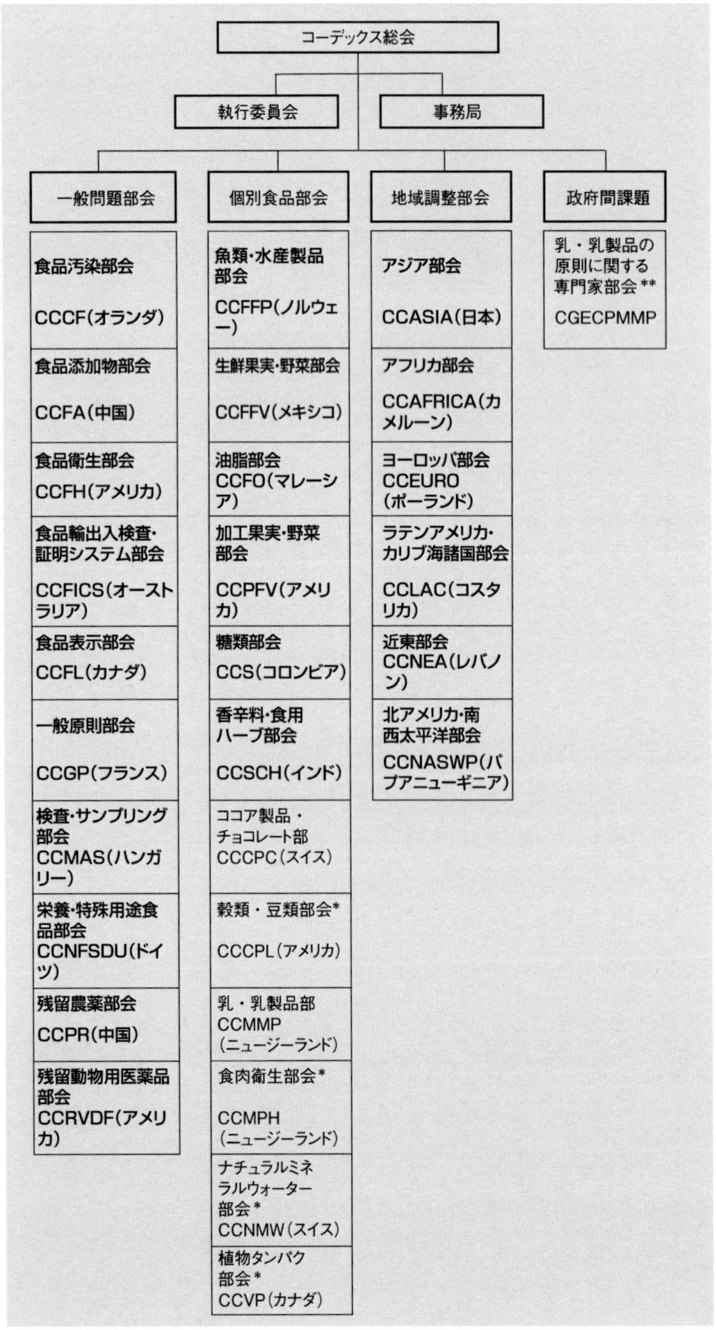

（ ）内は議長国，*は現在休会中，**は名称変更，再登録された会

図1-7 コーデックス委員会組織図

【演習問題】

問1 食品安全委員会に関する記述である。間違っているのはどれか。

(2010 年国家試験)

(1) 内閣府に設置されている。
(2) 食品安全基本法により設置された。
(3) 食品に含まれる有害物質等の規制を行う。
(4) 食品に含まれる有害物質等のリスク評価を行う。
(5) 食品安全に関するリスクコミュニケーションを行う。

解答 (3)

問2 CODEX（コーデックス）委員会についての記述である。正しいものの組合せはどれか。 (2009 年国家試験)

a FAO（国連食糧農業機関）と WHO（世界保健機関）が合同で設立した組織である。
b WTO（世界貿易機関）加盟国が国内規格を作成する際の基礎とする規格を策定している。
c 国際的な企業の利害調整をすることが目的である。
d 医薬部外品の規格を策定する。

(1) a と b　　(2) a と c　　(3) a と d　　(4) b と c　　(5) c と d

解答 (1)

【参考文献】

全国食品安全自治ネットワーク食品表示ハンドブック作成委員会編：くらしに役立つ　食品表示ハンドブック第4版，群馬県（2011）

2 食品の変質

2.1 食品の変質

　食べ物は安全でなければならない。しかし時としてその安全であるはずの食べ物が私たちの生命を脅かすことがある。食べ物を安全においしく食べるためには，食品の品質を保つための適切な取り扱いが求められる。食品の劣化の要因には，外部からもたらされた汚染物質である場合と食品が変化することによるものがある。食品の香りや色，味，食感，栄養価などを構成する因子は，時間経過とともに劣化する。食品を劣化させる機序を知り，その防止を図ることにより，食を安全なものとすることができる。

　食品の品質を大きく損なう原因のひとつである，微生物と食品のかかわりを知るために，まず，微生物がいかなるものであるかの基本を知ることが必要である。その中で食品衛生に関係が深い微生物を知り，食中毒とも関係する食品の腐敗にかかわる微生物について学ぶことにより食の安全を守る一助となる。また，食品の物理的・化学的・生物的品質を劣化させる要因やその防止法，劣化を見分けるための鮮度・腐敗・酸敗の判定法について知ることで総合的な観点で**食品の変質**を理解し食品の安全な取り扱いの基礎的知識を学ぶ。

2.2 微生物学の基礎

　食品から微生物を排除することを行わない限り，食品にはさまざまな微生物が存在している。そのため，しばしば微生物によって食品が変質する現象が起きる。ヒトも例外ではなく，その体の表面や腸管内にさまざまな微生物が存在する。肉眼で見えないので意識できないだけである。すべての微生物がわれわれの営みに害をなすわけではなく，有用な微生物も多くある。そのため，微生物について知らないと食品を安全に取り扱うことはできない。

2.2.1 微生物学の歴史

　微生物とは肉眼では直接観察することのできない，きわめて微小な生物であり，その呼び名であって分類学上の特定の生物を指す言葉ではない。微生物には，一部の原生動物，多くの藻類と真菌類，細菌およびウイルスが含まれる。これら微生物の生命活動は，人類はもとより地球上の生命に対し大きな影響を与えている。

　微生物は，伝染病や食中毒，あるいは腐敗などで人類に不利益をもたらし

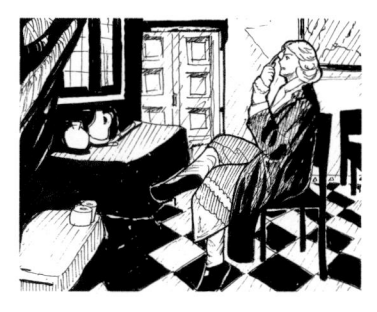

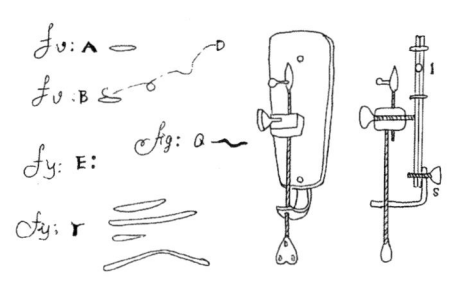

出所）クリフォード・ドーベル：レーベンフックの手紙, 九州大学出版会（2004）

図 2.1 微生物学の父（手に持った自作の顕微鏡で観察中の Antonio van Leeuwenhoen），ノートに描いた観察したいろいろな微生物，レーウェンフック自作の顕微鏡

ている。一方，発酵・醸造，食品，医薬品，工業原料などの有用物質生産に，また**環境浄化**[*1]などにそれぞれの特徴を生かして利用され役立っている。

微生物を明らかにする歴史を刻んだ研究者を紹介する。

(1) 微生物学を進歩させた人

1）レーウェンフック（オランダ，1632-1723）

単レンズ式顕微鏡（図 2.1）を作り微生物を観察した人である。

図 2.1 の**顕微鏡**[*2]は直径数ミリメートルのガラス玉レンズを用いた手のひらにすっぽり収まるくらい小さなものである。その後開発された当時の複レンズ式の顕微鏡を遙かに凌駕するすばらしい性能を発揮した。

レーウェンフック自作の顕微鏡は，50 倍から 300 倍の拡大率であった。50 倍であれば糸状菌（カビ）の胞子はよく見え，300 倍では 5 μm（1 μm は 1,000 分の 1mm）ほどの酵母の形なども容易に観察できた。

2）ルイ・パスツール（フランス，1822-1895）

ロベルト・コッホとならんで「近代細菌学の開祖」と称される。

酒石酸分子の光学異性体の発見やワインなどの酸敗を防ぐために**低温殺菌法（パスツリゼーション）**の手法を開発した。1861 年の著作『**自然発生説**[*3]**の検討**』で発酵が微生物の増殖によることを示すとともに，栄養を含んだ肉汁中での微生物の増殖は，自然発生によるものではないことを示した。塵が入らないようフィルタを通した空気を容器で煮沸した肉汁に曝露しても，ま

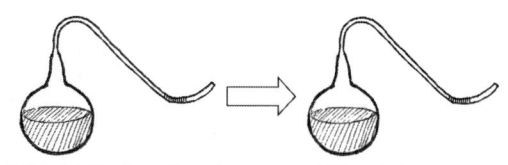

殺菌した肉汁に空気は入るが埃はネック部分で留まる → 1 年置いても腐らなかった

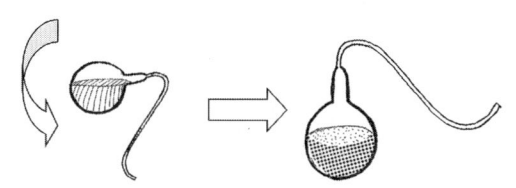

傾けて曲がり角の粒子を肉汁に触れさせる → すぐに，腐敗し濁った

出所）パストゥール：自然発生説の検討, 岩波書店（1970）

図 2.2 Louis Pasteur による白鳥の首（スワンネック）フラスコによる自然発生説論争に終止符をうった実験

[*1] **環境浄化** 汚染された環境から汚染物を除去し，元の環境に戻すことである。これには，物理的手法，化学的手法，生物学的手法がある。生物学的手法は，微生物を活用して汚染環境を修復するバイオレメディエーションと呼ばれている。

[*2] **顕微鏡** 微生物を観察する用途からも，可視光線と電子線のどちらを用いて観察するかの分類で光学顕微鏡と電子顕微鏡がある。光学顕微鏡は，カバーグラスの使用が前提となる生物顕微鏡，試料を立体的に観察することができる実体顕微鏡，培養中細胞を観察する倒立顕微鏡があり，観察原理から蛍光顕微鏡などもある。

[*3] **自然発生説** 「生物が親なしで無生物（物質）から一挙に偶然生まれることがある」とする，生命の起源に関する説のひとつである。一般にアリストテレスが提唱したとされており，近代に入るまでこれを否定する人はおらず，17 世紀後半まで支持されていた。

た，塵が入らない工夫をした長い曲がった管（有名な**スワンネックのフラスコ**）（**図2.2**）を通して空気を入れれば，肉汁中には何も発生しなかった。したがって，肉汁に発生する微生物は外部からの塵についた細菌や胞子などによるのであって，肉汁中で自然発生するのではないことを証明した。また狂犬病ワクチン，ニワトリコレラワクチンを発明したことでも有名である。

　3）**ロベルト・コッホ**（ドイツ，1843-1910）

　医師，細菌学者で，ルイ・パスツールとならんで『近代細菌学の開祖』と称される。純粋培養や染色の方法を改善し，細菌培養法の基礎を確立した。（**図2.3**）の寒天培地や**ペトリ皿（シャーレ）**[*1]による培養法を発明し，その後今日に至るまで使い続けられている。1876年，炭疽菌の純粋培養に成功し，炭疽の病原体であることを明らかにした。このことによって細菌が動物の病原体であることを証明し，感染症の病原体を証明するための証明指針であるコッホの原則を提唱した。感染症研究の開祖として医学の発展に貢献し，1882年，結核菌を発見した。ヒトにおいて炭疽菌と同様に病原性の証明を行って，論文「結核の病因論」を著し，ヒトにおいても細菌が病原体であることを証明した。1883年にインドにおいてコレラ菌を発見し，1905年にこれらの業績よりノーベル生理学・医学賞を受賞した。ベルリン大学で教鞭をとり，弟子として，腸チフス菌を発見したG・ガフキー，ジフテリア菌の分離に成功したフリードリッヒ・レフラー，血清療法の研究をしたエミール・ベーリング，化学療法の研究をしたP・エールリヒ，破傷風菌を純粋培養し，ペスト菌を発見した北里柴三郎などを輩出した。

2.2.2　微生物の基礎

　一般的に生物は，光合成や運動性の有無などにより動物と植物に大別されている。しかし微生物は，きわめて多様であり，従来の考え方で分類すると不都合が生じるので，構造が比較的簡単な生物群として（**図2.4**）のようにまとめる分類が取られる。

　微生物の学名は，ラテン語で属名と種小名を組み合わせたリンネの二名法による国際命名規約によりつけられている。たとえば，大腸菌の学名は，*Escherichia coli*（エシェリキアコリ）と表記され，*Escherichia* が属名，*coli* が種小名で合わせて1つの種を表す。属名は大文字で始め，種小名は小文字で書き，正式な学名を書くときには斜体（イタリック）を用いる決まりとなっている。属名を略して *E. coli* とも表記されることもある。微生物の同定は，その微生物の形態的特徴

[*1] **ペトリ皿（シャーレ）** 口径の異なる浅い円筒形の容器が2枚で一組となっている。底側の皿のふちは上面と平行になるように加工されているので，静置したときに上下の皿が密着する。大きさは直径9cm，高さは1.5cmが標準。

[*2] **微生物の集落（コロニー）** 細菌を寒天培地に播いて培養すると，増殖し菌の固まりとなり肉眼で観察できる。1個のコロニーは，1個の細菌が増えてできたので，菌数の単位を「CFU (colony forming unit：コロニー形成単位)」と表現する。

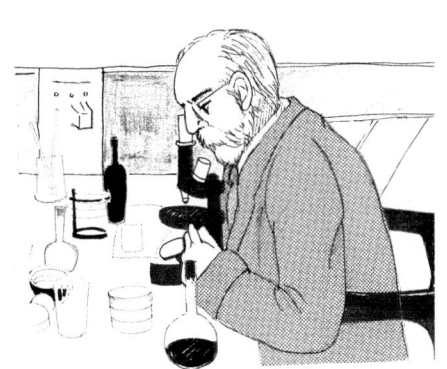

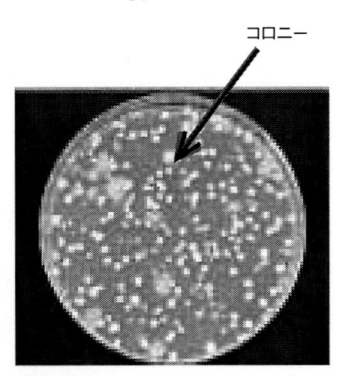

図2.3　Heinrich Hermann Robert Koch とシャーレの寒天培地上の**微生物の集落（コロニー）**[*2]

図 2.4　微生物の分類

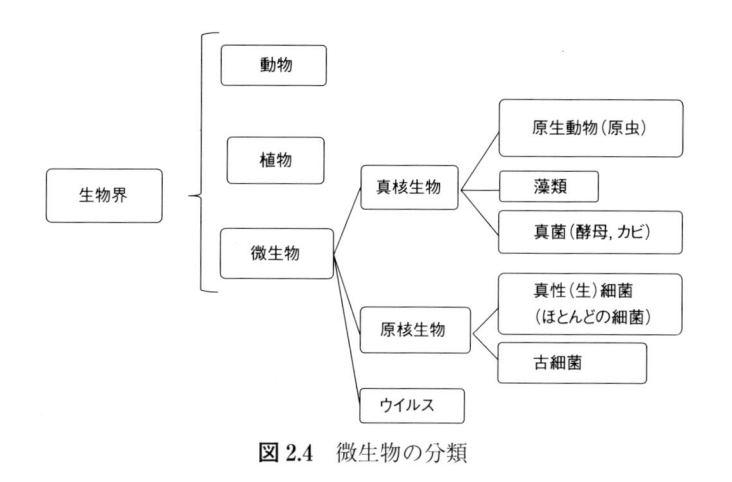

分解能	大きさ(対数目盛)	具体例
↑0.2nm 電子顕微鏡	10nm	
		ノロウイルス　30nm
↑100nm	100nm	
光学顕微鏡	1μm	ブドウ球菌　1μm
		大腸菌　1.5×3μm
	10μm	酵母　10μm
↑70μm ヒトの肉眼	100μm	原虫　5〜50μm
		ゾウリムシ　200〜300μm
		カビ
	1mm	

図 2.5　微生物の大きさの比較

コラム 4　系統分類学

　進化の道筋のことで，生物間で異なるさまざまな性質を基に，その道筋を辿り，生物の類縁関係を明らかにし分類する学問である。近年では，系統分類指標となる遺伝子（リボソームをコードする遺伝子など）の配列情報から，生物の類似性，近縁関係を調べる手法が汎用されている。細菌の場合，16SrRNA（真核生物では 18S rRNA）遺伝子情報をひとつの基準としつつ，それ以外のさまざまな特徴（たとえば，生育温度，生育 pH の範囲や，生育に利用する化合物の違いなど多岐にわたる項目の比較結果）を基に系統分類を実施している。rRNA は，リボソームを構成する RNA であり，それらをコードするのが rDNA 遺伝子である。rRNA はウイルスを除く全生物に存在し，たんぱく質合成に関わる重要な分子である。

に基づき，帰納的思考によって，段階的・複合的になされる。その指標は多数あるが，1960 年頃より DNA が着目され，これが非常に優れた分類指標であることが認められるようになった。そして，リボソーム RNA 遺伝子の塩基配列に基づく**系統分類学**的な研究の進展とともに，この遺伝子が微生物の同定指標としても広く用いられるようになった。近年，16SrRNA の塩基配列をはじめとする分子生物学的同定技術の発展により，これまで培養できなかった新種の微生物が次々と報告されているため，分類体系のまとめが追いついていないのが現状である。

　図 2.4 の中で，食品と関わりの深い微生物は，細菌と真菌（酵母，カビ）である。細菌は，形態，運動性の有無のほか**グラム染色***でも大別されている。

微生物の大きさの比較を図 2.5 に示す。

(1) 細　　菌
食品と関わりの深い微生物の中では細菌があるので，どのようなものかみ

*グラム染色　細菌は細胞壁の構造の違いにより，グラム染色（Hucker の変法など）によってグラム陽性とグラム陰性の 2 種類に大別される。デンマークのハンス・グラム（Hans G. j. Gram）によって 1884 年に考案された。

てみる。

1）細菌の形態と構造

細菌の形には（**図2.6**），球型のもの（球菌）や棒状のもの（桿菌）の他に，桿菌と同様に細長い菌体がらせん形（らせん菌）になったものが存在する。球菌の大きさは直径0.5〜1μmであり，その配列や集合状態から単球菌，双球菌，四連球菌，八連球菌，連鎖球菌（*Streptococcus*），不規則な集塊を形成しているものをブドウ球菌（*Staphylococcus*）またはミクロコックス（*Micrococcus*）などという。桿菌は棒状の細菌で，大きさは幅0.5〜1μm×長さ2〜4μmであるが，中には比較的短い形の短桿菌や幅に比較して長さの大きい長桿菌もある。桿菌のうち「'」コンマ型を示す短いものもある。らせん菌（*Spirillum*）はその回転数から，回転数が1回程度のコレラ菌などのビブリオ属（*Vibrio*），2〜3回のスピリルム，カンピロバクター，ヘリコバクターなど，5回から数百回の回転数の多いスピロヘータに区別される。

・細菌の構造

細菌の構造は（**図2.7**），柔らかい細胞質膜で包まれた細胞質が堅い細胞壁で覆われており，細胞内の核には核膜がない。細胞質は，複雑なコロイド系で，主として細菌の代謝をつかさどる部分である。高等生物のような明確な核構造を示さないが，核たんぱく質からなる染色体を含み，細菌の遺伝現象に関係している。菌種によっては細胞壁の外部構造として莢膜や粘液層・線毛・鞭毛をもつものがある。鞭毛は，細胞質内の顆粒から細胞壁を貫いて外部に突き出ている繊維状，らせん状の長い構造物である（**図2.8**）。鞭毛の数および位置は菌種に特有で，特殊な染色や電子顕微鏡で観察することができる。鞭毛の構成分は主としてたんぱく質で，抗原性があるため**菌種の血清学的型別***に利用される。

芽胞形成能をもつバシラス属とクロストリジウム属は，細胞内に**芽胞**（内生胞子ともいう）を形成する。芽胞の位置（**図2.9**）は，菌体の中央にある，菌体の一端で包まれている，あるいは，太鼓のバチのような形のものなどがあ

***菌種の血清学的型別** 血清型[Serovar]で，細菌の細胞にある抗原の構造の違いに基づいて菌種をさらに細分する場合に，その抗血清に対応した細菌の型を血清型という。血清型は細菌がもっているすべての抗原（菌体抗原，莢膜抗原，鞭毛抗原など）の組合せで表される。ただし，それらを一括した抗原や1種類の抗原で表す場合は血清群（serogroup）という。

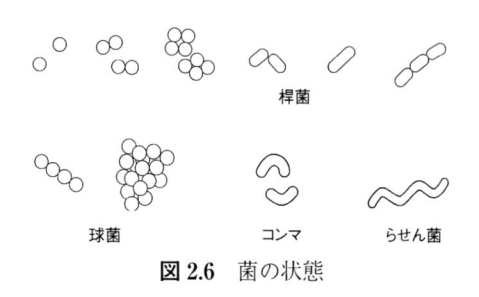

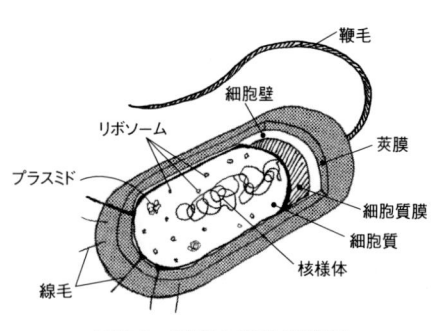

図2.6 菌の状態

図2.7 細菌の構造模型図

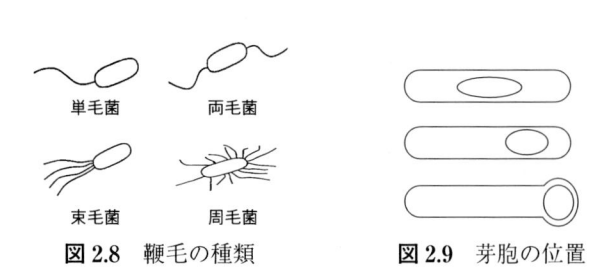

図2.8 鞭毛の種類

図2.9 芽胞の位置

る。また，芽胞は水分含量が低いため光屈折性が強い。特殊な芽胞染色法を用いると菌体と染め分けることができる。芽胞は，真菌類の胞子とは役割が異なり，細菌が栄養や水分の枯渇によって生育条件が悪くなると，細胞の中に1個の芽胞を形成する。すなわち増殖している菌は栄養型で，芽胞は細菌の一種の耐久型であり休眠状態の細菌である。熱，乾燥，放射線等に強く，増殖に適する環境に遭遇すると発芽して栄養細胞となり増殖する。そのため，これらの細菌芽胞が食品中に残存していて，常温のまま放置されたり，製造後の保管が悪かったりすると腐敗が進行し，食中毒の原因にもなる。

2）細菌の増殖曲線　（2.4.3（1）微生物の増殖と温度参照）

増殖曲線（growth curve）とは主に細菌培養における増殖過程を表現するために，菌数の対数と培養時間の関係を表で示したものである。細菌の増殖は，誘導期，対数期，静止期，死滅期より構成される。

a. **誘導期**（lag phase）は，増殖開始前の準備段階で，細菌は分裂を行わず，細菌数の変化がない期間をいう。微生物の細胞内では，生化学的な変化が進行しており，この段階で理化学的感作に強い感受性がある。

b. **対数期**（log phase）は，分裂を開始し増殖を始める。初期はゆるやかな増殖であるが，次第に指数関数的に増殖し速度を増す。栄養素を利用し，代謝産物を生産している。

c. **定常期あるいは静止期**（stationary phase）は，対数期における分裂が一定限度に近付くと分裂は次第にその速度を落とし，分裂率と死滅率が平衡に達して生菌数は一定となる。これは，栄養不足，有害代謝産物の蓄積，過密などが要因として挙げられる。

d. **死滅期**（death phase）は，静止期が一定期間経過すると生菌数は減少を開始し，分裂が完全に停止する期間で，死滅する菌が多くなる時期である。

3）細菌の増殖条件

・温度：微生物が増殖するための発育至適温度や発育可能な温度域は種類によって異なる（2.4.3（1）微生物の増殖と温度参照，図2.11）。至適温度によって，0～25℃の低温性細菌，15～45℃の中温性細菌，45～75℃の高温性細菌に分けられる。食中毒細菌の多くは至適温度37℃付近の中温菌である。低温にすることにより微生物の生育を抑制することができるが，殺菌効果はない。一般の微生物は63℃，30分程度の加熱でほぼ死滅するが，細菌芽胞は耐熱性が高く（120℃以上での加熱が必要），食品が細菌芽胞に汚染されている場合は注意が必要である。

・水分（2.4.5 水分活性の調整による微生物の増殖抑制参照，表2.5）：一般に，食品中の水分は食品成分と結合している**結合水**（bound water）と結合していない**自由水**（free water）がある。自由水は，分子が自由に動き回ることの

できる水で，0℃で凍結したり，常圧下100℃付近で気化したり，あるいは物質を溶解させることができる水のことで，微生物が利用できる水である。食塩や糖類の濃度が高い食品は，結合水となるために微生物には利用できない水が増加する。食品中の自由水の含有率を水分活性とよぶ。純水の水分活性値は1となり，食品は水分以外のものを含むので，水分活性値は小さくなる。

　食品の**水分活性**は，そこに存在する微生物の生育に重要な影響を及ぼす。生育に必要な最低限の水分活性（生育最低水分活性）は，微生物の種類によって違いがある。最も高い水分活性を要求するのが細菌で，普通0.90以上でないと増殖できない。多くの食中毒細菌の生育最低水分活性は0.94以上であるが，黄色ブドウ球菌は0.86以上であれば生育可能である。酵母は0.88以上で，またカビは0.80以上で増殖することができ，カビが最も乾燥に強い微生物である。水分活性を0.50以下に抑えることができれば，あらゆる微生物の増殖を防ぐことが可能である。水分活性が分かれば，どの微生物がその食品の変敗の原因になるかを予測することができる。

　・栄養素：微生物は独立栄養菌（無機栄養菌）のように有機物を必要とせずまたは無機物のみで増殖できる菌もあるが，腐敗や食中毒などの食品衛生にかかわる微生物は，従属栄養菌（有機栄養菌）である。従属栄養菌は，栄養源としては，炭素源である糖類，窒素源であるたんぱく質やアミノ酸等の有機物，無機物の両方を必要とする。さらに発育素（growth factor）でビタミン類などを必要とするものがある。食品は微生物の発育にとって必要な炭素源，たんぱく源，発育素を含んでいるので，微生物は必要に応じ各種糖分解酵素，たんぱく質分解酵素，脂肪分解酵素などを使い，栄養源を分解し菌体内に取り込んで発育・増殖する。

　・酸素：微生物はその発育における酸素要求性から，好気性菌，嫌気性菌，偏性嫌気性菌とよばれる。好気性菌は呼吸で，嫌気性菌は発酵によってエネルギーを獲得する。また，大気よりも酸素分圧が低い方が成育のよい場合を微好気性菌として扱うことがある。たとえば食中毒菌のカンピロバクター菌（*Campylobacter jejuni/coli*）は酸素濃度21％では発育できないが3〜15％では発育可能である。

　・pH（水素イオン濃度）：食品のpHは，溶液中の電解質の解離により一定の値を示すが，そこに存在する微生物の増殖をはじめ，代謝能に大きく影響を与える。増殖可能なpH領域は，細菌で4〜9，酵母で2〜8，カビで1〜10であるが，食品のpHである微酸性から中性域で良好な生育がみられる。また胞子や芽胞の形成，発芽，毒素生成もpHにより影響をうける。たとえばウェルシュ菌（*Clostridium perfringens*）やボツリヌス菌（*Clostridium bot-*

urinum）などの芽胞形成は pH6.5 以下では起こらず，pH4.6 以下では毒素の形成も起こらない。pH3.0 以下の強酸性や pH10.0 以上の強アルカリ性の環境では多くの微生物の発育が抑制される。

・塩分：細菌は，食塩に対する挙動から，非好塩細菌，耐塩細菌，好塩細菌に分類できる。非好塩細菌は通常，食塩の非存在下で生育するものをいい，ボツリヌス菌やウェルシュ菌等がある。耐塩細菌は，食塩の非存在下でもっともよく生育できるが，食塩が高濃度（7〜10%）でも生育できる細菌をいい，黄色ブドウ球菌（*Staphylococcus aureus*）等が該当する。好塩細菌は食塩がないと生育できない細菌をいい，腸炎ビブリオ（*Vibrio parahaemolyticus*）が該当する。

(2) 真　菌

従属栄養型の微生物群であり，糖質やたんぱく質等の有機化合物を栄養として生育するため，腐生または寄生のかたちで自然界に広く分布している。その増殖様式から，カビ（糸状菌），酵母，キノコ等に分けられるが，これらは総称で分類学上はすべて同じ真菌類に属する。真菌は，2007 年に見直された分類体系（**表 2.1**）では，7 つの門と 4 つの亜門から成り立っている。子嚢菌門，担子菌門，ツボカビ門，グロムス門，ほかに分類されている。

カビは，子嚢菌門のアオカビ，アカパンカビ，コウジカビやケカビ亜門のクモノスカビ，ケカビ等がある。

カビは枝分かれした糸状の菌糸からなり，これが多数集まったものを菌糸体という。栄養菌糸が，寄生物に生えて栄養を吸収して成長し，これがある程度成長すると空気中に立ち上がって伸びる気中菌糸を生じて，その先端に有性的あるいは無性的に胞子を形成する。胞子のもつ色素によりカビは，青，黄，緑や黒色に見える。有害な作用を示すカビの他，清酒，味噌，醤油等，伝統的食品の製造に用いられる**黄コウジカビ**＊（*Aspergillus oryzae*）等もある。

＊黄コウジカビ（黄麹菌）　2005 年に日本の産学官研究グループによって麹菌（*Aspergillus oryzae*）の全遺伝子配列が明らかにされた。日本醸造学会は，2006 年にわれわれの先達が古来大切に育み，使ってきた貴重な財産「麹菌」をわが国の「国菌」に認定した。

酵母（yeast）は，単細胞性で，細胞の形は球形や卵形等があり便宜的に与えられた名称である。酵母は，子嚢菌門に属する出芽酵母，分裂酵母，カンジダや，担子菌門に属するクロボキシやロドトルラなどがある。出芽酵母（*Saccharomyces cerevisiare*）は，その名の通り出芽により増殖するが，分裂酵

表 2.1　真菌の新しい分類例

真菌の分類	特　徴
子嚢菌門	担子菌門と並ぶ生きるための高度な機能を持つ高等菌類
担子菌門	キノコを含む菌群
ツボカビ門	鞭毛を有する動物寄生性の菌類
ネオカリマスティクス菌門	反芻動物の消化器に生息する菌類
コウマクノウキン門	単純な細胞構造を持った寄生性菌類
微胞子虫門	単細胞真核生物の一群
グロムス門	植物に栄養を依存する偏性生体栄養性菌類
ケカビ亜門	隔壁を持たない藻のような菌類
ハエカビ亜門	昆虫の病原カビ
トリモチカビ亜門	接合菌門接合菌綱から独立して分類された菌群
キックセラ亜門	接合菌門から独立して分類された菌群

出所）高麗寛紀：図解入門　よくわかる微生物学の基本としくみ，秀和システム（2013）より作成

母（*Schizosaccharomyces pombe*）は細菌のように分裂により増殖する。酒類，パン等の製造に利用される酵母は *Saccharomyces cerevisiae* か，あるいはその変種である。

キノコは担子菌類に属し，肉眼的な子実体（キノコ）を形成するものの総称である。

（3）ウイルス

大きさが20～300nm（**ナノメートル**[*1]）で，細菌や一般の生物のような細胞構造をもたず，通常2本鎖DNAあるいは1本鎖RNAのいずれかの遺伝子をもち，これがたんぱく質の殻（カプシド）で覆われている構造をしている。十分な代謝系をもたないため，宿主細胞がなくては自立増殖することができない寄生性の生物である。生活細胞に侵入する宿主細胞の種類によって，動物ウイルス，植物ウイルスおよび細菌ウイルス（バクテリオファージまたはファージとよぶ）に分類される。

（4）原　　虫

単細胞の原生動物で核などの細胞内構造を有し，運動能力や捕食能力をもつ。病原性は致死感染や重篤な症状を起こすものから，無症状の非病原性のものまである。ヒトにしか寄生できない宿主特異性の強いマラリア原虫などの種類や複数の動物種にも寄生して人畜共通感染症を起す赤痢アメーバやクリプトスポリジウムなどの種類がある。組織寄生性のトキソプラズマは，本来ネコ科動物の消化管寄生原虫であるが，ネズミやヒトをはじめ多種の温血動物の組織細胞内で無性的に増殖して感染を広げる。**感染型**[*2]は，原虫の種類により異なるが，被囊したシストやオーシストなどがある。

2.2.3　微生物と食品衛生のかかわり

微生物学的規格においては，病原微生物を直接検出することもあるが，各食品に応じてその衛生状態を検査するための特定の細菌が指定されている。このような細菌を衛生指標細菌とよぶ。食品の特性により検査方法や検査対象菌が異なり，これらは食品衛生法および衛生規範のなかに微生物規格基準として示されている。ここでは，食品衛生管理で一般的な微生物検査にかかわる細菌について挙げた。

（1）　一般細菌数（生菌数）

標準平板菌数（SPC：Standard Plate Count）で示す。食品の微生物汚染の程度を示す最も代表的な指標であり，食品の製造や流通過程における品質管理や衛生対策上，重要である。菌数の多い食品は，一般的にその加工，製造，輸送，貯蔵，温度管理などの過程で衛生的かつ適切な取扱いがなされていないことを示している。通常，一般生菌数の検査は好気性の中温細菌を対象としており，これは食中毒菌の殆どが中温細菌であることによる。そのため，

[*1] ナノメートル　細菌は約1～5μmの大きさで光学顕微鏡で見ることのできるサイズであるが，ウイルスは，さらに拡大率の高い電子顕微鏡でないと見ることのできない約20～300nmの大きさである。（1μm=1,000nm）

[*2] 感染型　原虫の感染形態には，ブラディゾイト（繁殖活動ができる成虫様状態），オーシスト（オス・メスの生殖体が融合体となり，それが皮膜で覆われた虫卵状態），タキゾイト（繁殖することができない幼虫状態），シスト（被囊・囊子・包囊ともいい，原虫が皮膜で覆われ，一時的な自発活動休止様状態）の4つの変化がある。

あらゆる種類の細菌が測定できるわけではなく，偏性嫌気性菌のウェルシュ菌やボツリヌス菌，好塩性の腸炎ビブリオなどは存在していてもわからないため，別途検査対象の細菌に適した検査を行うことが必要となる。

(2) 大腸菌群

食品衛生法に基づく**大腸菌群**＊で，グラム陰性の無芽胞桿菌であり，48時間以内に乳糖を分解して酸とガスを産生する好気性または通性嫌気性菌と定義される菌群である。EMB寒天平板培地（Eosin Methylene Blue agar）上で，金属光沢または紫赤色の定型的集落を形成し，乳糖ブイヨン培地で酸の産生とガスを発生する一群の菌である。ヒトや動物の糞便とは直接関係ない自然界にも広く分布することから，今日では衛生管理における汚染の指標のひとつと考えられている。加熱処理などの殺菌工程のある食品が検査対象となることが多く，加熱済み食品からの検出は，加熱不足や不適切な取扱いによる加熱後の二次汚染などを示唆している。

＊**大腸菌群** 大腸菌群は，食品衛生の分野で用いられる用語で，大腸菌：*Escherichia*属，*Citorobacter*属，*Klebsiella*，*Erwinia*属，*Enterobacter*属，*Aeromonas*属など多くの菌種が存在する。

(3) 大腸菌

食品衛生法上の*E.coli*はグラム陰性の無芽胞桿菌で，乳糖を分解して酸とガスを産出する好気性または通性嫌気性の一群（大腸菌群）のうち，44.5℃で発育して乳糖を分解してガスを産生する菌群（糞便系大腸菌群）とされている。細菌分類学上での大腸菌（*Escherichia coli*）とは，必ずしも一致しない。国内では，「食品衛生法」に基づく「食品，添加物等の規格基準」の中で，乾燥食肉製品，加熱食肉製品（加熱殺菌した後，容器包装に入れたもの），加熱後摂取冷凍食品（凍結前加熱以外のもの）に，各衛生規範の中ではそうざい類（加熱処理製品），漬物（一夜漬け），生めん，めんの具等（加熱処理品）に*E.coli*の成分規格が定められている。

糞便系大腸菌群と大腸菌は，ヒトおよび動物の糞便に由来する確率が高くいろいろな腸管系病原菌に汚染されている可能性が高くなるため，自然界からの汚染がそのまま反映されやすい生肉，魚介類，生野菜などのような非加熱食品の検査に適用される。

(4) 腸球菌

動物の腸内に常住する細菌としては，大腸菌のほかに糞便性連鎖球菌が知られており，腸球菌（*Enterococcus faecalis*）は，この糞便性連鎖球菌の一種である。これらは自然界で増殖しないため，河川や湖沼などの公共用水域における糞便汚染の指標のひとつとして有望視されている。ミネラルウォーター類は，腸球菌陰性の規格がある。また，腸球菌は冷凍に対して耐性があるので，冷凍後の糞便汚染の指標菌としては大腸菌より適正といわれている。

(5) 腸内細菌科菌群

2011（平成23）年9月に告示された生食用食肉の規格基準で，日本では初

めて腸内細菌科菌群が採用された。腸内細菌科菌群とは，VRBG 寒天培地（Violet Red Bile Glucose Agar）上でピンク色，赤色，紫色の集落を形成する，ブドウ糖発酵性でオキシダーゼ陰性の菌であると定義されている。この中には，大腸菌群の定義から外れる乳糖非分解性の主要な腸管系病原菌であるサルモネラ，赤痢菌，エルシニアも含まれる。日本で食中毒に指定されているプレシオモナス・シゲロイデスは，オキシダーゼ陽性の性状であるが腸内細菌科菌に分類される。

(6) その他

緑膿菌（*Pseudomonas aeruginosa*）はミネラルウォーター類で，食鳥卵でサルモネラ属菌（*Salmonella Enteritidis*），食肉製品にはクロストリジウム属菌や黄色ブドウ球菌，魚介関係で腸炎ビブリオの規格がある。

2.2.4 食品の腐敗

食品の腐敗と発酵の違いは，人間の価値観によるものである。微生物にとっては，生育環境にうまく合えば増殖して食品にさまざまな変化をもたらす。これが，人間にとって有害であれば腐敗といい，有用であれば発酵という。

(1) 腐敗とは

腐敗の作用は，一般的にたんぱく質が分解され腐敗臭を生成することが多い。腐敗というのは，狭義にはたんぱく質が微生物の作用で分解される現象を示し，炭水化物が分解される現象を発酵，脂肪が分解される現象を変敗として区別することが多い。

一般的には，食品成分が微生物により分解されることによってその可食性が失われ，食品としての価値がなくなる現象とみなすことができる。たとえば，バチルスという細菌は，蒸煮大豆から糸引き納豆を作る発酵菌であるが，ご飯中で増えると腐らせて食べられなくなるので，腐敗菌と呼ばれる。一方，糖類が基質となって酵母によりアルコールが生成したり，乳酸菌により乳酸が生成したりすることを発酵とよぶことが多い。これも，お酒やヨーグルトを作る時に役立てばよいが，ブドウジュースを飲もうとしたとき，酵母の働きでアルコールができていた，あるいは牛乳を飲もうとしたとき，乳酸菌の代謝産物の乳酸によって固まってしまっていたら，これは腐敗を意味する。また，微生物の作用により同じ成分が生成されていても，有害であったり，有用であったりすることもある。

(2) 自然界における腐敗微生物の分布

空気中をはじめ土壌や河川，海には多数の微生物が生息している。土壌にはほとんどすべての微生物が存在しており，土壌 1g 中に通常カビが 10^3〜10^6，細菌は 10^7〜10^8 の菌数が存在するとされている。実際は土質や季節等さまざまな条件によりその種類と量は異なっているが，芽胞形成菌であるク

ロストリジウム属やバチルス属の細菌が多い。また，空気中には多くの微生物が浮遊する塵埃や微細な水滴と共に存在するため，一般的には外気 1 m³ 中に $10^3 \sim 10^4$ 個の微生物が存在する。外気中の浮遊菌の多くは土壌由来のものであが，それ以外に人・動物・植物等々，周囲環境のあらゆる微生物発生源由来のものも含む。河川，湖沼で $10^1 \sim 10^5$ や海洋の沿岸部で $10^3 \sim 10^4$ の細菌が 1mL あたりに存在している。シュードモナス，アルテロモナス，ビブリオなどが大部分で低温性のものが多い。

一方，動物であるヒトの皮膚や鼻腔，口腔，消化管には多種多様な細菌（**常在細菌**）が存在し，外部の病原微生物からの攻撃を防御し人の健康を維持するために役立っている。食べ物や環境からさまざまな微生物が絶えずヒトの体に入ってくるが，常在細菌がいるため体内に定着しない。皮膚常在細菌の場合には，1cm² 当たり $10^3 \sim 10^6$ 個存在している。手洗いで，90%以上除去されるが，毛嚢や汗腺の深部に定着している細菌は容易に除去できないため数時間経つとこれらの細菌が増殖し元の状態に戻る。腸管内を住みかとして存在している細菌を腸内細菌といい，腸内細菌叢または腸内フローラとよんでいる。糞便 1g 当たりには，数にして $10^{10} \sim 10^{12}$ 個もの「**腸内細菌**」が存在し，その種類は，乳酸菌をはじめとして種類は 300 種類以上といわれている。

(3) 食品原料における腐敗微生物の汚染

食品には種々の微生物が存在するが，これらすべてが食品の腐敗に関与するとは限らない。食品のおかれた環境や食品成分の違いにより腐敗細菌の種類も異なってくる。食品の成分やおかれた条件によっては微生物が増殖し，一方，条件に合わない微生物は劣勢化する。しかし，微生物も食品成分を分解して刻々と環境を変えていくので，自ら不利な環境をつくり出し死滅していくようになる。また，劣勢であった微生物たちの中で，新しい環境に適したものは増殖し，逆に優勢化する。このような**ミクロフローラ（微生物叢）***の変化と共に食品成分も刻々と変化し，腐敗が進行する。腐敗細菌では，主なものは，魚介類ではシュードモナス，マイクロコッカス，ビブリオ，フラボバクテリウム，畜肉類では，シュードモナス，アクロモバクター，マイクロコッカス，フラボバクテリウム，米飯およびめん類では，主にバチルス属の細菌である。

*ミクロフローラ（微生物叢）　ある特定の環境で生育する一群の細菌の種，その数など，分布の総体をいう。

(4) 食品の加工過程における微生物汚染と加熱殺菌工程のある食品の腐敗

食品は，原料の処理工程や加工工程中にも各種の原因により二次汚染を受ける。加熱殺菌は，食品に存在している微生物の生存可能な温度よりも高温にして迅速に殺菌する方法であり，加熱温度とその時間の設定が重要である。加熱殺菌工程で食品の腐敗を防ぐには，対象とする食品に存在し，最も高い耐熱性を示す指標微生物を定める。その指標微生物の耐熱性を表す方法とし

*1 F値 容器包装詰加圧加熱殺菌食品（レトルト食品）の場合，食品衛生法ではF値4以上（121℃，4分以上）の殺菌条件と規定されている。

てD値（処理温度で最初の菌数を10分の1にする時間），**F値**[*1]（レトルト食品の殺菌強度を規定するもので，121℃，1分をF値＝1と定義），**Z値**（D値を10分の1にする温度差（℃））を用い適切な加熱殺菌条件を決めることが必要である。一般に微生物の耐熱性は酵母，細菌，酵母胞子，カビ，カビ胞子，細菌芽胞の順で高く，pH，食品成分，添加物等も熱死滅条件に影響を与える。また，加熱殺菌工程後における迅速な冷却や微生物の汚染・侵入の防止策を考慮した対策を併せて取る必要がある。

（5） 腐敗による化学成分の変化（におい成分，その他の腐敗産物）

食品中で微生物が増殖すると，食品成分のたんぱく質，脂肪，炭水化物などが微生物により利用され，代謝されたあと不要な成分は排泄される。すなわち，たんぱく性食品は，細菌類の分解酵素によりペプチドを経てアミノ酸，さらに各種の有機酸，アンモニアやアミン，アルコール，炭化水素などを生じる。硫黄を含むアミノ酸からはメルカプタンや硫化水素が生成され，食品は強い臭気を発する。また，澱粉，セルロースなどの炭水化物は，糖類を経て有機酸やアルデヒドに分解され，さらに分解されて炭酸ガスとなる。生成物は微生物の種類や食品のpH酸素の有無などの環境でも変わる。ほかに，特徴的なものとして海産魚介類に特有な腐敗産物としてトリメチルアミンがあり，魚の腐敗臭の主成分である。有害物質としては，ヒスタミン，乳酸，ガス，ネト等もある。他に微生物から産生される色素や産生する物質が食品成分と反応することによる食品の着色などもある。

2.3 食品の化学的変質

2.3.1 油脂酸敗

油脂含量の多い食品は，保存中に生じる不快臭，加熱による粘度上昇や泡立ち，光による変色などが生じ品質が低下する。これらを**油脂の酸敗**という。油脂の酸敗には酸素との接触あるいは酸化を促進する金属イオンと反応して劣化する自動酸化と，高温調理による熱酸化，脂肪酸酸化酵素（リポキシゲナーゼ）による酵素的酸化がある。これらの反応は特に**不飽和脂肪酸**[*2]（リノール酸，α-リノレン酸，アラキドン酸，イコサペンタエン酸など）を含む油脂で起こる。

（1） 変敗の過程

1） 自動酸化

自動酸化は室温で，光や酸素や金属の影響で反応性の高いラジカルを生成して開始され，連鎖反応が起こり，反応が停止して，分解や重合が起きる（図2.10）。

*2 飽和脂肪酸と不飽和脂肪酸　脂肪酸の内，構造に二重結合をもたない飽和脂肪酸と，二重結合をもつ不飽和脂肪酸がある。前者は融点が高く，常温で固体であり，パルミチン酸やステアリン酸などがある。後者は二重結合が増えるに従い融点は低くなり，常温で液体の場合が多く，オレイン酸，リノール酸，α-リノレン酸，アラキドン酸，イコサペンタエン酸（IPA），ドコサヘキサエン酸（DHA）などである。

2) 熱酸化

揚げるという天ぷらやフライ調理のように，油脂を120～200℃以上で高温加熱する場合，熱による酸化反応が進行する。1）の自動酸化と同様にラジカルが発生して油脂の重合が起こり，加水分解により遊離脂肪酸が生成されて酸価が上昇する。熱酸化が進むと次第に油脂は泡立ち，着色，粘度が増加して，アルデヒドやケトン等により酸敗臭が生じる。

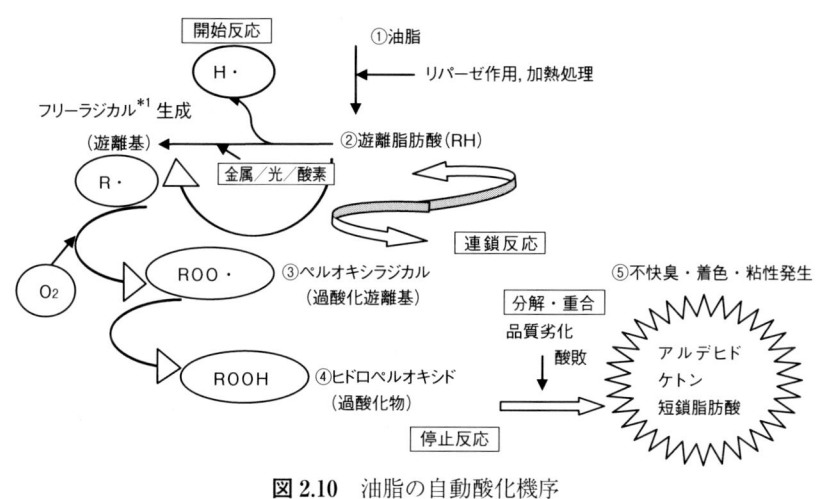

図 2.10 油脂の自動酸化機序

3) 酵素的酸化

動植物に広く存在する酸素添加酵素**リポキシゲナーゼ**の存在下で，不飽和脂肪酸は酵素的酸化が起きる。リポキシゲナーゼは大豆種子に特に多く，豆科の種子，ジャガイモ，大根，アスパラガス，小麦等にも含まれる。大豆や豆類を調理する際は熱をかけて酵素を失活させてから利用する。

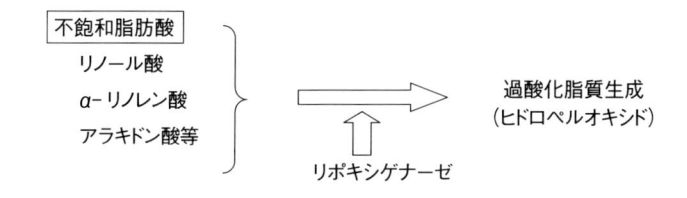

不飽和脂肪酸：リノール酸，α-リノレン酸，アラキドン酸等 → 過酸化脂質生成（ヒドロペルオキシド）（リポキシゲナーゼ）

(2) 変敗油脂（酸化油脂）の二次生成物

油脂は変敗すると最終的に重合体，**エポキシド**[*2]，低級脂肪酸などへと変化する。このような二次生成物の内，**ヒドロペルオキシドから反応生成されるアルデヒド類が異臭や悪臭の原因物質**であり，主に**表2.2**のような化合物が挙げられる。変敗して過酸化物価が高い油脂は，マウス投与では，生体内の酵素を不活性化し，血球の破壊，肝臓，腎臓，肺の肥大化や各組織の細胞変性や壊死等を引き起こす。また，過酸化脂質は腸管からの吸収が不良なため，腸管内壁を傷つけ下痢や腹痛を起こす。

(3) 過去の中毒事例

油脂の変敗は，油脂の含量が多い食品で，流通時に日光に長時間さらされる，外気に触れる，室温保存される食品に生じやすい。例としては，インスタントラーメンやポテトチップスなど油揚げ食品，魚の干物や乾物類，ナッ

[*1] フリーラジカル　ひとつあるいはそれ以上の不対電子をもつ原子，または分子と定義される。不対電子は対になっている電子に比べ，不安定で反応性に富む性質をもつ。大気中の酸素は，エネルギーの最も低い基底状態の三重項酸素（$^3O_2$）で存在し，1分子に2つの不対電子をもつため，フリーラジカルでありビラジカルとよばれる。この状態に光エネルギーが照射されると，活性酸素の一種である，励起状態の一重項酸素（$^1O_2$）に変化する。この他に，一酸化窒素（NO^-），次亜塩素酸イオン（ClO^-），オゾン（O_3），脂質ペルオキシラジカル（LOO・），脂質アルコキシルラジカル（LO・），脂質ヒドロペルオキシド（LOOH）などがある。

[*2] エポキシド　油脂が酸化すると，・・C=Cの二重結合に対して，オキシラン（エポキシ）構造を合成する反応をいう。

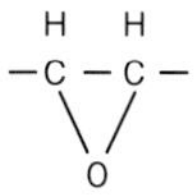

表2.2　不飽和脂肪酸の変敗により生成する二次生成物

不飽和脂肪酸	変敗により生成される アルデヒド化合物
オレイン酸	オクタナール
	2-デセナール
	2-ウンデセナール
	ノナナール
リノール酸	ヘキサナール
	2,4-デカジエナール
α-リノレン酸	プロパナール
	2,4-ヘプタジエナール
	3-ヘキセナール
	2,4,7-デカトリエナール

出所）宮澤陽夫，五十嵐脩：新訂食品の機能化学，109，アイ・ケイ コーポレーション（2010）

表2.3　油脂および油脂性食品の規格基準

油で処理した即席麺	酸価3以下または過酸化物価30以下
油揚げ菓子（油脂分10％以上のもの）	酸価3を超え、かつ過酸化物価30を超えない、または酸価5を超えるか過酸化物価50を超えないもの
洋菓子の製品に含まれる油脂	酸価3以下、過酸化物価30以下
食用植物油脂	未精製油　酸価0.2～4.0以下 精製油　酸価0.2～0.6以下 サラダ油　酸価0.15以下 食用精製加工油脂　酸価0.3、過酸化物価3.0以下

出所）食品衛生法　食品・食品添加物等規格基準

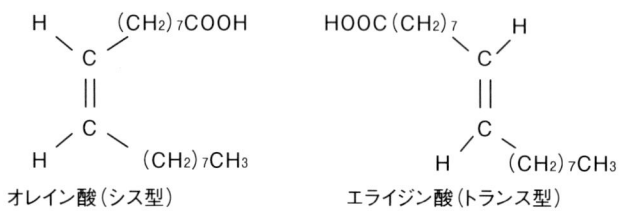

図2.11　シス型とトランス型の不飽和脂肪酸の構造の違い

（左）オレイン酸（シス型）
（右）エライジン酸（トランス型）

＊1　酸化防止剤　脱酸素状態（酸素濃度0.1％以下）でのカビ抑制効果が顕著となるため、密封容器内の酸素を吸収して、食品の長期間の鮮度保持を可能としている。

＊2　リポたんぱく質　たんぱく質と脂質が結合した形の複合たんぱくのこと。構成する分子の密度（比重）から、カイロミクロン、超低比重リポたんぱく（VLDL）、低比重リポたんぱく質（LDL）、高比重リポたんぱく質（HDL）などに分けられる。

ツ類などである。油脂の変敗を避けるべく、酸素、光、熱、水、金属を避けて保存することや、**酸化防止剤**[*1]を添加したり、**脱酸素剤**を封入して保存することが有効である。油脂による中毒症状としては、食後1～6時間で嘔吐、腹痛、下痢、倦怠感、脱力感、頭痛などがある。表2.3に油脂含量の多い食品規格基準を示した。

2.3.2　トランス型不飽和脂肪酸（トランス脂肪酸）

(1)　トランス型不飽和脂肪酸生成の機序

脂肪酸は飽和脂肪酸と不飽和脂肪酸に分類され、天然の食物中にある不飽和脂肪酸はほとんどがシス型であるが、異性体としてトランス型も存在する。代表的なシス型オレイン酸の異性体として、トランス型のエライジン酸がある（図2.11）。トランス型はシス型に比べて融点が高く、固体で飽和脂肪酸に近い性質をもつ。

トランス脂肪酸は、天然にはウシやヒツジなどの反芻動物が、胃の中の微生物の働きによって作るため、牛乳や乳製品には微量に存在する。多くは工業的に植物油に水素添加して製造される硬化油（マーガリン、ショートニング、ファットスプレッド等）に含まれ、これらを原料に用いる洋菓子、パン、揚げ物等に存在が多い（表2.4）。

(2)　トランス型不飽和脂肪酸と健康問題

トランス脂肪酸の摂取により、血中の低比重リポたんぱく質[*2]（LDL）が増加し、高比重リポたんぱく質（HDL）が減少するため、総コレステロール/HDLコレステロール比を上昇させる。そのため、心臓・血管系疾患発症のリスクが高いことがFAO/WHO合同専門家らによって報告されている。疾患予防の観点から、トランス脂肪酸の摂取はできるだけ減らすことが重要である。また、トランス脂肪酸摂取における、食中毒事例としては、下痢、腹痛、嘔吐等が挙げられる。

(3)　日本の現状と他国における規制

カナダ・アメリカ・韓国などでは、食品中のトランス脂肪酸含量の表示義

務を定めている。日本人のトランス脂肪酸の摂取は，欧米に比較すると少ないので，食品へのトランス脂肪酸含量の表示義務は，わが国ではない。しかしながら，消費者庁では食品業者に対して，自主的な情報開示への取組みを促進するための「トランス脂肪酸の情報開示に関する指針」を公表している（2011年2月）。また，厚生労働省は『日本人の食事摂取基準2010年版』で，すべての年齢層において，トランス脂肪酸の摂取を控えることを推奨している。FAOおよびWHOによる食事，栄養および慢性疾患予防に関する合同専門家会合の報告書によると，トランス脂肪酸の摂取量は，最大でも一日当たりの摂取エネルギー量の1％未満とするよう勧告されている。

表2.4　油脂と油脂調理食品中のトランス脂肪酸含量

食品名	脂質中のトランス脂肪酸（％）（n＝5〜26の平均値）
家庭用マーガリン（ハード型）	15
家庭用マーガリン（ソフト型）	11
業務用マーガリン	11
学校給食用マーガリン	12
ファットスプレッド	16
ショートニング	10
フライ用ショートニング	6
ドーナッツ	14
ポテトチップ	0.9
スナック類	2.2
フレンチフライ	10
チキンフライ	1.7

出所）加藤保子・中山勉編：食品学Ⅰ，54，南江堂（2007）

2.4　食品変質の防止法
2.4.1　微生物制御の原理
(1)　付着菌数の低減と微生物の増殖抑制

さまざまな食品製造の取扱いの観点から考えると，付着した微生物の増殖を抑え，除菌や抗菌あるいは殺菌操作を行うことは，食品衛生上の重要管理点となる。これら微生物を制御するための方法には，物理的制御，化学的制御，生物学的制御がある。

1）物理的制御

微生物の増殖抑制は，微生物が生育するための至適温度別に，**低温菌**（5〜10℃），**中温菌**（30〜37℃），**高温菌**（40〜47℃）等が存在するため，微生物が主に増殖を行う個体表面においての温度管理を中心に，適切な温度調節を行って制御する。また，食品衛生上は一般的に食品の中心温度が管理対象であるが，貼合せ肉，脂肪注入肉，サイコロステーキ等では，肉片をカットする際に，製造工程や人を介して汚染した微生物が，肉の中心部に存在する可能性が高いため，十分な加熱を行うよう配慮する必要がある。冷凍（−15℃以下），氷温（−2〜2℃），チルド（−5〜5℃），冷蔵（5〜10℃）等の低温保持による温度管理が食品製造においては有効である。

微生物は，水分調整によって生育の環境が大きく左右される。一般に，細菌は0.90，酵母は0.88，カビは0.80が生育に必要な最低**水分活性**（Water Activity：Awと略す）であり，Awが0.65以下になると，**耐乾性カビ**[*1]や**耐浸透圧酵母**[*2]などを除き，ほとんどの微生物の繁殖を防止することができる。そのため，水分調整を行うには，吸水剤，乾燥剤，乾燥，濃縮，溶質添加等の方法を用いる。さらに好気性微生物は真空状態で調理，包装，脱酸素剤を用いる等，酸素をできるだけ遮断することや，電気的に酸化還元電位を調整して増殖を抑制する場合もある。

微生物により至適pHが異なり，発育できるpHは細菌でpH 5～9，酵母はpH 3～7，カビはpH 2～7付近である。一般的にはpH 4以下で腐敗菌の繁殖を抑えることから，pH調整を酸，アルカリ，pH緩衝剤などで行う方法がある。

微生物を除菌する方法には，メンブランフィルターや膜ろ過によるろ過法，凝集沈殿，遠心沈殿による沈殿法，静電フィルター等を用いた電気除菌，冷水，温水，空気，洗剤による洗浄除菌等がある。また，食品工場内における微生物汚染を防止する方法としては，包装材や塗装剤の選択，コーティング加工，エアカーテンの設置等による遮断が重要である。

微生物殺菌にはさまざまな種類があり，低温殺菌（100℃未満）と高温殺菌（100℃以上）に大別でき，低温殺菌には，ボイル殺菌，スチーム殺菌（熱交換も含む），乾燥殺菌などがあり，高温殺菌には，過蒸気殺菌，超高温殺菌（熱交換も含む），加圧加熱（レトルト）殺菌などがある。この他には，電磁波殺菌（γ線，電子線，X線，紫外線，マイクロ波），電気殺菌（高圧パルス，コロナ放電）等が挙げられる。これらは，微生物の種類や性質，製造する食品の種類，用途，保存方法等によって，最適な方法が選択される。

2）化学的制御

① 食品を対象とした制御

微生物の増殖抑制を行うための化学的制御方法としては，脱酸素剤，二酸化炭素，窒素ガス，アルゴンガス等を製品の包装工程において封入して，酸素を置換しガス調整を行う。また，ガラクトースおよびソルビトールを含む増殖抑制剤等の化学物質を使用する。

② 施設および食品機器などを対象とした制御

施設内や機器を殺菌する制御法には，凍結殺菌や酸化エチレン（EO），酸化プロピレン（PO），ホルムアルデヒドといったガス殺菌剤や，酸化エチレンガス（EOG）殺菌が用いられ，実験器具等には**エチレンオキサイド**[*3]によるガス滅菌もある。液体・溶液殺菌剤として用いられるのは，低濃度アルコールであり，細胞膜からアミノ酸，核酸，リン，カリウム，マグネシウム等の低分子物質の漏出を増大させるため，微生物増殖を抑制する要因のひとつとなる。その他，過酸化水素水，固体殺菌剤（さらし粉，銀系殺菌剤，光触媒系

[*1] **耐乾性カビ** ケーキ，カステラ，パン表面のあずき色の斑点（*Wallemia sebi*），緑色斑点（*Aspergillus penicillioides*），白色毛状斑点（*Xeromyces*属），チョコレート類の白斑点（*Eurotium herbariorum*）などの事例あり。

[*2] **耐浸透圧酵母** 最中，饅頭，餅類の袋膨張やアルコール臭，異味（*Zygosaccharomyces rouxii*），カステラや和菓子原料（葉など）の白斑点やシンナー臭（*Pichia anomala*），加熱不足のゼリーの黒色異物（*Exophiala*属）などの事例あり。

[*3] **エチレンオキサイド** エチレンオキサイドガス（EOG）による滅菌は，高圧蒸気滅菌と比べて，低温度・低湿度で殺菌でき，熱や水分による損傷を防ぐため，プラスチックやゴム類などの滅菌に適する。変色，変質，変形などが発生せず，すべての微生物（一般細菌，真菌類等）に対して効果があり，金属に対しても腐食性がなく安全である。

殺菌剤），固定化殺菌剤（シリコン系第四アンモニウム）も微生物の増殖抑制に利用される。

3）生物学的制御

微生物は，食品の発酵過程において，アルコール発酵，乳酸発酵，酢酸発酵等を進行させて，有用菌として増殖促進をする一方で，微生物の生育環境を飢餓状態にさせる，他の物質との拮抗作用を利用する，または殺菌（自己溶菌誘発）を促進させて，増殖抑制を行うことがある。

2.4.2 食品の加熱殺菌

(1) 微生物の耐熱性

多くの微生物の至適生育範囲の温度帯は10～40℃であるため，微生物は高温に対する耐性は弱く60℃15～30分の処理でほとんどが死滅する（**表2.5**）。しかしながら，芽胞を形成する微生物は熱耐性が強く，死滅させるためには高圧加熱処理121℃20分が必要である。微生物の耐熱性は**D値**を用いて，一定温度にて細菌を90％死滅（10分の1に減少）させる加熱時間によって表される。芽胞形成菌としては，バチルス属，クロストリジウム属等で，これらは食品を汚染する可能性があり，特にボツリヌス菌，ウェルシュ菌，セレウス菌等は，食品中で毒素を産生して食中毒の原因菌となる。また，耐熱性菌は乳・卵製品の変敗原因菌として重要で，食品中では60～80℃の加熱でも生残する可能性があり，ミクロコッカス（*Micrococcus*），ストレプトコッカス（*Streptococcus*），ラクトバチルス（*Lactobacillus*），スタフィロコッカス（*Staphylococcus*）等が腐敗検出事例としてある。

* **火落菌** 麹カビが生成する，乳酸菌の一種であるメバロン酸が原因となって，日本酒製造において白濁や酸化を起こし，香味劣化や異臭が発生する。6％程度のアルコール濃度で弱酸性化の環境を好んで生育する菌。

(2) 低温殺菌と高温殺菌

低温殺菌法（LTLT：Low Temperature Long Time Pasteurization）とは，一般的に食品を100℃以下の温度，通常は60～85℃の比較的低温で保持殺菌することを示す。L・パスツールがブドウ酒の変敗防止に考案した方法で，パスツリゼーションとも呼ばれる。日本酒の火入れ温度（60～65℃）がこれに相当する。また，1880年頃からは牛乳の殺菌に応用された。一般的に採用されている温度は62～65℃，30分加熱が基準条件となる。この温度と時間の組合せは，生牛乳に存在するおそ

表2.5 おもな微生物の耐熱性

微生物の種類		熱死滅に必要とする条件	
		温度（℃）	時間（分）
カビ	コウジカビ	50	10～15
	アオカビ	60	10～15
酵母		50～60	10～15
細菌	サルモネラ菌	60	5
	ブドウ球菌	60	15
	大腸菌	60	30
	乳酸菌	71	30
	酢酸菌	60	10
	火落菌*	60	10
芽胞形成菌	*Bacillus*属	100	1200
	*Clostridium*属	100	800
	ボツリヌス菌	100	180～300
	ウェルシュ菌	100	60～240
	セレウス菌	100	30

出所）食品科学便覧編集委員会編：食品科学便覧，共立出版（1978），有希化学HP http://www.yuki-chemical.com/m-gaho.html

れのある病原微生物のうち熱抵抗性が最も強い結核菌を確実に殺し，しかも牛乳の風味，色調，栄養価の劣化を最小限にとどめる加熱条件として選択された。

高温殺菌法（HT：High Temperature）とは，一般的に75〜150℃の加熱処理をして微生物を死滅させる殺菌法である。食品の種類や成分，保存条件によって温度と時間を変えて殺菌する。その中で，高温短時間殺菌法（HTST：High Temperature Short Time Method Sterilization）は，通常，72〜85℃で15秒間，液状食品を加熱して殺菌する手法で1952年に日本に導入された。従来のバッチ式殺菌法に比べて，連続処理が可能となり作業能率が飛躍的に向上し，牛乳の加熱殺菌法として急速に普及した。HTST法の殺菌条件では，原料乳由来の酵素は失活し，結核菌，腸チフス菌などの病原性細菌は死滅するが，耐熱性菌や芽胞は生残する。日本では，牛乳の消費拡大に伴い，製品の保存性をさらに向上させる目的でLTLT法やHTST法よりも殺菌効果の高い超高温加熱殺菌法（UHT：Ultra High Temperature）が1957年に導入され，現在では，120〜130℃で1〜3秒殺菌するUHT法が牛乳の殺菌処理方法の95%以上を占めている。この他，香辛料や粉類は140〜180℃で3〜7秒の過熱水蒸気殺菌法や，電子レンジによるマイクロ波加熱などが食品の殺菌に用いられている。

> **コラム5　バッチ式殺菌方法**
> 　食品等の内容物を缶，瓶，プラスチックカップ，パウチ（袋）等の容器に充填後密封して得られる複数の容器詰め製品を1ブロックの製品群（1バッチ）とし，この製品群をレトルト釜内や殺菌ボイル槽等に収容して加熱殺菌する方法である。

2.4.3　冷蔵・冷凍による微生物の増殖抑制
(1)　微生物の増殖と温度

食品を長期間保存するためには，微生物の付着，生残，増殖を防止しなければならない。微生物の増殖速度は，生育条件（水分，栄養分，温度，酸素，pH，浸透圧）によって大きく変動するため，微生物の生育環境条件に応じた食品の保存法を選択する必要がある。微生物細胞が1個から分裂して2個の細胞になるまでの時間を**世代時間**＊という。最適な生育条件下での世代時間を比べると，腸炎ビブリオは8分と短く，大腸菌やサルモネラ属菌は約20分，乳酸菌は約25分，枯草菌，ボツリヌス菌は約30分である。

微生物の培養時間と細菌数の関係を示すのが，**図2.12**に示す**増殖曲線**であり，培養開始はわずかな増殖を示す遅滞期（誘導期）を過ぎると，時間経過とともに細菌数が直線的に増殖する対数増殖期となり，その後一定の細菌数を保つ定常期（静止期）をむかえ，やがて細菌が死滅する死滅期（衰退期）を経

＊**世代時間**　培養時間と吸光度の関係を算術目盛と片対数目盛の2つのグラフにプロットして，増殖曲線を作成し，最初の細胞数をN_0個，x回分裂後の細胞数をN，世代時間をg分，t分後の分裂回数をxとして次式により求める。
$N = N_0 \cdot 2^x$　$x = t/g$　$N = N_0 \cdot 2^{t/g}$

過する。

微生物の増殖を大きく左右する温度帯をみると，各種微生物には生育に最も適した**至適温度**[*1]がある。至適温度付近では微生物は増殖を盛んに行い，温度が高くなると死滅し，温度が低くなると活動を停止して休眠状態となる。増殖可能な至適温度域によって低温菌（5～10℃），中温菌（30～37℃），高温菌（40～47℃）として分類している。低温菌は低温貯蔵食品（牛乳，畜肉類，魚介類など）の腐敗菌の原因菌となり，食中毒菌や病原菌の原因菌の多くは中温菌に属し，35～37℃を至適温度としている。また，缶詰の腐敗を起こす菌はバチルス属等の高温菌が原因となる。

注）＊CFU：1 mLの試料中にコロニーを作る細胞が何個含まれるかを示す値

図2.12　細菌の増殖曲線

(2) 低温の貯蔵効果

野菜，果物，魚介類，肉類などの生鮮食品は，貯蔵日数が経過すると，風味や栄養成分，組織などに変化が生じて，品質の劣化が進む。このような劣化を防止するのに効果的なのが，低温貯蔵による保蔵方法である。食品を低温化することで，① 微生物の増殖を抑制する，② 食品中の酵素作用を制御する，③ 酸化を防ぐ，④ 水分の蒸散を防止する，⑤ 呼吸などの生理活性を抑える，等の効果が得られる。食品保存に利用される低温の温度帯は，図2.13に示すように食品の種類や用途によって異なり，最も適した温度帯を利用することで，食品の品質を保持し，ある程度長期間保存することが可能となる。低温における微生物の生命活動は，一般にはQ10値であらわされ，たとえば温度が10℃上昇すると反応速度が2～3倍になり，10℃下降すると反応速度は2分の1から3分の1に抑制さ

＊1 **至適温度**　食中毒細菌の発育の3要素に，「温度」「水分」「栄養源」が挙げられるが，その中でも細菌の増殖を大きく左右するのが，細菌が好んで生育する至適温度条件である。

＊2 **フリーズフロー食品**　−15～−10℃という冷凍温度でも凍結せず，可塑性を有する貯蔵方法で，添加する糖類や塩類の種類や量を変化させて，凍結温度が低下することを利用し，ケーキやホイップクリームなどで利用される。解凍せずに食せ，貯蔵中の成分変化やドリップがない貯蔵食品である。

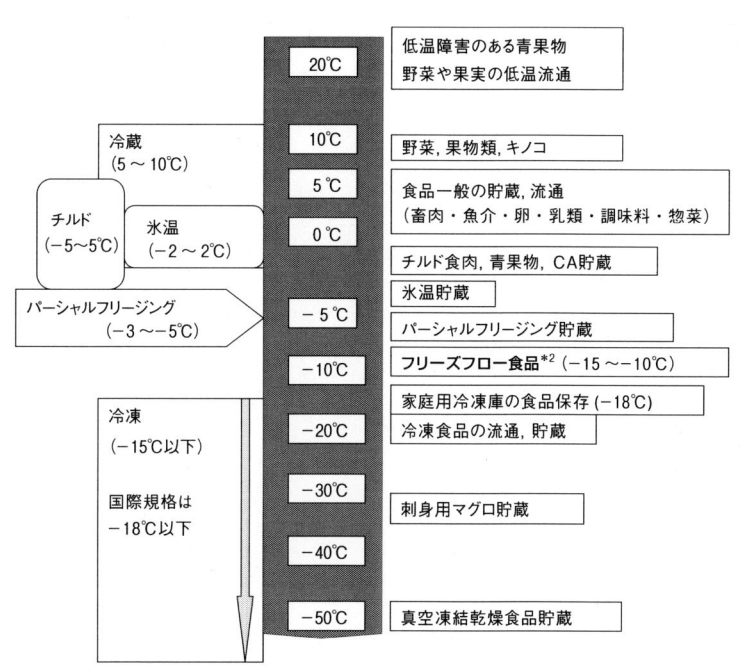

図2.13　食品の低温保存温度帯

> **コラム6　Q10値**
> 微生物の生命などの活動を温度であらわす値で，温度が10℃ごとに変化した際，反応速度が何倍または，何分の1になるかという温度係数を示す。

れることをいう。

(3) 凍結による微生物の死滅

食品衛生法に規定されている「冷凍」の温度帯は－15℃以下（国際規格は－18℃以下）を示し，冷凍すると食品中の水分は氷結するため，冷蔵よりもさらに微生物の活動が抑制される。しかし，微生物が完全に死滅してしまうわけではないので，解凍後は微生物が生残していれば，再び活動を開始する。これら微生物の低温耐性を図2.14に示した。発育限界温度は，ブドウ球菌が6.7℃，ウェルシュ菌が6.5℃，サルモネラ属菌が5.2℃，エルシニア菌が3.3℃という温度が報告されており，－10℃では細菌は発育できず，－18℃では酵母，カビの発育が阻止される。

なお，食品を凍結する場合には，品質を維持するために**最大氷結晶生成帯**（－1℃～－5℃）を25分以内に通過する**急速凍結**が推奨される。通過時間に60～90分を要する**緩慢凍結**では，**氷結晶生成**[*1]が大きくなり，細胞膜の破壊が起こりやすいため，品質が劣化しやすい。

2.4.4 食塩・糖類による微生物の増殖抑制

(1) 微生物の増殖と塩分・糖濃度

大部分の微生物は生理食塩水濃度（NaCl）0.9％程度の浸透圧を最適濃度として生育するが，腸炎ビブリオやコレラ菌は3％の塩濃度でも増殖する好塩菌であり，ブドウ球菌は7.5％でも増殖する耐塩菌である。微生物の生育を阻止する食塩濃度は，一般の腐敗菌で5％，ボツリヌス菌や食中毒菌は7～10％で阻止されるが，**産膜酵母**[*2]やカビは20％以上でも生育できる。一方，糖濃度では60％以上で一般的な微生物は生育が阻止できる。しかし，耐浸透圧性の酵母は80％でも生育する場合がある。

(2) 塩蔵・糖蔵の効果

食品を食塩で漬けた漬物やハム類，糖類を添加して作ったジャムやようかんなどは，浸透圧が高まり食品の長期保存を可能にしている。それと同時に食品中の自由水が減少し，水分活性を低下させている。また，溶存酸素の減少による好気性微生物の生育が抑えられる。さらには，塩素イオン

[*1] **氷結晶生成**　緩慢凍結を行うと，食品の細胞中に大きな氷の結晶ができ，細胞は破壊された状態で凍結される。これを解凍すると細胞からドリップが生成され，水分消失と同時に，味覚や栄養成分が失われる。一方，急速凍結によって，氷の結晶が小さければダメージは小さくなる。

[*2] **産膜酵母**　好塩性，好気性の酵母で，漬物，醤油，ワインなどを製造する際に，表面に白く薄い被膜を生成して繁殖する菌。

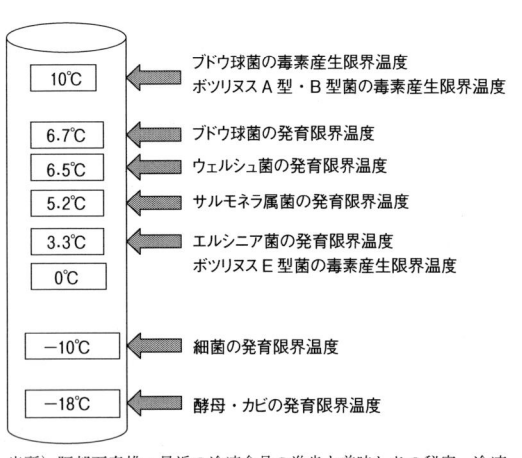

温度	
10℃	ブドウ球菌の毒素産生限界温度／ボツリヌスA型・B型菌の毒素産生限界温度
6.7℃	ブドウ球菌の発育限界温度
6.5℃	ウェルシュ菌の発育限界温度
5.2℃	サルモネラ属菌の発育限界温度
3.3℃	エルシニア菌の発育限界温度
0℃	ボツリヌスE型菌の毒素産生限界温度
－10℃	細菌の発育限界温度
－18℃	酵母・カビの発育限界温度

出所）阿部万寿雄：最近の冷凍食品の進歩と美味しさの秘密，冷凍 **79** (916) (2004)

図2.14　微生物の低温耐性

> **コラム7　冷凍の前処理**
>
> 　ブランチング（2〜3分の加熱または蒸気処理）を行うと，野菜類の酸化酵素を不活性化させる。また，水産物は酸化・変色などの冷凍やけを防止するために表面を氷の被膜で覆うグレーズ（氷衣）処理を行う。

による防腐作用や酵素反応も抑制されることから，食品の貯蔵性が高まる等の効果がみられる。

2.4.5　水分活性の調整による微生物の増殖抑制

(1)　微生物の増殖と水分活性

微生物が生育するためには，水分が必要であり，食品中の結合水と自由水のうちの自由水が利用される。したがって微生物の増殖条件では食品中の水分含量％ではなく，自由水の比率を示した**水分活性**（Aw）が用いられる。水分活性はAw＝P/Po（Po：純水の水蒸気圧，P：同一温度における食品の水蒸気圧）にて表される。水分活性値は$0 \leq Aw \leq 1$の範囲で示され，微生物の増殖に必要な水分活性は，一般細菌で0.90以上，酵母で0.88以上，カビで0.80以上である。**表2.6**に主な微生物の増殖に必要な最低水分活性値を示した。

(2)　食品の水分活性調整による腐敗防止

微生物の増殖を阻止するためには，食品中の**自由水**を減らして，**水分活性**を下げることが重要である。そのためには，乾燥により自由水を蒸発させて減少させる，食塩，糖類で自由水を**結合水**に変化させる，の2つの方法がある。乾燥食品には，魚肉，海藻類，野菜等の干物があり，糖蔵にはジャムや糖菓，塩蔵には漬物，佃煮，塩辛，塩鮭等が挙げられる。**表2.7**に水分活性と食塩濃度，糖濃度の関係を示した。すなわち，細菌が増殖しにくくなる水分活性0.90にするためには，食塩濃度14.2％以上，糖濃度58.4％以上の濃度に調整することで，微生物の腐敗防止ができる。生鮮食品と乾燥

表2.6　微生物の増殖に必要な最低水分活性値

微生物分類	種類	水分活性（Aw）
細菌	大腸菌群	0.96〜0.94
	ボツリヌス菌	0.97
	黄色ブドウ球菌	0.89〜0.86
	腸炎ビブリオ	0.94
	サルモネラ属菌	0.95〜0.94
	枯草菌	0.95〜0.94
	その他の大部分の細菌	＞0.90
酵母	パン酵母	0.92〜0.90
	醤油酵母	0.61〜0.60
	カンジダ属	0.94
	その他の大部分の酵母	＞0.88
カビ	ムコール（*Mucor*）属	0.93
	リゾプス（*Rhizopus*）属	0.93
	アスペルギルス（*Aspergillus*）属	0.68〜0.88
	ペニシリウム（*Penicillium*）属	0.80〜0.90
	耐乾性カビ（*Monascus bisporus*）	0.61
	その他の大部分のカビ	＞0.80

出所）伊藤武，古賀信幸編著：Nブックス新版食品衛生学，建帛社，20（2011）

表2.7　食品の水分活性と食塩濃度，糖濃度との関係

水分活性（Aw）	食品例	食塩濃度（％）	糖濃度（％）
1.00〜0.98	野菜，果物，鮮魚，鮮肉	0〜3.43	0〜26.1
0.98〜0.94	魚肉ソーセージ，パンアジの開き	3.43〜9.38	26.1〜48.2
0.94〜0.90	プロセスチーズ，生ハム濃縮オレンジジュース	9.38〜14.2	48.2〜58.4
0.90〜0.85	サラミソーセージ塩鮭，スポンジケーキ	14.2〜19.1	58.4〜67.2
0.85〜0.80	ジャム，マーマレードフルーツケーキ	19.1〜23.1	60.0〜68.0

出所）愛産研食品工業技術センターニュース，技術解説「水分活性と微生物の生育について」（2011）

食品の中間的な水分活性 0.65〜0.85 を示す食品を中間水分食品としている。ある程度の柔らかさと口当たりの良好な食品でありながら，微生物による腐敗を抑えて保存できるジャムや味噌などの食品である。この他，食品を−50℃に凍結後，真空凍結乾燥法を用いて，食品中の水分だけを除いて真空凍結乾燥食品を製造することで，水分活性が 0.50 以下に低下し，熱による成分変化も少ない状態で腐敗を防止できる。

2.4.6　pH 調整による微生物の増殖制御

(1)　微生物の増殖と pH

pH は微生物の増殖をコントロールする因子となり，食品中の微生物の制御を行うことが可能である。実際，ピクルスなどの酢漬けや乳酸発酵食品は食品の pH を酸性にすることにより，有害微生物の増殖制御により保存性を高めている。微生物の増殖における至適 pH は，その種類によって異なり，**代謝産物***の種類や量，芽胞の形成も pH によって左右される。**図 2.15** に示すように，大部分の細菌の増殖を促進する至適 pH は 6.0〜7.5 の中性付近にある。ただし，乳酸菌，酢酸菌，硫黄細菌は pH4.0 以下においても増殖でき，尿素分解細菌は pH8.0 以下で増殖できない例外もある。カビや酵母の大部分は，pH4.0〜6.0 の酸性側で増殖する。病原性を有する細菌の多くは pH7.0〜7.5 の中性付近でよく増殖し，結核菌は pH6.8 とやや酸性側を好み，コレラ菌は pH8.0 付近のアルカリ側を好むことが知られている。

*代謝産物　微生物由来の二次代謝産物は，多種多様な化合物で，乳酸菌や放線菌から抗生物質など多くの生物活性物質が同定されている。

(2)　酸による腐敗防止

微生物は pH 7.0 付近の中性域で増殖するため，食品の pH を 4.5 以下の酸性側にすることで，食中毒菌や病原菌，腐敗菌の生育を阻止する。pH が 4.0 以下になると食品自体に酸味を感じるようになる。使用する酸の種類によって微生物を制御する効果が違ってくる。生育阻止性が高い順に酸の種類を示すと，酢酸＞酒石酸＞プロピオン酸＞ギ酸，コハク酸，クエン酸，シュウ酸＞乳酸＞塩酸との報告がある[1]。実際には，酸の添加に加えて，食塩や糖類を併用して腐敗防止効果を高めている。

図 2.15　微生物の生育曲線と pH

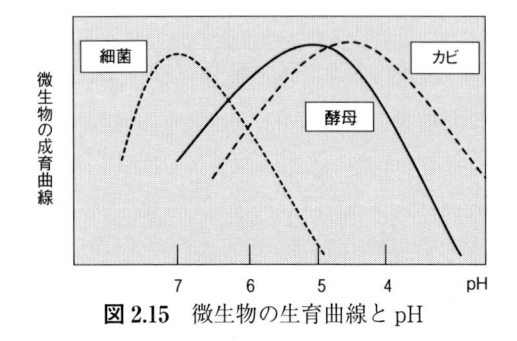

表 2.8　微生物の酸素要求性

分類	酸素要求性	微生物例
好気性菌	あり	カビ類，枯草菌，結核菌　シュードモナス属菌
通性嫌気性菌	あり，なしのどちらでも良い	大腸菌，腸炎ビブリオ，ブドウ球菌，セレウス菌
偏性嫌気性菌	なし	ボツリヌス菌，ウェルシュ菌　酪酸菌

2.4.7　真空ならびにガス置換による微生物制御

(1)　微生物の増殖とガス組成

動植物が呼吸活動を行うには，酸素が必須であるが，微生物の中には，酸素があると増殖できない種類も存在する。**表 2.8** の

ように微生物は**好気性菌**，**通性嫌気性菌**，**偏性嫌気性菌**に分類され，生育に対する酸素の要求性が異なる。好気性菌であるカビ類，枯草菌，結核菌は酸素がないと増殖しない菌で，通性嫌気性菌である大腸菌，腸炎ビブリオ，黄色ブドウ球菌，セレウス菌は酸素があってもなくても増殖できる菌で，偏性嫌気性菌であるボツリヌス菌やウェルシュ菌は生育に酸素を必要としない菌である。その他，カンピロバクターは3〜15%の微量な酸素で生育できる微好気性菌である。

(2) 真空ならびにガス置換包装の貯蔵効果

通常の空気は窒素（N_2）79%，酸素（O_2）21%，二酸化炭素（CO_2）0.03%のような組成比である。微生物が利用する酸素をコントロールすることで，食品を長期的に保存できる方法がある。酸素をすべて除去するには，真空状態での包装を施し，微生物が利用する酸素を除去する。また，空気組成をコントロールして，野菜や果物の呼吸を制御し，長期間貯蔵ができる**CA**（Control Atmosphere）**貯蔵法**がある。通常よりも酸素を減じて，二酸化炭素を増やし，およそ窒素（N_2）90〜96%，酸素（O_2）2〜5%，二酸化炭素（CO_2）2〜8%の組成比で低温貯蔵を行う。リンゴ，ナシ，トマト，ジャガイモ，長芋，ニンニク等に応用されている。

また，簡易ガス貯蔵法として，プラスチックフィルム包装（ポリエチレン，塩化ビニルなど）による**MA**（Modified Atmosphere）**貯蔵法**がある。常温密閉下での青果物の呼吸により，包装内の酸素が消費され，CO_2濃度が高くなることで，鮮度低下を防止する効果がある。生分解性フィルムのガス透過性を利用しており，フィルムの厚さ，気体透過率，小穴の数や大きさ，封入する食品の種類や量によって，フィルムを選択する必要がある。

2.4.8 食品添加物による微生物制御

食品衛生法に定められている使用許可範囲において，食品に添加しても良いと認められた食品添加物を添加して貯蔵性を高める方法であり，これによりある程度の微生物制御が可能となる。保存料，防カビ剤，酸化防止剤，pH調整剤などが使用される。保存料や防カビ剤は微生物が遅滞期にとどまって**対数増殖期**に移行しないようにする働きがあり，これを静菌作用とよんでいる。酸化防止剤は食品の酸化を防ぎ，pH調整剤は食品のpHを下げて微生物をある程度制御するため，品質保持に効果がある。

2.4.9 燻煙法による微生物制御

サクラ，ブナ，カシ，クヌギといった広葉樹の木材を不完全燃焼させた煙の成分で燻して保存を高め，微生物を殺菌する方法である。煙に含まれる**フェノールとアルデヒド***成分の反応により生じる，樹脂膜が食品の表面を覆い，酸化を防止する効果がある。その他に有機酸や，ケトン類なども含まれ，こ

*フェノール，アルデヒド 燻煙に用いる堅木材の主要成分は，セルロース，ヘミセルロース，リグニンであり，フェノール成分やアルデヒド類は，これらが熱分解することによって生成される。

> **コラム8　燻煙木材の選択**
> マツやスギのような針葉樹は軟木で樹脂が多く，黒変や不快臭を付けるため，燻煙木材としては用いられない。

表 2.9　燻煙法の種類

種　類	温　度	時　間
冷燻煙法	15～30℃	1～3週間
温燻煙法	30～60℃	2～20時間
熱燻煙法	80～100℃	0.5～1時間

れら殺菌成分が抗酸化性を高め，微生物を制御している。燻煙法の種類について**表2.9**に示す。

2.4.10　電磁波による微生物制御

(1)　紫外線照射

紫外線を微生物に照射すると，細菌細胞内のDNAに作用して，水和現象，ダイマー形成，分解などの光化学反応を引き起こし，菌類が死滅に至る。微生物を殺菌するには，260nmの紫外線を60分間照射すると殺菌効果は高く，微生物の存在しない環境となる。微生物培養や無菌的な包装，室内の殺菌，調理器具（包丁，まな板）の殺菌を行う現場で利用されている。

(2)　放射線照射

わが国では唯一，ジャガイモの発芽抑制をおこなうために，放射線同位元素 ^{60}Co の γ 線を5～15krad線量で照射することが認められている。照射することで，6ヵ月以上の貯蔵を可能にする。**放射線照射食品***には，国際的には**図2.16**のような表示があり，わが国でもジャガイモに**図2.17**のような印が表記される。諸外国では，この他に，殺虫，果実・野菜の成熟抑制，品質改良や向上，殺菌・滅菌等の目的で多くの食品に使用を許可している。近年では放射性滅菌食等も開発され，免疫力低下患者を対象に考案されており，乾燥野菜，漢方薬，宇宙食等への放射線の応用が可能性として挙げられている。

***放射線照射食品**　諸外国では，放射線は発芽抑制の他に，微生物の殺菌，殺虫（ダニ，寄生虫），生育抑制（熟成遅延，熟成促進，発根抑制），品質改善・改良，加工適性の向上などの目的でも利用されている。

2.4.11　その他

(1)　ろ過除菌

液状食品の場合，食品成分に含まれている成分分子より大きな形態を有する微生物をセラミックフィルターによってろ過して，除菌する方法である。この方法は，成分変化を起こすことなく，微生物を除去することができ，ビ

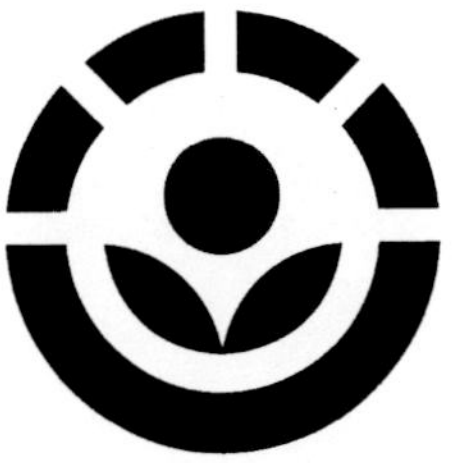

図 2.16　国際的放射線照射食品表示 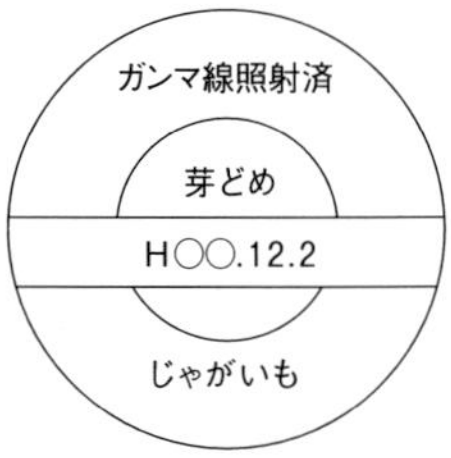　　図 2.17　日本放射線照射食品表示

> **コラム 9　食品の照射単位**
>
> 　照射線の程度は，吸収線量で表す。
> 　使用する照射線量の単位：10kGy（キログレイ）＝ 1Mrad（メガラド）＝100krad（キロラド）を用いている。

ール，日本酒，醤油，果汁等で利用されている。

2.5　鮮度・腐敗・酸敗の判定法

2.5.1　腐敗の判定

食品の腐敗とは，食品中に存在する微生物や，食品の保存や温度条件，季節変化等によって生じる食品中の変質や劣化を示す。狭義には，たんぱく質の微生物による変質を「**腐敗**」としている。腐敗の判定法には，**揮発性塩基窒素**，**K 値**，**トリメチルアミン**，**生菌数**，五感を用いた官能検査等による識別がある。**表2.10** に食品の腐敗に関与する主な微生物を示した。

2.5.2　官能的方法

官能検査とは，人の五感（味覚，視覚，嗅覚，聴覚，触覚）を用いて食品の品質評価を行うことである。官能検査を実施する際には，十分な計画をたて，ある一定の条件下で，複数の人の感覚によって物の質を判断し，統計学に基づいて，信頼性のある結論を出すことが重要となる。ただし，食味評価

表 2.10　食品の腐敗に関与する主な微生物

微生物名	腐敗食品事例と菌の特徴
シュードモナス属	生鮮魚介類，肉類，牛乳 水中・土壌中に存在する低温細菌 グラム陰性桿菌
バシラス属 （セレウス菌，枯草菌など）	加熱食品，菓子，加工食品 空気中，水中に存在する耐熱性芽胞菌 糸引き・ネト発生，酸臭，軟化
クロストリジウム属 （ボツリヌス菌，ウェルシュ菌を含む）	肉類加工品 嫌気性芽胞菌，酪酸臭生成
野生乳酸菌群 （ラクトバチルス属，エンテロコッカス属など）	水産練り製品 野生酵母菌による斑点生成，ガス発生 エステル・酸生成，アルコール発酵
腸内細菌 （エンテロバクターなど）	低温保存品 0℃付近の低温で生育する菌
ビブリオ属 （腸炎ビブリオ）	海産魚 3%程度の塩水を好んで生育する菌
糸状菌類 （アスペルギルス属）	ナッツ，穀類 カビ毒産生
酵母菌 （サッカロミセス属，ハンセヌラ属，ピキア属など）	水産練り製品，米飯，果実，ジャム類，酒類，いなりずし，生麺 酢酸エチル産生，ガス発生

出所）石綿肇，西宗高弘，吉田勉編著：食品衛生学，78，学文社（2011）

を行うパネラーの経験値や，個人差によって客観的評価に欠ける点もあるため，味覚センサーのような機器分析と併用して，腐敗の程度を判定する方法が取り入れられている。初期腐敗に伴う食品の変化は，外観，味，色，におい，食感等によって識別する。食品が腐敗してくると，食品表面にネトが出たり，アミン類が生成して特有のにおいを発したりする。主に視覚は食品の色の変化や濁り，嗅覚は腐敗臭や刺激臭，酸敗臭を，味覚は異味や刺激味，触覚では弾力性や粘度の変化，聴覚では物理的音の変化等を認識して，官能的な判断を相互に行っている。

2.5.3 細菌学的方法

食品の腐敗は主に細菌によって起こるため，食品から検出される汚染の危険度を示す細菌を衛生指標菌という。腐敗の程度を知るためには，食品1g当たりの生菌数を測定して，10^7個の生菌が検出されれば，食品によっても異なるが一般的に初期腐敗とみなされる。生菌数の検査は，標準寒天培地を用いて，35℃ 48時間で好気的培養を行って発育したすべての菌を計測して算定する。

2.5.4 化学的方法

(1) 揮発性塩基窒素（VBN：Volatile Basic Nitrogen）

食肉，魚介類等のたんぱく質を多く含む食品は，腐敗が進むとたんぱく質が分解されて，揮発性塩基窒素であるアンモニアやアミン類が生成される。この蓄積された揮発性塩基窒素量を測定することで，初期腐敗を判定する指標となる。ただし，サメ，アンコウ，エイなどの軟骨魚類は，新鮮状態でも尿素を多く含有するため，VBN値が高くなり，数値の適応はできない。一般に，肉類20mg／100g，魚介類30～40mg／100gになると初期腐敗を呈す。

(2) K値

魚肉の鮮度を示す指標として用いられる。死直後の魚肉の筋肉中には，核酸の構成成分であるヌクレオチドが多く存在する。ヌクレオチドの一種であるATPは鮮度の低下によって，ATP（アデノシン三リン酸）→ ADP（アデノシン二リン酸）→ AMP（アデノシン一リン酸）→ IMP（イノシン酸）→ HxR（イノシン）→ Hx（ヒポキサンチン）のように変化する。このようなATPからの分解生成物を測定し，その全量に対するイノシンとヒポキサンチンの量の割合を次式によって算出したものがK値となる。K値が小さいほど鮮度が良く，刺身で10～20％，鮮魚で20～30％，煮魚・焼魚30～40％，鮮度不良魚40～60％，初期腐敗60～80％程度の数値が示される。

$$K値（\%） = \frac{HxR + Hx}{ATP + ADP + AMP + IMP + HxR + Hx} \times 100$$

(3) トリメチルアミン（TMA：Trimethylamine）

魚肉にエキス成分として含まれるトリメチルアミンオキシドが，魚介類の鮮度低下に伴い分解されると，細菌酵素により還元されて**トリメチルアミン**を生じる。魚肉特有の生臭さの原因物質である。水揚げ直後の魚介類ではほとんど存在しないが，鮮度良好魚で3mg／100g以下，初期腐敗で4〜5mg／100g程度の数値を示す。

(4) pH 測定

腐敗の進行に伴い，pHは食品の成分の違いによって変動する。炭水化物が多い食品は，微生物の作用によりでんぷんが加水分解し，有機酸が生じるためpHは低下する。一方，畜肉や魚肉ではグリコーゲン等の炭水化物が**自己消化**[*1]を起こして，乳酸やリン酸を生成するためpHは低下する。ただし，腐敗が進むとたんぱく質が分解され，アンモニアやアミンが蓄積するので，pHは上昇する。

2.5.5 物理的方法

(1) 色　調

食品の鮮度が落ちてくると，新鮮な食品に比べ，一般的には色調に変化が起きる。青果物等は表面色がくすむ，褐変，色落ちなどの変化となり，畜肉や赤身の魚介類は，鮮度が良好であれば，ヘム色素のオキシミオグロビンが鮮赤色を示すが，徐々に鮮度が低下すると，自動酸化が起きてメトミオグロビンの褐色へと変化する。色調を判定するには，測式色差計などを用いて，L^{*2}（明度），a^{*2}（赤色⇔緑色），b^{*2}（黄色⇔青色）の数値化を行い，色相，明度，彩度を測定する。

(2) 軟化，粘度，粘稠度

食品の初期腐敗においては，硬さの軟化や，微生物が産生する多糖類が原因となって生じる表面のネトや，粘性の増加などが表れることが多い。物理的物性の変化には，カードメーター，クリープメーター，硬度計，粘度計などの機器を用いて，食品の初期状態と，初期腐敗の数値を比較して物理的変化を測定する。

2.5.6 変敗の指標

炭水化物が，微生物によって分解し劣化することや，脂質が，酸素，光，金属などにより分解や，酸化をうけて可食性を失う変質を，たんぱく質の腐敗と区別して「**変敗**」としている（脂質の変敗については，前節の2.3.1.の項を参照）。腐敗や変敗の過程は化学的，生物的，物理的要因による現象が同時に進行している場合が多い。

*1 自己消化　酵素作用による筋肉成分の分解作用を自己消化という。死後硬直がしばらく続いた後，筋肉が軟らかくなるのは，主成分であるたんぱく質，脂質およびグリコーゲンが酵素の働きによりアミノ酸など分子量の小さい化合物となり，筋肉組織を軟化させる。

*2 $L^*a^*b^*$（エルスター，エースター，ビースター）　色を数値で表そうとするとき，明度はL^*，色相と彩度を表す色度はa^*b^*という単位で示す。a^*b^*は色の方向を示しており，a^*は赤−緑方向，b^*は黄−青方向を表す。

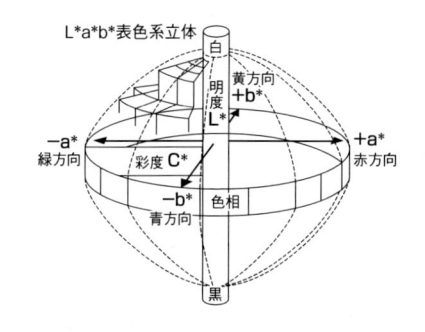

【注】
1) 山本泰・東和男・好井久雄：低食塩化食品における腐敗微生物の抑制に関する研究, 日本食品工業学会誌, **31**(8), 525-530 (1984)

【演習問題】

問1 衛生指標微生物に関する記述である。正しいのはどれか。
(2008年国家試験)
(1) 大腸菌群とは，芽胞形成細菌の総称である。
(2) 一般細菌数（生菌数）は，嫌気的条件で増殖する中温細菌数を計測して求める。
(3) 加熱食品では，大腸菌群を指標菌として使用できない。
(4) 冷凍食品の指標菌として腸球菌は，大腸菌よりも有用である。
(5) 飲用乳では，一般細菌数（生菌数）は陰性でなければならない。
解答 (4)

問2 大腸菌群に関する記述である。正しいのはどれか。1つ選べ。
(2011年国家試験)
(1) 検査の条件は，嫌気培養である。
(2) 35℃では，増殖できない。
(3) 培養する条件によっては，芽胞を作る。
(4) 乳糖を分解して，酸とガスを生産する。
(5) 腸管出血性大腸菌O157は，含まれない。
解答 (4)

問3 鮮度・腐敗・酸敗に関する記述である。正しいのはどれか。1つ選べ。
(2013年国家試験)
(1) 揮発性塩基窒素量は，サメの鮮度指標に用いる。
(2) 初期腐敗とみなすのは，食品1g中の生菌数が$10^3 \sim 10^4$個に達したときである。
(3) 酸価は，油脂の加水分解により生成する二酸化炭素量を定量して求める。
(4) K値は，ATPの分解物を定量して求める。
(5) トリメチルアミン量は，食肉の鮮度指標に用いる。
解答 (4)

問4 トランス型不飽和脂肪酸に関する記述である。正しいのはどれか。1つ選べ。
(2012年国家試験)
(1) 食用油を高温加熱しても，生成しない。
(2) 食用油の水素添加の過程で生成する。
(3) コーデックス（Codex）委員会では，共役トランス型結合を1個以上持つ不飽和脂肪酸と定義している。
(4) わが国では，栄養成分表示が義務化されている。
(5) 自然界には，存在しない。
解答 (2)

問5 油脂の酸化に関する記述である。正しいものの組合せはどれか。
(2013年国家試験)

a 不飽和脂肪酸は，脱炭酸されてペルオキシラジカルとなる。
  b ペルオキシラジカルは，不飽和脂肪酸から酸素を引き抜く。
  c 過酸化脂質は，分解されるとアルデヒドやケトンを生じる。
  d α-トコフェロールは，ラジカルを捕捉する。
  (1) aとb　(2) aとc　(3) aとd　(4) bとc　(5) cとd
  解答　(5)

【参考文献】
伊藤武・古賀信幸編著：Nブックス新版食品衛生学，建帛社（2011）
石綿肇・西宗髙弘・吉田勉編著：食品衛生学，学文社（2011）
宮澤陽夫・五十嵐脩：新訂食品の機能化学，アイ・ケイコーポレーション（2010）
食品衛生責任者ハンドブック（第6版），日本食品衛生協会
後藤政幸編著：食品衛生の科学 エッセンシャル問題集，理工図書（2011）
清水潮：食品微生物Ｉ―基礎編　食品微生物の科学（第3版），幸書房（2012）
藤井建夫：微生物制御の基礎知識　食品衛生のための90のポイント，中央法規（1997）

3 食中毒

3.1 食中毒の定義

わが国では，食中毒については**食品衛生法**で「食品，添加物，器具または容器包装に含まれた，または汚染された微生物，化学物質及び自然毒などを摂取することによって起こる衛生上の危害で，行政的に調査し，再発・拡大防止などの措置などが必要なもの」と規定されている。これらの中で特に，飲食物を汚染する微生物（ウイルス，細菌）および細菌の産生する毒素による食中毒がもっとも多い。

飲食物による健康障害で，「食中毒またはその疑いあり」と診断した医師は，その地域の保健所長へ届出が義務付けられている。保健所（食品衛生監視員）はこれらの事件について調査や検査し，食中毒事件票と調査結果報告書を作成して都道府県知事に，さらに知事は厚生労働大臣に報告することが義務付けられている。

わが国では1948（昭和23）年新しく食品衛生法が施行され，その中で**食中毒の届出**[*]とその防止に関して規定されている。1952（昭和27）年以後，厚生省（現厚生労働省）は食中毒の病因物質を細菌，化学物質，**自然毒**（植物性，動物性）および不明に区分し，発生件数，患者数などについて集計し，公表している。さらに，細菌性食中毒の病因物質は，1952（昭和27）年までは**サルモネラ**，**ブドウ球菌**，その他の細菌に区分されていた。その後，1954（昭和29）年に**ボツリヌス菌**，1961（昭和36）年に**腸炎ビブリオ**，1982（昭和57）年にコレラ菌と同じ性状で血清型の異なる**ナグ（NAG）ビブリオ**（non O1ビブリオとも呼称），および**カンピロバクター**（*Campylobacter jejuni/coli*）が食中毒菌に認定され，さらに**ウェルシュ菌**（*Clostridium perfringens*），**セレウス菌**（*Bacillus cereus*），**エルシア・エンテロコリティカ**（*Yersinia enterocolitica*）も追認された。1996（平成8）年腸管出血性大腸菌（*Enterohemorrhagic Escherichia coli*：EHEC）食中毒・感染症が全国的に多発し，それまでの病原大腸菌食中毒とは区別して報告することとなった。1997（平成9）年**小型球形ウイルス**（SRSV：Small round structured virus）とその他ウイルス（A，E型肝炎ウイルスなど）が追加され，さらに原虫および寄生虫も食中毒の病因物質に加えられた。1999（平成11）年には腸管感染症起因菌である**コレラ菌**（*Vibrio cholerae*），**赤痢菌**（*Shigella*），**腸チフス菌**（*Salmonella* Typhi），**パラチフスA菌**（*S.Paratyphi* A）も食品を介して発生した場合，食中毒事件として取り扱わ

[*]食中毒事件の届出義務　患者を診察した医師は，直ち（24時間以内）に最寄りの保健所長に届出を行い，保健所長（主に食品衛生監視員）は調査・検査し，食中毒事件票を作成して翌月の末日までに，都道府県知事に提出，知事（担当部署）は食中毒事件調査結果報告書を作成して翌月20日までに厚生労働大臣への報告が義務付けられている。

れることになった。2004（平成16）年には，小型球形ウイルスは学名の**ノロウイルス**（*Norovirus*）に変更された。

今日，「食品を介して微生物，原虫・寄生虫によって起こる食中毒症状および呼吸器，肝炎症状などを呈す総ての疾病」については，食中毒として取り扱われることになっている。

3.2　食中毒病因物質による分類

食中毒の病因物質は，原虫・寄生虫を含む微生物類，化学物質，自然毒の3つに大別されている。

微生物類：食中毒の中でもっとも多いのは微生物類によるものであり，厚生労働省は細菌15菌種とその他の細菌，ウイルス（ノロウイルスとその他のウイルス），および原虫・寄生虫に区別して示している。

化学物質：食品中の化学物質や放射性物質汚染によるもので，有機金属類，有害金属類，有機塩素系化合物などであり，農薬，抗生物質および**ヒスタミン中毒**，さらに油脂の変敗，食品自体の変質なども含まれる。

自然毒：動物および植物が保有している有害成分，さらに毒化した魚介類なども自然毒に含まれる。キノコや植物に含まれる毒による**植物性自然毒**と，フグ毒および下痢性貝毒や麻痺性貝毒およびその他の魚毒などの**動物性自然毒**の2つに分けられる。

食中毒の病因物質別の分類とその代表的な物質を**表3.1**に示す。

表3.1　食中毒原因物質の分類

微生物，原虫・寄生虫	
細　菌	：毒素型食中毒菌
	食物内毒素型：ボツリヌス菌，黄色ブドウ球菌，セレウス菌嘔吐型
	生体内毒素型：ウェルシュ菌，毒素原性および腸管出血性大腸菌
	セレウス菌下痢型
	感染型食中毒菌：サルモネラ属菌，腸炎ビブリオ，カンピロバクター
	その他多くの菌
	感染症起因菌：コレラ菌，赤痢菌，チフス菌，パラチフスA菌，
	リステリ菌
ウイルス	：ノロウイルス（元小型球形ウイルス：SRSV呼称），A・E型肝炎ウイルスなど
原虫・寄生虫	：アニサキス，クリプトスポリジウム，クドア，獣肉包虫
化学物質	：ヒスタミン，農薬，重金属など
自然毒	
植物性自然毒	：毒キノコ，毒野菜・山菜など
動物性自然毒	：魚毒（フグ毒，下痢性・麻痺性貝毒など）

3.3　食中毒の発生状況

3.3.1　病因物質別

主な病因物質別による発生状況〔1952（昭和27）年から2011（平成23）年〕

を**図3.1**に示す。1971（昭和46）年までは病因物質不明の事例が多く（500件から1,500件）みられたが，1962（昭和37）年頃から新しく腸炎ビブリオ，カンピロバクター・ジェジュニ／コリなどの細菌が追加され，また1998（平成10）年から患者1名の事例が食中毒として届出されることになり，事件数は急増した。さらに，1997（平成9）年病因物質としてウイルスが追加され，

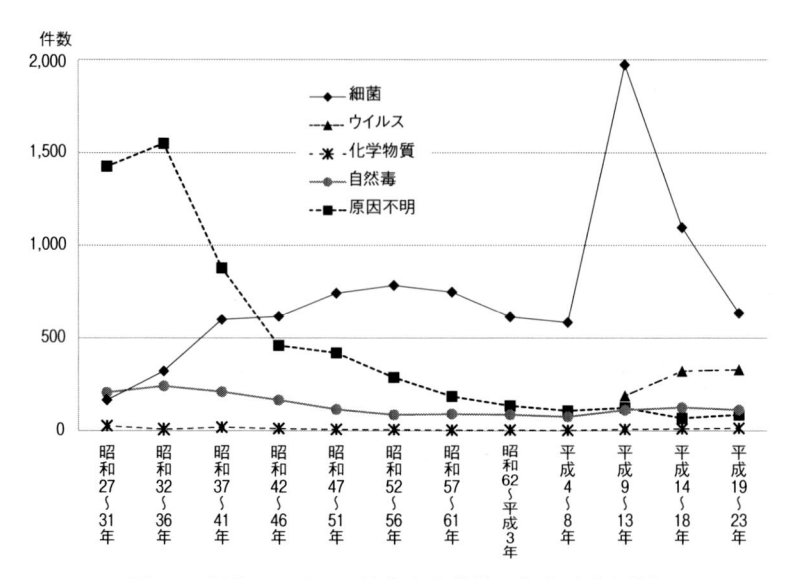

図3.1 細菌・ウイルス性食中毒件数の年次別発生状況
厚生労働省：全国食中毒事件録

表3.2 食中毒の原因食品別発生状況

原因施設	事件数（％）		患者数（％）		1事件当たりの患者数	
	2002(平成14)年	2012(24)年	14年	24年	14年	24年
総数	1,850	1,100	27,629	26,699	14.9	24.3
原因食品判明	859	911	24,121	24,890	28.1	27.3
魚介類 総数	174	150	2,407	1,221	13.8	8.1
貝類	92	49	1,721	583	18.7	11.9
ふぐ	37	14	56	18	1.5	1.3
その他	45	87	630	620	14.0	7.1
魚介類加工品	10	14	405	72	40.5	5.1
肉類とその加工品	55	51	1,340	511	24.4	10.0
卵類とその加工品	22	6	300	263	13.6	43.8
乳類とその加工品	−	−	−	−	−	−
穀類とその加工品	27	16	738	713	27.3	44.6
野菜とその加工品 総数	87	71	977	502	11.2	7.1
きのこ	60	57	282	166	4.7	2.9
その他	27	14	695	336	25.7	24.0
菓子類	11	9	806	873	73.3	97.0
複合調理食品	85	74	5,062	2,293	59.6	31.0
その他 総数	388	520	12,086	18,442	31.1	35.5
食品特定	31	23	794	553	25.6	24.0
食事特定	357	497	11,292	17,889	31.6	36.0
原因食品不明	991	189	3,508	1,809	3.5	9.6

出所）厚生労働省：平成14年・24年 全国食中毒事件録

発生件数および患者数が多くみられようになった。しかし2008（平成20）年以降，**微生物食中毒**の発生件数は毎年1,000〜1,300件に減少したが，患者数は大きな変化がみられず，2006（平成19）年までは毎年30,000〜40,000人程度であった。しかし，近年では患者数も少しずつ減少し20,000〜25,000人の発生である。

化学物質による食中毒発生事件数は毎年10件未満で，患者数は数十名とほとんど変化がみられないが，死者数は細菌・ウイルス性食中毒に比べて多いのが特徴である。

自然毒食中毒は，植物性自然毒の毒キノコによるものがもっとも多く，また**動物性自然毒**のフグによる事例も多くみられる。

原因食品別：原因食品別発生状況を2002（平成14）年と2012（平成24）年を比較して**表3.2**に示す。食中毒原因食品の判明事件数（患者複数の事件を対象）は，過去20年間の平均は50〜80％であり，事件数の20〜50％前後が原因食品不明である。特に，散発事件のほとんどは食品の摂食状況については不明である。原因食品判明事件の中では魚介類によるものがもっとも多く，その他野菜とその加工品，および弁当などの複合調理食品によるものが多い。他方，患者数は複合調理食品によるものがもっとも多く，これらによる大規模食中毒事件発生も多い。これに対し，欧米諸国では肉類，卵類，乳類とその加工品による食中毒が多く，わが国との食生活の違いによる。しかし近年，わが国でも肉類とその加工品によるサルモネラ，カンピロバクター食中毒，また牛肉（内臓）の生食による腸管出血性大腸菌食中毒も増加してきている。さらに1990年以降卵類によるサルモネラ（*S. Enteritidis*）事件が増加し，大きな社会的問題となったが，その後は沈静化している。

原因食品と病因物質には密接な関連がみられ，魚介類（刺身，寿司など）による腸炎ビブリオ，肉類とその加工品によるサルモネラ，カンピロバクター，腸管出血性大腸菌，また穀類（にぎりめし，焼きめし類）によるブドウ球菌やセレウス菌食中毒などがある。

3.3.2 年次別の発生状況

厚生労働省統計では基本的には食中毒は複数（2名以上）患者発生の事例が対象にされていたが，1998（平成10）年患者1人の散発事例も対象となり事件数は急増した。しかし，これらの事例は限られた県・市からのみの届出であり，近年では散発事例の届出は年々減少してきている。

食中毒事例は，2003（平成15）年から2012（24年）の10年間の平均事件数は1,340件（この内，散発事例は平均360件，全体の15〜40％）で，患者数は20,000〜39,000人，死者は0〜11人（2010，2011（平成23，24）年にはそれぞれ11人）であった。また，1事件当たりの患者数が500人を超える大規模

（大型）事件も毎年2～6件発生しているが，その主な病因物質はノロウイルスがもっとも多く，次いでウェルシュ菌，サルモネラなどである。

3.3.3 季節別および原因施設別発生状況

細菌性食中毒は7～9月の高温・多湿の細菌増殖に好適な時期に多発し，とくに腸炎ビブリオ食中毒の約90％以上がこの時期に集中している。しかし近年，細菌性食中毒は年間を通じて発生がみられる。他方，ノロウイルス食中毒は冬期（11～3月）に集中しており，その原因は生カキによるものが多くみられていたが，最近では感染者からの二次汚染による給食などによる事例も多い。他方，植物性自然毒の毒キノコ中毒は秋季（9～11月）に集中しており，また動物性自然毒のフグ中毒は喫食される秋から冬季（10～2月）に多発している。しかし近年，フグ以外の毒魚中毒もみられるが，これらは年間を通じて発生している。化学性食中毒は発生件数も少なく，とくに季節的変動はみられない。

他方，原因施設別発生数では飲食店がもっとも多く（総事例数の35.5％），ついで家庭（17.1％），旅館（16.5％），仕出屋（12.2％）などが多い。また仕出屋や学校などの集団給食施設による大規模食中毒が多発する傾向がみられる。

3.4 微生物食中毒

3.4.1 症状・発症機序による分類

食中毒はその症状により，「**消化器症状型（胃腸炎症状型）**」と「**神経症状型**」に，さらに消化器症状型は悪心（吐き気）・嘔吐を主症状とし，下痢が少ないものを「**嘔吐型**」（黄色ブドウ球菌やセレウス菌嘔吐型），また下痢を主症状とし嘔吐が少ないものを「**下痢型**」（腸炎ビブリオ，サルモネラ，カンピロバクター，病原大腸菌など）に分けられる。神経症状型は呼吸中枢の麻痺などを示すボツリヌス中毒が主である。この他，発症初期に風邪様症状や上気道感染様症状（のどの痛み，咳など）を示すものとして腸管出血性大腸菌（O157など）や **A 型溶血性レンサ球菌**（*Streptococcus pyogenes*）などがある。

他方，食中毒は発症機序により感染型（infection）と毒素型（intoxication）食中毒に分けられる。感染型は食品と共に摂取した病原菌が腸管内に定着・増殖して症状を呈す食中毒（腸炎ビブリオ，サルモネラ，カンピロバクター，病原大腸菌，腸管出血性大腸菌およびノロウイルスなど）。他方，毒素型食中毒は食品内で菌が増殖する過程で産生した毒素を摂取することにより発生する食品内毒素型食中毒（ボツリヌス菌，ブドウ球菌，セレウス菌嘔吐型）と，摂取した菌が腸管内に侵入後，増殖または芽胞形成時に産生する毒素（下痢原性毒素：**エンテロトキシン***）によって発生する生体内毒素型食中毒（ウェルシ

＊エンテロトキシン　エンテロトキシン（胃腸毒）は，最初ブドウ球菌の産生する食中毒起因毒素として命名されたが，その後，毒素原性大腸菌，ウェルシュ菌，下痢型セレウス菌など腸管内で産生される下痢原性毒素の一般名称として用いられている。

ュ菌，セレウス菌下痢型，毒素原生大腸菌，腸管出血性大腸菌など）がある。

3.4.2 食中毒の発生要因

食中毒は，病因物質，宿主（ヒト），および環境要因が相互に関与して発生する（図3.2）。

病因物質の要因：食中毒は，微生物の病原性（毒素）の強弱によって異なり，腸管出血性大腸菌O157およびカンピロバクターは少量の菌量（10^1〜10^2cfu／ヒト）によって，またブドウ球菌食中毒は食品中の微量のエンテロトキシン（100〜120ng／ヒト）を摂取することにより発症する。

宿主の要因：食中毒の宿主要因としては，年齢，性別，栄養状態，基礎疾患の有無などがあり，特に，腸管出血性大腸菌症やリステリア症は乳・小児や老人および基礎疾患の有無により発症は大きく異なり，これらの人たちは**ハイリスクグループ**と呼ばれている。

環境の要因：環境要因としては食習慣，社会環境の整備および経済状態などがあげられる。わが国では魚介類（刺身，寿司などを食する）による腸炎ビブリオ食中毒，食肉・食鳥肉（レバー刺し，鳥刺し・たたきなど）の生食・半加熱による腸管出血性大腸菌，カンピロバクター食中毒が多い。また，食品への食中毒菌の汚染，増殖，生残性に関与する季節的要因も食中毒発生に大きく影響する。

＊ノロウイルス　1本鎖のRNA遺伝子をもつウイルスで，小腸の上皮細胞内で増殖し，自然界での抵抗力が強く，長期間（2〜4週間）生存する。本ウイルスは培養することができず，消毒剤や不活化する条件等については十分明らかにされていない。

3.4.3 微生物食中毒の発生状況

細菌性食中毒では，1990年以前は腸炎ビブリオによる事件が圧倒的に多くみられていたが，その後年々減少を示してきた。しかし1995年以降，再度腸炎ビブリオO3：K6によるパンデミックが発生し，事件数は急増を示した。それ以後は大きく減少し，近年では年間数十件の発生である。また，1995年以降鶏卵によるサルモネラ食中毒が増加し，1999年には最多発生を示したが，その後は減少した。近年では，カンピロバクター食中毒［散発事例（患者1名）を含む］とノロウイルス＊食中毒の発生がもっとも多く，微生物

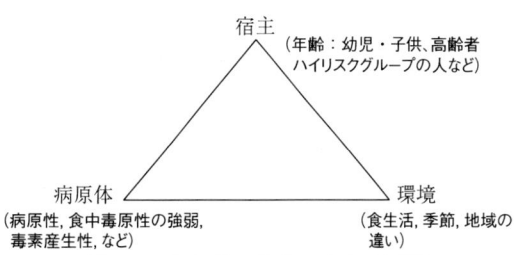

図 3.2　食中毒の発生にかかる要因

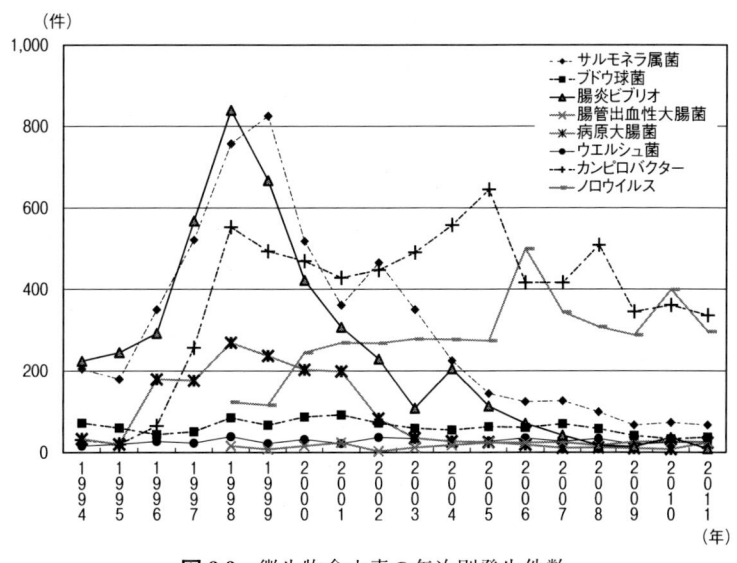

図 3.3　微生物食中毒の年次別発生件数

表3.3 χ^2（カイ2乗）値の求め方

食品名	食べた	食べない	計
発病者数	a	c	a+c
非発病者数	b	d	b+d
計	a+b	c+d	a+b+c+d

食中毒の中では第1位または2位の発生件数を示している。しかし，患者数ではノロウイルス食中毒が圧倒的に多い。また近年，食肉（特に牛肉，鶏肉）の生食による腸管出血性大腸菌，カンピロバクター食中毒が社会的に問題となっており，その対策が検討されている。微生物食中毒の年次別発生（件数）状況を図3.3に示す。

3.4.4 食中毒原因食品の推定法（マスターテーブル）

食中毒が発生した場合，原因食品を早急に究明し，事件の拡大を防止することが重要である。そのためには喫食調査を行い，個々の食品，食事について食べた人，食べない人に分け，発病者数，非発病者数および発症率の一覧表（マスターテーブル）をまとめて作成し（**表3.3**），このテーブルを基に原因食品を推定する。食中毒が発生した場合，迅速にマスターテーブルを作成し，患者群に共通した原因食品を求め，非患者群との有意差があるかを統計手法χ^2テスト（カイ2乗テスト）により検定を行い原因食品を推定する。
χ^2の求め方は**表3.3**に示した人数に基づいて下記の公式に従って行う。

$$\chi^2 = (ad - bc)^2 (a+b+c+d) / (a+b)(c+d)(a+c)(b+d)$$

このχ^2値から5％または1％以下の危険率で，χ^2値の高いものを原因食品として推定する。

3.5 食中毒の予防

食中毒は，微生物の汚染，増殖，殺菌の有無などのいくつかの要因が重なったときに発生する。わが国では食中毒のほとんどが微生物食中毒であり，その発生要因は次の3つに大別される。(1) 原因菌の汚染源（source）または病原巣（reservoir）が存在すること，(2) 原因菌が汚染源・病原巣から食品へ移行し，汚染すること，(3) 汚染した原因菌がヒトの発症菌量あるいは毒素量に達するまで増殖（ウイルスは食品中では増殖しない）すること，などである。これらの要因が満たされたときに食中毒は発生する。その予防としては，これらの要因のうちいずれかを除去または防止を行うこと，すなわち細菌性食中毒では菌を付けるな，増やすな，殺せ（ウイルス性食中毒は調理環境に持ち込まない，付けない，殺せ）の3原則を守ることが重要である。

食中毒菌には特徴的な生息場所や汚染源があり，ヒトの皮膚や鼻腔には黄色ブドウ球菌，腸管内にはウェルシュ菌が生存している。また家畜などの動物には皮膚，乳房にもブドウ球菌，腸管内にはウェルシュ菌，サルモネラ，カンピロバクター，病原大腸菌・腸管出血性大腸菌などが生息している。この他，夏場の海水（汽水域）には腸炎ビブリオ，河川水や湖沼水にはナグ

表3.4 代表的な細菌性食中毒の特徴とその予防法

細菌名（食中毒型）	菌の特徴	潜伏期・症状	原因食品・汚染源	予防法
サルモネラ属菌（感染型）	ウシ，ブタ，ニワトリなどの腸管内に分布，ネズミ・ペットなども汚染源。	8～48時間。吐き気（悪心），へそ周囲の腹痛，発熱（39℃以上），頻回の下痢。水様便や粘液便。	汚染された食肉，卵，乳製品およびその加工品，二次的汚染を受けた食品。近年では卵殻内汚染した鶏卵からの食中毒が問題となっている。	食肉，卵の低温管理。食肉，卵の十分な加熱調理。二次汚染の防止。
カンピロバクター（感染型）	C. jejuni：鶏が保菌。C-coli：豚が保菌。微好気性菌，低温（4℃）に強いが，乾燥には弱い。	2～5日と長い。腹痛，発熱（38℃程度）嘔吐，悪寒。数日間持続する下痢。	加熱不十分の鶏肉，牛肉料理（バーベキューなど），学校給食，仕出し弁当，飲料水など。	鶏肉，牛肉などの十分な加熱調理。生肉からの二次汚染，飲料水の汚染にも要注意。
腸炎ビブリオ（感染型）	塩分濃度2～4%を好む海水性ビブリオ。分裂時間は8～10分と短く，短時間で多数の菌量に増殖する。	6～20時間。吐き気，嘔吐，強烈な上腹部痛，発熱（37℃程度），頻回の下痢。便は水様便または粘血便。	近海産魚介類の生食（さしみ，たたき）やその二次汚染食品（特に塩分のあるもの）。	調理前の魚介類や調理器具は流水で充分洗浄。漁獲から消費まで低温管理をすること。夏季の魚介類は，できるだけ加熱調理する。
病原大腸菌（感染型）腸管出血性大腸菌（EHEC）（生体内毒素型）	動物の腸管内に分布。現在5種類の病原性大腸菌がある。EHEC：牛が多く保菌。	12～48時間。腹痛，下痢（水様性，濃粘血便），発熱，嘔吐，病原性大腸菌の種類により症状は多種多様。EHEC：3～4日。溶血性尿毒症など。	主に動物の糞便に汚染された食肉，生野菜，飲料水など，調理器具からの二次汚染。EHEC：牛肉（内臓）の生食，加熱不十分。	食品の十分な加熱調理。手洗いの励行。調理器具の洗浄消毒。保菌者からの二次汚染の防止。食肉の生食しない。十分加熱して喫食。
ウェルシュ菌（生体内毒素型）	ヒトや動物の腸管内，土壌，下水など自然界に広く分布。耐熱性の芽胞を作る偏性嫌気性菌。腸管内で芽胞形成時に易熱性のエンテロトキシンを産出。	8～12時間。腹痛，発熱，下痢（水様便），吐き気や嘔吐は少ない。1～2日で回復。	食肉調理品（ハム・ソーセージ）や，深鍋での調理品（シチューなど），大量調理施設で作られた学校給食や仕出し弁当など。	加熱食品の低温保存。大量調理食品の急速冷却。再加熱は75℃以上で行う。食品中で菌の増殖を防ぐ。
エルシニア菌（感染型）	増殖至適温度は25～30℃。5℃以下でも増殖可能。腸内細菌。	2～3日，夏季に多い。下痢，腹痛，発熱のほか虫垂炎症状を呈することもある。	食肉：特に豚肉は要注意。イヌ，ネコなどのペットからの感染もある。	4℃でも発育するので流通・保存に注意。十分な加熱調理。二次汚染の防止
ブドウ球菌（食物内毒素型）	傷口に感染し化膿させる黄色ブドウ球菌が原因菌。健康人の皮膚，鼻咽腔，外耳道などに分布。耐熱性のエンテロトキシンを産生。	0.5～5時間前後と短い。吐き気，嘔吐は必発症状。腹痛，下痢（数回）。発熱はない。症状は1～2日で回復。	でんぷん質の多い食品（すし，おにぎり）や菓子類（ケーキ，まんじゅう），乳，乳製品など。	手指に化膿創のある者の調理従事の禁止。調理前の手洗いの励行。マスクの着用。食品中で産生された毒素は加熱しても分解されない。
ボツリヌス菌（食物内毒素型）	偏性嫌気性菌で河川・湖沼の土壌に芽胞の形で分布，食品中でA型～G型の毒を産生。A型，B型，E型の毒素産生菌がヒトの食中毒には重要。	12～72時間，強い吐き気や嘔吐。上腹部痛，発熱はなく軽い下痢程度。視力障害，嚥下困難，言語障害など特有の神経症状，死亡率が高い。	ボツリヌス菌芽胞に汚染された魚介類・食肉加工品（ハム・ソーセージ，缶詰），いずし，真空パック食品。乳児ボツリヌス症（生体内毒素型），はちみつなど。	食肉，魚介類を使った保存食品について十分な加熱処理と低温保存（10℃以下）。摂取前の食品の加熱処理。
セレウス菌〔嘔吐型〕（食物内毒素型）〔下痢型〕（生体内毒素型）	好気性の芽胞形成菌で自然界（土壌など）に広く分布。	嘔吐型：1～5時間，吐き気，嘔吐が必発。症状は軽度，わが国ではこのタイプが多い。下痢型：6～16時間，下痢，腹痛。わが国ではまれなタイプ。	芽胞が食品原料（米など）に付着。嘔吐型：米飯，焼そば，スパゲティなどの調理食品で増殖し嘔吐毒を産生。下痢型：食肉製品，弁当，プリンなど。	加熱済み食品については冷蔵保存。調理済み食品はなるべく早く喫食する。

(non O1) ビブリオなど，さらに土壌中にはボツリヌス菌やセレウス菌などの芽胞形成菌が生存している。しかし，ヒトや動物が保菌する食中毒菌，および環境中の病原菌をすべて撲滅することは不可能であり，予防対策としては汚染源から食品への汚染防止が重要である。また菌の増殖には，冷蔵・冷凍などの温度管理，食品の水分活性（Aw），pH，酸化還元電位（Eh），微生物フローラの調整および保存料添加などの要因に左右され，菌の殺滅には，加熱処理の温度・時間，殺菌剤（アルコール，次亜塩素酸ナトリウム）の濃度と作用時間などが重要であり，これらの要因を十分考慮して食品の殺菌，保存を行う必要がある。近年，食品の安全性確保のために危害分析重要管理点（HACCP）管理の確立が必要であるといわれており，食品の原材料の生産，食品の製造・加工，輸送・流通，販売，消費と一貫して衛生管理を行うことが重要である。さらに，これらHACCPの導入には，一般的衛生管理プログラムや標準的衛生作業手順書（SSOP）などの作成が必須である。

3.6　主な微生物食中毒
3.6.1　サルモネラ食中毒

サルモネラ（*Salmonella* spp.）属菌は腸内細菌科に属し，哺乳類，鳥類，爬虫類，両生類などが保菌しており，これらの動物，鳥の糞から排出された菌により土壌，河川水なども汚染している場合がある。また牛，豚など家畜や鶏，ブロイラーなどでは高率に保菌しているものもみられ，食肉，食鳥肉への汚染も多く，食中毒原因食品として注意が必要である。この他，爬虫類などのペットも高率に保菌しており，これらの接触による感染もみられる。

本属には S.enterica，S.bongori，S.subterranea の3菌種があり，これらの中で食中毒や感染症の原因菌としては S.enterica がもっとも重要であり，また，この菌種には6亜種が存在している。サルモネラは菌体（O）抗原と鞭毛（H）抗原の組み合わせにより約2,500種の血清型があり，これらの血清型にそれぞれ名前が付けられている。食中毒発生が多い血清型のネズミチフス菌の正式記載名は *S.enterica* subsp. *enterica* serovar Typhimurium であるが，通常 S. Typhimurium と略記して示される。

本属菌は，グラム陰性，**通性嫌気性桿菌**で，周毛性鞭毛を有し運動性を示すが鞭毛を保有しないものもみられる。ブドウ糖を分解して酸とガスまた硫化水素を産生する。本菌は中温菌であるが，10℃以下でも増殖を示す。

本食中毒は食品と共に摂取された菌が腸管内に定着増殖して発生する**感染型食中毒**であり，潜伏期は8～48時間（平均12～18時間）で，発熱，下痢，腹痛，悪寒を主要症状とし，発症初期には悪心，嘔吐も呈する。死亡例もみられるが，この原因は内毒素によるショックによることが多い。発症菌量は，

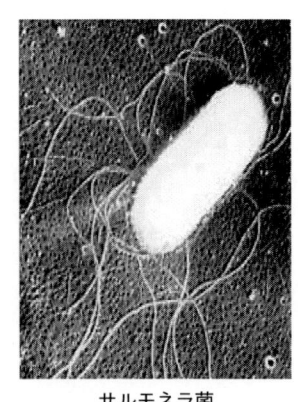

サルモネラ菌

一般に 10^5 cfu／ヒト以上といわれているが，小児や老人では 10^2 cfu／ヒト以下でも発症し，また重症（血便，脱水症状など）になりやすい。原因食品としては食肉（鶏肉など）とその加工品および卵とその加工品によるものが多く，とくに1990年の初めにはS. Enteritidisによる鶏卵の生または加熱不十分による事例が多く発生した。

予防としては**食中毒予防の三原則**に基づいてサルモネラ属菌を食品に汚染させない，増殖させない，そして加熱などして菌を死滅させることである。とくに，牛や豚肉（内臓を含む）および鶏肉などを未加熱で喫食しないなどが大切である。

3.6.2　腸炎ビブリオ食中毒

腸炎ビブリオ（*Vibrio parahaemolyticus*）は，1950年大阪府岸和田市，泉佐野市などで「シラス干し：塩ゆで」により発生した食中毒事件（患者数252人，死者20人）において最初に発見された。本菌は海洋細菌であり海，とくに汽水域に生息し，魚介類を汚染している。また食塩2〜4％濃度で良好な発育を示す**好塩性細菌**で，細菌の中でも増殖速度はきわめて速く37℃で8〜10分に1回分裂を示す。本菌はグラム陰性の通性嫌気性桿菌で，極毛性鞭毛を有し活発な運動を示す。菌体の細胞壁O抗原と菌体表面の莢膜K抗原の組み合わせによってO：K型別が食中毒や疫学調査に活用されている。1996年以降，全国的また世界的にO3：K6による食中毒が多発し注目されていた。しかし近年，わが国では大きく減少し年間十数件の発生である。本菌は10℃以下では発育せず，冷蔵（4℃）保存により徐々に死滅を示す。病原性については食中毒（患者）分離菌株は，ヒトやウサギ赤血球を含む培地上で溶血（**神奈川現象**陽性）反応を示すが，海水や魚介類などの自然界から分離される菌株はほとんど（98〜99％）が陰性である。本菌の産生するこの溶血活性は100℃の加熱でも失活されず，耐熱性溶血毒（TDH）とよばれている。本食中毒は，潜伏期6〜20時間（短時間4〜6時間での発生もあり），激しい腹痛（上腹部）と水様性下痢（しぶり腹）を呈し，悪心（吐き気）・嘔吐，発熱（37℃程度）を示す**感染型食中毒**に分類される。発生時期は夏季（6〜9月）に集中しており，原因食品は魚介類の生食（刺身）や寿司などがもっとも多く，この他，本菌の二次汚染した浅漬け（食塩を含むもの）などもみられる。

予防としては，魚介類の漁獲，魚市場，魚販売店から消費まで低温管理を行い，菌の増殖を防ぐことが重要である。また調理・加工時に他の食品への汚染防止も大切である。

3.6.3　カンピロバクター食中毒

カンピロバクター（*Campylobacter*）属菌は，家畜，家禽，野生動物などの

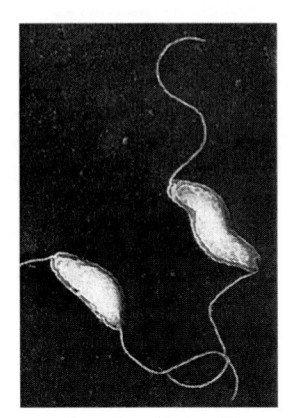

カンピロバクター菌

腸管内に棲息しており，とくに牛，豚およびブロイラー，七面鳥など食鳥では保菌率が高く，保菌数も多い。

本菌はグラム陰性の**螺旋状**あるいはＳ字状の湾曲した桿菌で，一端または両端に１本の鞭毛を有し螺旋状の運動を示す。しかし，環境の変化によって螺旋状から球形に形態変化を示す場合がある。食中毒起因菌としては本属菌の中の *C.jejuni* と *C.coli* が主であり，これらの菌は31〜46℃で，酸素濃度２〜５％の微好気条件で，よく発育する。*C.jejuni* は家禽（ブロイラー）や牛などの家畜に，*C.coli* は豚に多くみられる。本食中毒は潜伏期２〜５日（平均２〜３日）で，下痢，腹痛，発熱，嘔吐を示す**感染型食中毒**に分類される。わが国では *C.jejuni* による事例が圧倒的に多く，発生件数は食中毒の中で第１位か２位を示すが，患者数１名の事例が多いのが特徴である。他方，諸外国では *C.coli* による下痢症も多い。また *C.jejuni* に感染し，治癒後１〜３週間経って四肢の筋肉低下，歩行困難などの運動麻痺を主徴とする自己免疫性末梢神経疾患の**ギランバレー症候群**（Guillan-Barre Syndrom）を発生する場合もみられることが報告されている。しかし，本症候群は *C. jejuni* だけでなく，他の細菌やウイルスによっても発生することが知られている。

本食中毒は生または加熱不十分の食肉，食鳥肉および内臓肉（肝臓など）の摂取，または二次汚染を受けた食品，未殺菌の飲料水の摂取などによって発生している。とくに食鳥肉の生食（鳥刺し，鳥たたき，レバー刺し）および焼き鳥，焼肉などの加熱不十分による事例が多い。この他，二次汚染した生野菜，井戸水によるものもみられる。市販食鳥肉の本菌汚染率は30〜60％と非常に高く，これらの取扱いには注意が必要である。

本食中毒の予防としては，食鳥生産農場から食鳥処理場，部分肉加工（カット）工場の衛生管理と二次汚染防止が重要である。また生食や加熱不十分な食肉・食鳥肉を摂取しないことも大切である。

3.6.4 病原大腸菌食中毒

大腸菌（*Escherichia coli*）は，腸内細菌科（*Enterobacteriaceae*）の *Escherichia* 属菌で，ヒトや動物の腸内常在菌で，グラム陰性，短桿菌，多くは周毛性鞭毛を有し運動性を示す通性嫌気性菌である。本菌の多くはブドウ糖，乳糖を分解してガスと酸を産生する。ヒトに下痢症・食中毒を起こす大腸菌は**下痢原性大腸菌**ともよばれ，発生機序および保有病原因子によって，以下の５種類に分類されている。

① **腸管病原性大腸菌**（EPEC：enteropathogenic *E.coli*）
② **腸管毒素原性大腸菌**（ETEC：enterotoxigenic *E.coli*）
③ **腸管侵入性大腸菌**（EIEC：enteroinvasive *E.coli*）
④ **腸管出血性大腸菌**（EHEC：enterohemorragic *E.coli*）

⑤ **腸管凝集接着性大腸菌**（EAggEC：enteroaggregative *E.coli*）

しかし，厚生労働省の食中毒統計では，便宜的に腸管出血性大腸菌とその他の病原大腸菌に区分されている。

(1) 腸管病原性大腸菌（EPEC）食中毒

本菌は，乳幼児胃腸炎の原因菌として世界的に重視されていたが，現在は発展途上国において重要であり，先進国では乳幼児，成人に対し下痢症や食中毒起因菌として扱われている。本感染症・食中毒は感染型に分類され，潜伏期12～24時間，下痢，腹痛，発熱を主症状とし，とくに乳幼児下痢は激しくコレラ様の脱水症状を呈して死亡する場合がある。

腸管出血性大腸菌

(2) 腸管毒素原性大腸菌（ETEC）食中毒

本菌は，発展途上国では乳幼児下痢症，また死亡の原因として重要であるが，先進国では途上国からの旅行者下痢症菌として注目されている。本食中毒は潜伏期12～24時間（菌量により6～10時間で発症），下痢，腹痛を主症状とする**生体内毒素型**である。本菌の感染は，糞便に汚染された水を介して発生する場合が多いが，食中毒では，氷や野菜サラダなどの生食による事例が多くみられる。また病原性については，腸粘膜上皮細胞への付着因子（CFA）により，腸管内に定着し，**易熱性**（60℃，30分の加熱で破壊）**エンテロトキシン**（LT）または**耐熱性**（100℃，10分の加熱に抵抗）**エンテロトキシン**（ST）のどちらか一方または両方を産生し，下痢を起こす。易熱性エンテロトキシンはコレラ菌の産生するコレラ毒素に類似し，AサブユニットとBサブユニットから構成されている。

(3) 腸管侵入性大腸菌（EIEC）食中毒

本菌感染症は発展途上国で多く，先進国では比較的少ないが水や食品を介する食中毒発生もみられる。また，わが国では途上国からの旅行者下痢症が多い。本感染症・食中毒は少量の菌により感染し，腸管粘膜上皮細胞内で増殖して細胞壊死，それに伴う潰瘍形成と激しい炎症を起こす。潜伏期は12～48時間で，下痢，発熱，腹痛を主症状とする**感染型**である。重症の場合は激しい下痢（しぶり腹），赤痢様の血便または粘血便を呈す。

(4) 腸管凝集接着性大腸菌（EAggEC）食中毒

本菌は，HEp-2培養細胞に凝集塊状の接着を示し，ヒトが感染した場合，腸管に定着して粘膜に損傷を起こす**感染型食中毒**起因菌である。易熱性（LT）および耐熱性エンテロトキシン（ST）の産生性はみられない。本菌は途上国の乳幼児の持続性（2週間以上）の下痢原因菌として知られており，中南米やインドでは下痢患者からよく分離される。わが国では学校・保育園での集団発生事例も報告されている。

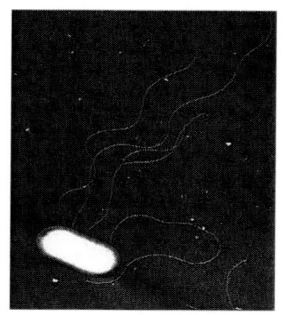

3.6.5 腸管出血性大腸菌（EHEC）または志賀毒素産生大腸菌（STEC）食中毒

腸管出血性大腸菌は，1982年米国で出血性大腸炎の原因菌（血清型O157：H7）として最初に発見された。本菌は，**ベロ毒素**（VT：verotoxin）を産生し，この毒素は赤痢菌の産生する志賀毒素と同一であることから志賀毒素産生大腸菌（STEC）ともよばれる。また，菌体（O）抗原（1〜185型）と鞭毛（H）抗原（1〜57型）の組み合わせによる血清型が示されており，下痢症・食中毒で多いO157やO26は，正式にはO157：H7（またはH−）またはO26：H11などと記載される。本食中毒は**生体内毒素型**に分類され，潜伏期は2〜12日（平均2〜3日）と長く，水様性の下痢，激しい腹痛，発熱，吐き気などを呈し，重症になると血便や下血，さらに**溶血性尿毒症**＊や脳症などの重篤症状を示す。

＊**溶血性尿毒症**（HUS）何らかの原因で細動脈あるいは毛細血管の内皮血管障害で血小板凝集が起こり，急性腎不全，溶血性貧血，血小板減少を示す症候群（HUS）。

本下痢症・食中毒は世界各国で発生しており，牛肉関連食品によるものが多く，米国では牛挽肉，ハンバーガーなどによる事例が多い。一方，わが国では牛肉（内臓肉を含む）の生食（ユッケ，牛刺し，牛レバ刺し）による事例が多かったが，今日生食は禁止されている。この他，牛肉加工品（ローストビーフ，ハンバーグなど），さらに生野菜（サラダ）など牛糞に汚染した食品によるものもみられる。本菌の病原因子としては，2種類の**志賀毒素**（Stx 1, Stx 2）とこれらのバリアントが報告されており，Stx 1は赤痢菌の産生する志賀毒素と同一抗原性を有し，Stx 2とも50〜60％の相関性を示す。腸管出血性大腸菌のヒトへの発症最少菌量は10^1〜10^2cfu/ヒトと少なく，患者からの二次感染も起こしやすい。

予防としては，牛などの動物が保菌し，解体処理や取扱いにおいて食肉（内臓肉）への汚染を防ぐ，また冷蔵保存し，菌を増やさないこと。この他生食や加熱不十分で喫食しない，加熱する場合，中心部まで72℃，1分間以上行

コラム10　牛肉（内臓）生食による腸管出血性大腸菌食中毒

2013（平成23）年4月〜5月に富山県ほか3県において，同一焼肉チェーン店で牛ユッケにより腸管出血性大腸菌（EHEC）O111およびO157の単独または混合血清型による食中毒（患者数181名，死亡者5名）が発生した。EHEC食中毒は，牛肉関連食肉の焼肉・肉料理や牛生レバ刺し，およびローストビーフや牛たたき等によるものが多い。他方，米国などでは牛挽肉，ハンバーガーによる事例が圧倒的に多く「ハンバーガー病」ともよばれている。他方，EHEC感染症の患者1名事件（人）は，年間3,000〜4,500人で，有症者は1,500〜3,000人である。

そこで厚生労働省は，生食用食肉の安全性確保に対し衛生基準（加工，保存および表示基準）と成分規格（腸内細菌科菌群，EHEC陰性）を設定（平成23年10月1日）。さらに，牛肝臓内部はEHECで汚染されており，レバ刺しなど生食することが禁止された（2013年7月1日）。

うこと。さらに牛肉や内臓肉の焼肉（内臓肉）では，トングなどを使用し他の食肉に汚染させないことも重要である。

3.6.6　ブドウ球菌食中毒

ブドウ球菌（*Staphylococcus*）属菌は，多くの動物，家禽などが保有しており，また健康人の鼻腔，咽頭，腸管内にも保菌している。この菌名（*Staphylo-*）は「ブドウの房」を意味し，特徴的なブドウの房様の形態を示す。本属菌の中でもっとも病原性が高く，ヒトや動物に種々の疾病（代表的な化膿起因菌）を起こす菌種としては**黄色ブドウ球菌**（*S.aureus*）である。黄色ブドウ球菌はグラム陽性球菌で，無鞭毛の非運動菌であり，7.5%食塩存在下でも増殖し，低い水分活性（発育最低 Aw：8.6）や乾燥状態でも長期間生存する。特徴的性状としては，ヒトやウサギ血漿を凝固するコアグラーゼや，食中毒の起因毒素であるエンテロトキシンを産生をする。本食中毒は世界中でもっとも広く発生しており，わが国では近年30～50件/年程度の発生を示す。2000年，関西地方を中心に発生した「低脂肪牛乳および乳加工品」による，患者13,000名以上の大規模食中毒の発生がみられた。本食中毒は食品内に産生されたエンテロトキシンを摂取して起こる代表的な**食物内毒素型**で，潜伏期は0.5～5時間（平均3時間），悪心（吐き気）・嘔吐を必発症状とし，腹痛，下痢を伴う場合も多くみられ，発熱は少ない。原因食品としては，わが国ではにぎり飯，弁当（卵焼き，魚・肉調理品などを含む）などが多く，この他，和・洋菓子などによるものもみられる。諸外国ではハム，ソーセージなどの畜肉加工品，乳・乳製品によるものが多い。エンテロトキシンは分子量30,000前後の単純たんぱく質で抗原特異性によりA～X型（F型は欠）が知られており，食中毒はA型毒素またはA型と他の型の混合毒素による事例が多い。また，本毒素は100℃，20分間の加熱でも完全に失活しない耐熱性であり，ヒトへの発症最少毒素量は100～120ng/ヒトと微量である。

本食中毒の予防としては，食品への本菌の汚染防止と保存中の増殖を防ぎ（10℃以下に保存），エンテロトキシンを産生させないことが重要である。また，本菌は傷口から感染して化膿を起こし，食品の製造・調理に携わる人たちは十分注意が必要である。

3.6.7　ボツリヌス中毒

ボツリヌス菌（*Clostridium botulinum*）は土壌細菌の一種で，自然界に広く分布し，ヒトに食中毒や感染症（**乳児ボツリヌス症，創傷性ボツリヌス症**），また動物（牛，鳥など）に対してもボツリヌス感染症を起こす。本菌はグラム陽性の偏性嫌気性，周毛状の鞭毛を有す桿菌で耐熱性芽胞を形成する。食品に汚染して増殖過程で**ボツリヌス毒素**を産生し，これを摂取することにより神経症状と麻痺を呈す「**食物内毒素型**」食中毒を起こす。本毒素は抗原特

異性によりA～G型の7種（近年F型も報告された）に分類されており，この内主にA，B，E型毒素がヒトへ食中毒を起こし，わが国では"いずし"などによるE型食中毒の発生が多く，この他A型やB型事例も発生している。本菌は生化学的性状により，第Ⅰ群菌はたんぱく分解性菌でA型，一部のB，F型菌が含まれ，これらはもっとも高い耐熱性芽胞を形成する。第Ⅱ群菌は非たんぱく分解性菌で，E型，一部のB，F型菌が含まれるが，これらの芽胞の耐熱性は低い。食中毒の多いE型菌は3.3℃でも増殖して毒素産生を示す。第Ⅲ群はC，D菌であり，もっとも嫌気度の高い菌で，酸素が少しでも存在すれば増殖しない。第Ⅳ群にはG型菌が含まれる。

本中毒は潜伏期12～72時間で，短時間で発症するほど重篤症状を示す。症状は脱力感，めまい，頭痛などで始まり，次第に神経症状を呈し視力低下（複視，弱視，眼瞼下垂），発声困難，嚥下困難などの麻痺が出現する。さらに腸管麻痺（重度の便秘，腹部膨満），尿閉，血圧低下，四肢の麻痺を呈し，呼吸困難で死亡する。死亡率は微生物食中毒の中でもっとも高く，また症状が完全に回復するまでには数ヵ月間続く場合がある。

乳児ボツリヌス症は，乳児の腸管内に本菌が感染し，増殖してボツリヌス毒素を産生，これらの毒素により発症を示す「**生体内毒素型**」感染症・食中毒である。主な症状は便秘で始まり，活力，哺乳力が低下し，四肢，頸部の緊張低下などの全身性の症状を呈す。

創傷性ボツリヌス症は，深部創傷に本菌が感染し増殖する過程で毒素産生し，この毒素により神経症状や麻痺を呈す。

ボツリヌス毒素は，易熱性で80℃，30分の加熱で失活する。いずれも分子量150,000の神経毒と分子量の異なる無毒成分の複合体で産生され，これらの毒素は摂取された後，小腸上部で吸収され神経毒は速やかに解離し，コリン作動性末梢神経に作用してアセチルコリンの遊離を阻害し，弛緩性の麻痺を起こす。食中毒の予防としては，食品への本菌汚染防止と不敵当な温度（室温など）で長期間の保存（とくに，真空または脱気包装品などの嫌気状態）を避けることが重要である。

3.6.8 ウェルシュ菌食中毒

ウェルシュ菌（*Clostridium perfringens*）は，ヒトや動物の腸管内または土壌，下水などの自然界に分布しており，ボツリヌス菌と同じクロストリジウム（*Clostridium*）属菌であり，グラム陽性，芽胞形成，無鞭毛の**偏性嫌気性桿菌**である。また，本菌は4種類（α, β, ε, ι）の毒素産生の組み合わせにより，A～E型菌に分類され，食中毒起因菌はほとんどがA型菌の**耐熱性芽胞形成**ウェルシュ菌である。

本食中毒は，本菌が腸管内侵入・増殖し芽胞形成時に**エンテロトキシン**を

産生，この毒素により下痢や腹痛を呈す「**生体内毒素型**」に分類される。食中毒分離菌はエンテロトキシンを産生するが，動物や自然界から分離される菌ではほとんどエンテロトキシンを産生しない。ウェルシュ菌食中毒はわが国では年間20～40件（平均30件）発生しているが，学校給食や給食弁当などによる大規模（大型）食中毒が多く，1事件当たりの患者数も他の食中毒に比べて多く「給食病」ともよばれている。潜伏期は通常6～18時間（平均10～12時間）で下痢，腹痛を主徴とし，腹部膨満を呈す場合もみられるが，悪心，嘔吐，発熱は比較的少ない。原因食品はシチューやカレーなど肉を使用した調理食品が多く，この他魚介類調理品，肉と野菜の煮物などもみられる。とくに，大量に加熱調理後，長時間（一夜以上）室温に放置された食品によるものが多い。このことは加熱により雑菌は死滅し，ウェルシュ菌芽胞が残存，しかも食品中の酸素が追い出され嫌気状態となり，本菌は発芽し，増殖しやすい（増殖至適温度は43～46℃）状況になる。

　本食中毒予防としては，大量の調理食品の製造に当たっては十分な加熱と，長時間常温放置を防ぐことが重要であり，食品を「小分け」して急冷することにより増殖を防ぐことも有効である。また食品を室温などに保存していた場合，芽胞菌は発芽し栄養菌となり増殖する。これらを喫食する場合，再加熱して菌を死滅させて喫食することも重要である。

3.6.9　セレウス菌食中毒

　セレウス菌（*Bacillus cereus*）は，土壌，汚水，河川水などの自然環境に広く分布し，農産物・穀類や畜産物などの食品原材料を汚染している。本菌は**好気性有芽胞菌**（*Bacillus*属菌）に分類されるが，嫌気状態でも発育を示す。グラム陽性の大（長）桿菌で，周毛状の鞭毛を有し運動性を示す。本食中毒は臨床症状によって「嘔吐型」と「下痢型」の2つの型に分けられる。

(1)　「嘔吐型」食中毒

　1971年，英国で中華料理店において焼き飯や米飯による悪心・嘔吐を主徴する食中毒が最初の報告である。本食中毒はブドウ球菌食中毒に酷似し，潜伏期1～5時間（平均3時間）で，悪心，嘔吐を必発とし，下痢・腹痛を伴う場合もみられる。わが国では「嘔吐型」食中毒が主体であり，原因食品は焼き飯・ピラフ，米飯類および焼きそばなどが多い。嘔吐型食中毒は，食品中に汚染された本菌が増殖する過程で産生する**嘔吐毒**：セレウリド（Cereulide）を食品と共に摂取することによって発生する**食物内毒素型**である。本毒は分子量約1,100の疎水性のデプシペプチドで，物理的に非常に安定であり，121℃，90分の加熱，pH 2.0の強酸性，pH 11の強アルカリに対しても失活されず，また胃内の消化酵素に対しても安定で，失活されない。

(2) 「下痢型」食中毒

セレウス菌食中毒は，Hauge によって最初に報告（1955 年）されたが，その後本菌による嘔吐型食中毒が発見されたことから，この食中毒は下痢型食中毒とよばれるようになった。疫学的にはウェルシュ菌食中毒に類似し，潜伏期 6～16 時間で，水様性下痢と腹痛を主徴とし，嘔吐はあまりみられない。本食中毒は食品内に汚染されたセレウス菌を摂取後，腸管内に定着し増殖する過程で産生する**エンテロトキシン**（下痢原性毒素）によって発生する**生体内毒素型**である。本毒素は易熱性たんぱく質で，胃酸（pH2.0）や消化酵素（ペプシン，トリプシン）によって容易に失活される。

セレウス菌食中毒の予防としては，食品へのセレウス菌汚染防止と低温，冷凍保存による増殖防止が重要である。また，本菌は芽胞形成菌であり，加熱調理後残存し，室温などで長時間放置した場合，増殖または毒素産生を示しており，喫食には十分注意が必要である。

3.6.10　赤痢菌食中毒

赤痢菌（*Shigella*）は志賀潔により発見され *S. dysenteriae*（ディセンテリー赤痢菌，A 群）と命名，その後相次いで発見され *S. flexneri*（フレキシネル赤痢菌，B 群），*S. boydii*（ボイド赤痢菌，C 群），*S. sonnei*（ソンネ赤痢菌，D 群）と名付けられた。

ヒトの感染菌量は極めて少なく 10～100 個（cfu）であり，ヒトからヒトへ直接感染，または食品や飲料水による食中毒を起こす。

本菌は，グラム陰性，通性嫌気性の短桿菌で，無鞭毛の非運動性菌であり本性状は大腸菌との区別に重要である。赤痢菌は，O（菌体）抗原による血清型に分けられ，*S. dysenteriae* は 1～13 血清型，*S. flexneri* は 1～13 血清型，*S. boydii* は 1～18 血清型，*S. sonnei* では 1 つの血清型しか認められていない。本菌は経口摂取された後，大腸上皮細胞内に侵入し，細胞の壊死，脱落を起こして血性下痢を呈する。ヒトへの病原性は，A 群赤痢菌がもっとも強く，ついで B 群（*S. flexneri*）であり，D 群（*S. sonnei*）は病原性も弱い。国内発生の感染症や食中毒は *S. sonnei* によるものがほとんどである。赤痢菌に感染（または汚染食品を摂取）した場合，潜伏期 1～7 日（通常 4 日以内）後，腹痛，水様性下痢，嘔吐，悪寒を伴う発熱，全身倦怠感などを呈して急激に発症する。発熱は 1～2 日間続き，重症例ではしぶり腹（テネスムスを伴う頻回の便意）を呈し，膿粘血便を少量ずつ排出する。通常，*S. dysenteriae* や *S. flexneri* は典型的な赤痢症状を起こすが，*S. sonnei* は軽度な下痢，あるいは無症状に経過することが多い。

食中毒の場合，原因食品は不明のものが多く，判明した事例でも単に「食事」と報告されているにすぎない。食品が明らかになった事例では，「居酒屋

料理での輸入冷凍鮮魚介類（ベトナム産冷凍アオリイカ）」や「出前料理」，「生カキ」などで，この他，東北地方において外食チェーン店での「漬物」による $S.\ sonnei$ による広域食中毒（患者52名）発生も報告されている。

食中毒防止としては，個人レベルでは食品を十分に加熱調理して喫食すること，また家族内の二次感染例も多いことから，石鹸などを用いて手洗いを十分に行うことなども重要である。日本では発展途上国からの輸入赤痢も多く，東南アジアや南米などに出かけた場合，生水や生食品の喫食には注意する必要がある。

3.6.11 リステリア食中毒

リステリア（$Listeria$）属菌の中で感染症や食中毒を起こす代表的菌種は $L.\ monocytogenes$ であり，本菌は農場や牧場などの自然環境に広く分布している。牛乳や食肉などを汚染し，乳製品や食肉加工品また飲料水によってヒトに感染症や食中毒を起こす。また，ウシやヒツジなどの家畜にも感染し，流産，脳炎，敗血症などを発症する。

本菌はグラム陽性，無芽胞の通性嫌気性，周毛状の鞭毛を有す桿菌で，特徴的な性状としては10℃以下でも増殖し，また食肉製品に使用されている10％濃度食塩や亜硝酸塩に抵抗して増殖する。本菌はO抗原12種とH抗原4種の組み合わせによる血清型があり，感染症や食中毒起因菌は血清型4bが多く，この他1/2a，1/2b型もみられる。本菌は経口摂取された後，腸管の上皮細胞内に侵入し，血管内に入り脾臓，肝臓さらに全身に拡散，増殖して発症する。

本食中毒の発生機序については，まだ十分解明されておらず，潜伏期は9～48時間で，発熱，筋肉痛，悪寒などのインフルエンザ様症状を示し，吐き気，下痢などの胃腸炎症状は稀である。感染後2～6週間経って重篤化した場合，激しい頭痛，平衡感覚の消失，意識混濁などの神経症状や敗血症，髄膜炎を起こし致死する（致死率は20％）。また妊婦が感染した場合，胎児の流産，早産の原因となる。本食中毒は，欧米では乳製品（ソフトタイプのナチュラルチーズなど）による事例が多く，この他食肉加工品（非加熱製品）や野菜サラダなどの事例がみられる。わが国では感染症例はみられるが，食中毒事例は2001（平成13）年ナチュラルチーズによる1事件のみである。

予防としては乳，肉製品の製造には十分な衛生管理を行い，原料乳への汚染防止と加熱処理が非常に重要である。また未加熱，未殺菌食品，野菜などを喫食する場合，十分注意する必要がある。

3.6.12 ノロウイルス食中毒

ノロウイルス（$Norovirus$）はヒトの小腸に感染し，ヒトからヒトに感染して棲息している。ヒト感染するウイルスには，**カリシウイルス科**（***Caliciviri-***

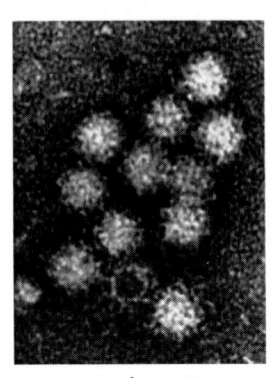

ノロウィルス

dae) の *Norovirus* とサポウイルス（*Sapovirus*）である。わが国では最初，ノロウイルスは**小型の球形ウイルス**であることから SRSV（small round structure virus）とよばれていた。本ウイルスは大きさ約 38nm の 1 本鎖 RNA を保有し，環境中での生存性が高く，強い感染力を有す。さらに，ノロウイルスは Genogroup（G）が存在（GⅠ～GⅤ）し，GⅠと GⅡがヒトへの感染を示す。ノロウイルスの細胞培養や感受性動物を用いた増殖方法はまだ確立されていない。

本ウイルス食中毒・感染症はウイルス量にもよるが潜伏期 24～48 時間で，下痢，吐き気，嘔吐を主症状とし，腹痛，発熱を有す。発生流行期は 10 月末頃から翌年 4 月頃（12 月～1 月がピーク）であるが，最近は夏季でも集団発生がみられる。感染するとウイルスを長期間（3～4 週間以上）便中に排出し，汚染・感染源となりうるので注意が必要である。ヒトへの感染ウイルス量は 10～100 コピー数ときわめて少量であり，感染力が高い。食中毒原因食品と

コラム 11　A 型肝炎ウイルス（HAV 感染症：Hepatitis A virus）食中毒

　HAV は小型球形（正二十面体）で，ピコナウイルス（piconavirus）科のヘパトウイルス（hepatovirus）属に属し，飲料水や食品を介して経口的に感染する急性ウイルス性肝炎の原因ウイルスである。

　本ウイルスには遺伝子型Ⅰ，Ⅱ，Ⅲと，これらにはそれぞれ A，B 亜型があり，この内ⅠA が広く分布しており，患者からも多く検出される。HAV は経口感染し，腸管から肝臓に侵入して増殖する。また，肝臓のウイルスは胆汁を介し，腸管を経由して糞便中に排出され，糞便からヒトに感染をする糞口感染である。HAV は耐熱性（60℃，60 分では不活化，85℃，1～2 分で失活）で，酸（pH3.0）抵抗性示し，また糞便中では 1 ヵ月間経っても感染性を示す。

　HAV は糞口感染によって伝播するため，本症の発生は衛生環境に大きく左右され，発展途上国では 10 歳までほぼ 100% 感染するが，無症状で経過して抗体を保有する。一方，わが国では 60～70 歳以上では抗体保有率は高いが，50 歳以下ではほとんど抗体を保有しておらず，本症が発生すると急速に拡大危険性があり，注意が必要である。

　飲食物を介して発生するウイルス性肝炎の多くは HAV により，わが国では魚介類（カキなど）の生食，加熱不十分による事例が，また外国では生野菜，冷凍イチゴ，ジュースなどによる大規模事例がみられる。しかし，HAV は潜伏期が長く，原因食品など特定することが困難であり，ヒト―ヒト感染もあり，食中毒の診断は難しい。本ウイルスに感染すると潜伏期 15～50 日（平均 28 日）で，発症の 1～2 週から発症後約 1 週まで糞便中にウイルスを排出する。主な症状は発熱，頭痛，風邪様症状，続いて嘔吐，腹痛，さらに全身の倦怠感，黄疸などの感染症状を呈する。子児は感染しても不顕性，または軽症であるが，成人では約 80% 以上が顕性で，その内 40～70% が黄疸を示す。なお，本症の典型的症状は黄疸，肝腫脹，黒色尿などを呈す。本症は一般に 1～2 ヵ月後には回復し，後遺症はみられない。

　本症の予防としては，食材，調理加工，調理者の衛生管理を十分に行い，手洗いなどの励行が重要。また，汚染の可能性のある場合，食品，水を加熱して摂取する。今日，A 型肝炎ワクチンも開発されており，発展途上国に出かける場合などは，ワクチン接種も有効である。

して多くみられるカキなどの二枚貝（**中腸腺に蓄積**）へのウイルス汚染経路としては，ヒトの感染ウイルスが便中に排出され，河川に流出し，海洋のカキを汚染，濃縮される。しかし，今日では本ウイルスの感染調理者（**不顕性感染者**など）による食品への二次汚染による事例が多い。また，ヒトからヒト感染では患者吐物の飛散，塵芥に付着して感染する事例も多くみられる。

　予防としては，ウイルス感染，治癒後，または汚染食品の喫食による不顕性感染調理者などによる食品への汚染防止がもっとも重要である。本ウイルスを失活するためには 90℃，90 秒の加熱処理が必要である。また，ウイルス不活剤として塩素系消毒剤（**家庭用漂白剤**，**次亜塩素酸ナトリウム**など）が有効である。さらに吐物，下痢便などによる二次感染防止には，汚染部の高濃度（1,000～1,500ppm）塩素系による消毒，または高圧スチーム殺菌洗浄（スチームアイロンなど）を行い，ウイルスを不活化することが重要である。

> **コラム 12　E 型肝炎ウイルス（HEV：Hepatitis A virus）感染症・食中毒**
>
> 　HEV はヘペウイルス科のヘペウイルス属に属し，主にヒトに感染して急性または劇症肝炎を起こす。ブタ，シカ，イノシシなどの動物が保有しており，近年わが国ではこれらの肉，内臓を摂取することによる発生事例がみられる。
> 　本ウイルスはエンベロープを持たない 1 本鎖 RNA ウイルスで，少なくとも 4 種の遺伝子型（G1～G4）がみられ，G3 は日本，アメリカ，ヨーロッパ，G1，G4 は東南アジアに多く分布している。本ウイルスは A 型肝炎ウイルス（HAV）と同様に，経口的に侵入し，肝臓で増殖し，胆汁に分泌され腸管を経由して糞便に排出される。
> 　E 型肝炎は糞口感染で飲水による発生が多く，かつては水系感染ウイルス（water-borne disease）とよばれていた。本症の特徴としては 15～40 歳の成人の発症率が高く，妊婦感染では劇症肝炎を起こす割合が高く，死亡率も 20% に達するとの報告もみられる。致死率は一般に 1～2% で，HAV 感染による肝炎に比べ約 10 倍高い。
> 　本症の潜伏期は平均 6 週間で，HAV の 4 週間に比べ，やや長いと報告されている。症状は悪心，食欲不振，腹痛などの消化器症状を示し，次いで褐色尿を呈し強い黄疸が急激に出現する。
> 　発展途上国では，本ウイルスの汚染飲み水による症例が多い。わが国にでは，近年シカ，イノシシなど野生動物を生または加熱不十分で摂取する事例がいくつか報告されている。また，これらの食肉をジビエ料理と称して提供することが言われているが，食肉の安全確保には獣医師が十分に検査等行うことが必要である。
> 　本感染症，食中毒予防としては，汚染地域では手洗いを十分行い，飲料水，食物は加熱処理して摂取することが重要である。野生肉，豚肉，これらの内臓は十分加熱して喫食する。HAV に対してはワクチンが開発されているが，HEV ワクチンはまた現在検討中である。

3.6.13　クリプトスポリジウム感染症・食中毒

　本感染症・食中毒は**原虫類クリプトスポリジウム**（*Cryptosporidium*）によるもので，その中でとくに *C.parum* によるものが重要である。本感染症は 1982 年以降免疫不全患者の日和見感染症として注目されていたが，その後米国で水道水の飲用による集団発生が報告されるようになり，1993 年ミル

ウォーキーで水道水により40万人を超える感染者が発生した。また，わが国でも1996年埼玉県で町営水道水により9,000人以上の感染者が発生，その後も食物による事例，またヒトからヒト，動物の接触による感染事例が報告されている。

　本感染症・食中毒は，潜伏期2～10日で，腹痛，悪心・嘔吐，軽度の発熱などを呈し，その後粘液性の緑褐色，悪臭の水様性下痢を1～2週間呈す。また本原虫のオーシストは便中に数週間にわたって排出される場合がある。本オーシストは60℃以上の加熱，－20℃，30分の冷凍保存，また常温・乾燥状態で1～4日の保存で感染力を失う。しかし，水道水などに用いられる塩素に対しては高い抵抗性（大腸菌の約50万倍の抵抗）を示す。

　予防として，公衆衛生面からは水道水などの飲水はヒトや哺乳動物の糞便汚染を防止し，原水および浄水処理の管理を十分行う。また，一般の人たちは汚染の疑われる食物の生食をしないこと（オーシストは1分間以上の加熱処理により死滅する）。またウシやヒツジなどの動物に触れた場合十分に手洗いを行い，食物などの汚染を防ぐことも重要である。

3.7　自然毒食中毒

　自然界において動物や植物等に含まれ，ヒトや動物へ有害な影響をもたらす毒素のことを**自然毒**という。食中毒の原因となる自然毒は，フグ毒や貝毒などの**動物性自然毒**と有毒なキノコや高等植物などの**植物性自然毒**に分類される。動物性自然毒を原因とする食中毒は，主に食物連鎖を介して自然毒を体内に取り込み蓄積した魚介類に由来する。一方，植物性自然毒は，キノコや高等植物そのものが生成し，自然毒を多く含んだものをヒトが摂取すると食中毒を生じる。

3.7.1　動物性自然毒
(1)　フグ毒

　わが国の動物性自然毒による食中毒の中でもっとも発生件数が多いのがフグ中毒である。季節は秋から冬季，地域は瀬戸内海沿岸を中心とする西日本での発生が多い。また発生要因としては，近年は，正しい知識を持たない人が自ら捕獲したフグを適切な処理をせずに喫食している場合がもっとも多い。フグ中毒は，フグの体内に蓄積された**テトロドトキシン**＊が主な原因であり，食物連鎖を介して蓄積されると推定されている。テトロドトキシンは，神経細胞や筋細胞の細胞膜に存在する電位依存性ナトリ

＊テトロドトキシン（TTX：tetrodotoxin）　テトロドトキシンは水には不溶で，酸を加えると可溶となる。熱には安定である。フグ中毒による死者数は昭和30年代には年間100名ほどであったが，その後減少して現在では年間数名が報告される程度である。

表3.5　フグ毒による中毒症状

段階	中毒症状
1	口唇部・舌端の軽い痺れ，指先の痺れ，歩行困難
2	不完全な運動麻痺，嘔吐後まもなく運動不能，知覚麻痺，言語障害
3	全身が完全麻痺し骨格筋弛緩，血圧の著しい低下，呼吸困難
4	意識消失，呼吸停止による死亡

出所）長島裕二・松本拓也：食品衛生研究，**59**（7），43-51（2009）

ウムチャンネルに作用しナトリウムの細胞内への流入を抑制する神経毒である。テトロドトキシンは，家庭での通常の加熱調理では分解しない。

中毒症状は食後20分～3時間程度で発症し，段階的に進行する（**表3.5**参照）。神経毒のため症状が重篤化すると呼吸筋麻痺による呼吸困難となり，やがて呼吸が停止し死亡する。致死時間の最長は8時間であり，それを超えることができれば速やかに回復し後遺症は残らないとされる。ヒトの致死量は約10,000MU〔1**マウスユニット**＊（MU）は体重20gのマウスに腹腔内投与して30分で死亡させる毒量〕と推定されており，テトロドトキシンに換算すると約2mgに相当する。

フグ毒の毒力は，季節やフグの種類，生息海域，個体・部位等によって異なる。厚生省（現厚生労働省）は，厚生省環境衛生局長通知「ふぐの衛生確保について」（1983（昭和58）年，環乳第59号）において，処理等により人の健康を損なうおそれがないと認められるフグの種類および部位（一部漁獲海域）を指定している（**表3.6，7**参照）。卵巣と肝臓は毒性が高いことから，すべてのフグの種類について食用にすることは認められていない。また，各自治体の条例や要項に基づき，フグ調理施設・調理師資格等が規制されている。

テトロドトキシンは，フグ以外にもオウギガニ科のカニ（スベスベマンジュウガニ等）やカブトガニなどの甲殻類，フジツガイ科（ボウシュウボラ）やムシロガイ科（キンシバイ）の肉食性巻貝，ヒョウモンダコなども保有することが報告されている。

(2) シガテラ毒

熱帯・亜熱帯海域に生息する魚類の摂取を原因とする致死性の低い食中毒

表3.6 処理等により人の健康を損なうおそれがないと認められるフグの種類および部位

科名	種類（種名）	部位		
		筋肉	皮	精巣
フグ科	クサフグ	○	−	−
	コモンフグ	○	−	−
	ヒガンフグ	○	−	−
	ショウサイフグ	○	−	○
	マフグ	○	−	○
	メフグ	○	−	○
	アカメフグ	○	−	○
	トラフグ	○	○	○
	カラス	○	○	○
	シマフグ	○	○	○
	ゴマフグ	○	−	○
	カナフグ	○	○	○
	シロサバフグ	○	○	○
	クロサバフグ	○	○	○
	ヨリトフグ	○	○	○
	サンサイフグ	○	−	−
ハリセンボン科	イシガキフグ	○	○	○
	ハリセンボン	○	○	○
	ヒトヅラハリセンボン	○	○	○
	ネズミフグ	○	○	○
ハコフグ科	ハコフグ	○	−	○

注1) 本表は，有毒魚介類に関する検討委員会における検討結果に基づき作成したものであり，ここに掲載されていないフグであっても，今後，鑑別法および毒性が明らかになれば追加することもある。
2) 本表は，日本の沿岸域，日本海，渤海，黄海および東シナ海で漁獲されるフグに適用する。ただし岩手県越喜来湾および釜石湾並びに宮城県雄勝湾で漁獲されるコモンフグおよびヒガンフグについては適用しない。
3) ○は可食部位
4) まれに，いわゆる両性フグといわれる雌雄同体のフグがみられることがあり，この場合の生殖巣はすべて有毒部位とする。
5) 筋肉には骨を，皮にはヒレを含む。
6) フグは，トラフグとカラスの中間種のような個体が出現することがあるので，これらのフグについては，両種とも○の部位のみを可食部位とする。

表3.7 漁獲海域が限定されているもの

科名	種類（種名）	可食部位
フグ科	ナシフグ（有明海，橘湾，香川県および岡山県の瀬戸内海域で漁獲されたものに限る）	筋肉（骨を含む）
	ナシフグ（有明海および橘湾で漁獲され，長崎県が定める要領に基づき処理されたものに限る）	精巣

＊**マウスユニット（MU）** 毒量の測定にマウス毒性試験を用いることから，マウスユニットが毒量の単位として使用されている。近年，マウス毒性試験については，測定の精度や実験動物福祉の観点から機器分析への移行が勧められている。

をシガテラ*¹という。世界的には，カリブ海，インド洋および太平洋の南北回帰線に挟まれた地域で多発しており，年間数万人が被害を受けていると推定されている。わが国では，沖縄県から鹿児島県にかけての南西諸島を中心に発生している。

シガテラの原因は，**シガトキシン***²およびその類縁化合物を体内に蓄積した魚類の喫食である。

中毒症状は，嘔吐や下痢，腹痛等の消化器系症状，血圧降下や徐脈，動悸等の循環器系症状，温度感覚異常や知覚異常，関節痛，筋肉痛，搔痒等の神経系症状の3つに大別され，食後30分～数時間で生じる。これら中毒症状の中でシガテラに特徴的なのはドライアイスセンセーションとよばれる温度感覚異常であり，冷たいものに触れたり，口に含んだりするとピリピリとした電気的な痛みを感じる。致死性は低いものの，神経系症状は回復までに1週間程度かかり，重症の場合には数ヵ月から1年以上を要することもある。

シガトキシンを蓄積し食中毒の原因となる魚種は，わが国の周辺海域では，主にウツボ科のドクウツボ，カマス科のオニカマス（ドクカマス），フエダイ科のイッテンフエダイ，バラフエダイ，ハタ科のアカマダラハタ，バラハタ，イシダイ科のイシガキダイ，アジ科のヒラマサ等であるが，世界的にみると毒化する魚種は数百種にも及ぶといわれている。オニカマス（ドクカマス）は，厚生省環境衛生部長通知「『毒かます』について」(1953（昭和28）年6月22日，衛環発第20号) に基づき，食用としての販売が禁止されている。

(3) 麻痺性貝毒

麻痺性貝毒*³は，浮遊性の渦鞭毛藻類が産生し，それをプランクトンフィーダーの二枚貝（イガイ，ホタテガイ，アサリおよびカキ等）が捕食して主に中腸腺（ウロともよぶ）などの内臓に蓄積することにより毒化する。他に，ロブスター，ズワイガニ，トゲクリガニ等の甲殻類も毒化し，食中毒も報告されている。麻痺性貝毒は，水溶性物質**サキシトキシン***⁴およびその類縁化合物の総称である。麻痺性貝毒は熱に強く，家庭での加熱調理では分解しない。

麻痺性貝毒は，フグ毒のテトロドトキシンと同じく神経細胞や筋細胞の細胞膜に存在する電位依存性ナトリウムチャンネルに作用する神経毒である。毒化した二枚貝等を喫食すると，5～30分で中毒症状を生じる。中毒症状は，口唇・舌の軽い痺れ，顔面や四肢末端の痺れから始まり，重症になるにつれて運動失調や言語障害，呼吸困難の症状を呈し，呼吸停止により死亡する場合もある。

わが国では，厚生省環境衛生局長通知「麻痺性貝毒等により毒化した貝類の取扱いについて」(1980（昭和55）年7月1日，環乳第29号) に基づき，貝

---

*1 シガテラ（ciguatera） カリブ海に生息するニシキウズガイ科の巻貝（*Cittarium pica*）がシガ（cigua）とよばれることに由来する。世界規模でみると，シガテラは動物性自然毒による食中毒の中で患者数がもっとも多い。

*2 シガトキシン（ciguatoxin） 付着性の渦鞭毛藻類の*Gambierdiscus*属が産生する。テトロドトキシンが細胞内へのナトリウムの流入を抑制するのに対し，シガトキシンは逆に促進する。

*3 麻痺性貝毒 麻痺性貝毒による食中毒はParalytic shellfish poisoningとよばれ，PSPと略されることが多い。

*4 サキシトキシン（STX：saxitoxin）「化学兵器の禁止及び特定物質の規則等に関する法律（平成7年法律第65号）」の特定物質に指定されている。そのため，サキシトキシンの製造，使用および保管は厳しく規制されている。

表3.8 食中毒の原因となるその他の動物性自然毒

動物性自然毒	中毒成分	特徴および中毒症状
巻貝の唾液腺毒	テトラミン	エゾバイ科のヒメエゾボラ，エゾボラモドキ，エゾボラ，スルガバイ等の肉食性巻貝（ツブやつぶ貝とよぶことも多い）は唾液腺にテトラミンを含む。そのため，唾液腺を除去すれば安全に食すことができるが，除去せずに喫食すると30分〜1時間で酩酊感（酔ったような感じ）や視力低下，めまい，頭痛，眠気，腹痛，吐き気，嘔吐等を生じる。通常は，発症から数時間で回復する。
記憶喪失性貝毒	ドウモイ酸	珪藻類が産生する水溶性アミノ酸のドウモイ酸を蓄積した二枚貝等を喫食すると，15分〜数時間で吐き気や嘔吐，下痢，腹部麻痺，頭痛等を生じる。重症の場合には記憶障害が生じ後遺症が残る場合がある。この症状から記憶喪失性貝毒と命名された。食中毒は最初に発見されたカナダ（プリンス・エドワード島）の事例のみが報告されている。
神経性貝毒	ブレベトキシン群	渦鞭毛藻類が産生する脂溶性のブレベトキシン群を蓄積した二枚貝等を喫食すると，数分〜3時間で腹痛や下痢，吐き気，嘔吐等の消化器系症状と筋肉痛や口唇・舌の感覚異常，運動失調等の神経系症状を生じる。この症状から神経性貝毒と命名された。食中毒は主に米国のメキシコ湾沿岸およびニュージーランドで発生している。
アオブダイ毒	パリトキシン様毒	毒化したブダイ科のアオブダイの肝臓や筋肉を喫食すると，5〜24時間で筋肉痛や倦怠感，呼吸困難，尿の色調変化（黒褐色）の症状を生じる。特徴的なのは横紋筋融解症であり，血清クレアチニンホスホキナーゼの異常な高値やミオグロビン尿などがみられる。回復には数日〜数週間を要し，重症の場合には死亡する。中毒成分は特定されておらず，一般的にはパリトキシン様毒とよばれている。近年，アオブダイ毒と同様の中毒症状が，毒化したハコフグ科のハコフグやウミスズメの喫食でも報告されている。
ナガズカ卵巣毒	ジノグネリン	タウカジ科のナガズカの卵巣にはリゾ型リン脂質のジノグネリンが含まれ，喫食すると腹痛や下痢，嘔吐等の消化器系症状を生じる。
アワビの毒	ピロフェオホルバイドa	春先のアワビ類（メガイ，トコブシ，エゾアワビ等）の中腸腺（ウロ，ツノワタともよぶ）を喫食して日光を浴びると，1〜2日で顔面・四肢の発赤やはれ，疼痛，やけど様の水疱等の光過敏症の症状を生じる場合がある。これらの作用は，中腸腺に蓄積したクロロフィルa誘導体のピロフェオホルバイドaによる。
バイの毒	ネオスルガトキシン プロスルガトキシン	1965年頃に静岡県沼津産のエゾバイ科バイ（海つぼともよぶ）を喫食して口渇，視力減退，瞳孔散大，嘔吐および便秘等の症状を生じる食中毒が発生した。中毒成分として中腸腺に局在するネオスルガトキシンおよびプロスルガトキシンが単離された。同様の食中毒は，その後報告されていない。
ビタミンA過剰	ビタミンA	スズキ科のイシナギの肝臓にはビタミンAが多量に含まれており，喫食後30分〜12時間で激しい頭痛，顔面紅潮，発熱，顔面浮腫，吐き気等のビタミンA過剰症の症状を生じる。さらに2〜3日後からビタミンA過剰症に特徴的な顔面や四肢の皮膚の剥落が生じ，重症の場合は全身に及ぶ。イシナギの肝臓は食用販売が禁止されている。イシナギの他，ギンダラ科アブラボウズやサバ科マグロ等の大型種の魚類の肝臓でも同様の食中毒を生じる場合がある。
異常脂質（ワックスエステル）	ワックスエステル	クロタチカマス科のバラムツおよびアブラソコムツの脂質の大部分はヒトが消化できないワックスエステルである。そのため，喫食後数時間で油っぽい下痢や腹痛，吐き気，嘔吐，頭痛等を生じる。バラムツおよびアブラソコムツは食用販売が禁止されている。

出所）塩見一雄・長島裕二：新・海洋動物の毒，成山堂書店（2013）
自然毒のリスクプロファイル（厚労省HP）より改変

類の可食部4MU/g（1MUは体重20gのマウスに腹腔内投与して15分で死亡させる毒量）が食用販売の規制値とされている。

(4) 下痢性貝毒

下痢性貝毒*は，浮遊性の渦鞭毛藻が産生する脂溶性物質の**オカダ酸**およびディノフィシストキシン群である。食物連鎖によりプランクトンフィーダーの二枚貝（ホタテガイ，アサリ，イガイおよびカキ等）が下痢性貝毒を主に

***下痢性貝毒** 下痢性貝毒による食中毒はDiarrhetic shellfish poisoningとよばれ，DSPと略されることが多い。1976年に宮城県で発生したムラサキイガイによる集団食中毒をきっかけに発見された。

中腸腺に蓄積することにより毒化する。下痢性貝毒は熱に強く，家庭での加熱調理では分解しない。

中毒症状は，食後30分〜4時間程度で発症し，主に下痢（水様便）や吐き気，嘔吐および腹痛の症状を呈す。通常2〜3日で回復し，後遺症や致死的になることはない。下痢性貝毒は，以前は化学物質特性に基づき脂溶性貝毒とよばれていたが，症状の特徴から現在は下痢性貝毒とよばれるようになった。

わが国では，厚生省環境衛生局長通知「麻痺性貝毒等により毒化した貝類の取扱いについて」(1980（昭和55）年7月1日，環乳第29号）に基づき，貝類の可食部0.05MU／g（1MUは体重20gのマウスに腹腔内投与して24時間で死亡させる毒量）が食用販売の規制値とされている。

3.7.2　植物性自然毒
(1)　キノコ

わが国ではキノコによる食中毒が毎年数十件も発生しており，その8割以上は9〜11月に集中している。多くは，食用可能なキノコと間違って外観がよく似ている毒キノコを自ら採取したり，知人から譲り受けたキノコに毒キノコが混入していたことによる。また，「地味な色のキノコは食べられる」「ナスと一緒に調理すれば食べられる」「虫食い跡のあるキノコは食べられる」などの迷信を信じて毒キノコを喫食した事例がたびたび報告されているが，これらの迷信には科学的根拠はなく，信じて毒キノコを喫食すると食中毒を起こすので注意すべきである。

中毒症状に基づき毒キノコを分類すると，下記の3つに大別できるとされている。わが国で食中毒の発生が多いのは消化器障害型の**ツキヨタケ**[*1]（毒成分：**イルジンS**) および**クサウラベニタケ**[*2] であり，この2つでキノコによる食中毒の年間発生件数の5割以上を占める。次いで多いのはカキシメジである。原形質毒性型のキノコは毒性が強く，毒成分アマニタトキシンを含む毒キノコ（ドクツルタケ，シロタマゴテングタケ等）による死亡事例がわが国ではもっとも多い。

① 消化器障害型（クサウラベニタケ，ツキヨタケ，カキシメジ等）：吐き気，嘔吐，下痢等
② 神経障害型（テングタケ，シビレタケ，ドクササコ，オオキヌハダトマヤタケ等）：知覚異常，神経系障害等
③ 原形質毒性型（ドクツルタケ，シロタマゴテングタケ，ニセクロハツ，カエンタケ等）：コレラ様症状，肝臓障害，腎臓障害，循環器系障害等

(2)　高等植物

植物性自然毒による食中毒は主にキノコが原因であるが，他に高等植物に

[*1] ツキヨタケ　キシメジ科ツキヨタケ属のキノコであり，ブナやカエデ類の枯れ木や倒木に生える。傘を割ったときに柄の付け根に黒紫色のしみがあるのが特徴である。食用にできるヒラタケ，シイタケおよびムキタケと間違われることが多い。

[*2] クサウラベニタケ　イッポンシメジ科イッポンシメジ属のキノコであり，食用にできるウラベニホテイシメジ，ハタケシメジおよびホンシメジと間違われることが多い。

表 3.9　過去に食中毒の原因となったその他の高等植物

高等植物	主な中毒成分	中毒症状	過去に誤認した主な食用植物
スイセン	リコリン／ガランタミン	摂取後30分以内に吐き気，嘔吐，下痢等の消化器系症状を生じる。	ニラ，タマネギ，ノビル
ジギタリス	ジギトキシン／ギトキシン	摂取すると，吐き気，嘔吐，口渇，下痢，高カリウム血症，徐脈，不整脈等を生じる。心筋細胞に作用する強心配糖体であるため，心停止により死に至ることもある。	コンフリー ＊コンフリーはいわゆる健康食品として好まれていたが，海外で成分のピロリジジンアルカロイドによる肝臓障害が複数報告されたため現在は食用販売の自粛が要請されている。
ドクゼリ	シクトキシン	摂取後15～90分で吐き気，嘔吐，下痢，腹痛を生じ，重症の場合には中枢神経系作用により麻痺を生じる。毒性が非常に強く，死亡する場合も多い。	セリ，ワサビ ＊ドクゼリの根茎を割るとタケノコ様の節がみられるのが特徴である。
シキミ	アニサチン	摂取後1～6時間で吐き気，嘔吐，下痢を生じ，さらに中枢神経系作用により興奮，麻痺，目振等を生じる。	スターアニス ＊スターアニスは八角，大茴香（ダイウイキョウ）とよばれることもある。シキミと外観が非常によく似ており区別しにくい。
ドクウツギ	コリアミルチン／ツチン	摂取すると，嘔吐，麻痺，縮瞳等を生じ，重症の場合には呼吸停止により死に至ることもある。	ヤマモモ ＊ドクウツギの実は赤く甘いため，子どもが誤って口にしやすい。
ヨウシュヤマゴボウ	フィトラッカトキシン	摂取後30分～5時間で吐き気，嘔吐，下痢，口腔内の灼熱感等を生じ，重症の場合には低血圧，麻痺等を生じる。	クルミ ＊キク科モリアザミの根が「ヤマゴボウの漬物」として販売されていることがあり，ヤマゴボウ科のヨウシュヤマゴボウを同じものであると誤認する場合がある。
イヌサフラン／グロリオサ	コルヒチン	摂取後2～12時間で吐き気，嘔吐，腹痛，下痢，呼吸不全を生じ，数日後に骨髄形成不全，白血球・血小板減少，横紋筋融解症，腎臓障害，脱毛等を生じる。毒性が非常に強く，多臓器不全等により死に至ることもある。	イヌサフラン：ギョウジャニンニク，タマネギ，ジャガイモ，ミョウガ グロリオサ：ヤマイモ
ユウガオ／ヒョウタン	ククルビタシン	摂取後15分から数時間で吐き気，嘔吐，腹痛，下痢等を生じる。	
ギンナン	4-O-メチルピリドキシン	多量に摂取すると1～12時間で，嘔吐，めまい，不整脈，けいれん等を生じ，重症の場合には死亡することもある。	＊数個程度の摂取量では被害は起きないが，数十個以上と多量に摂取すると中毒を起こす。
クワズイモ	シュウ酸カルシウム	シュウ酸カルシウムは針状結晶であるため，摂取すると口腔内にたくさんの針が刺さるような刺激痛を感じ，さらに咽頭の浮腫，嚥下困難等を生じる。	ハスイモ，サトイモ

注）＊の文章は，知っておいて欲しいこと
出所）内藤裕史：中毒百科 事例・病態・治療（改訂第2版），南江堂（2001）
　　　鵜飼卓監修，日本中毒情報センター編：急性中毒処置の手引 必須272種の化学製品と自然毒情報（第3版），薬業時報社（1999）
　　　自然毒のリスクプロファイル（厚労省HP）より改変

よる食中毒も毎年発生している。多くは，外観が似ているために有毒植物を食用にできる山菜と間違って採取することが原因である。わが国ではチョウセンアサガオ類やバイケイソウ類，トリカブト類による食中毒の発生が多く，患者数が多いのは小学校等での大規模食中毒になりやすいジャガイモである。これまでに食中毒の原因となったその他の高等植物の特徴を**表3.9**に示す。

1）チョウセンアサガオ＊類およびハシリドコロ

ナス科の**チョウセンアサガオ類**（チョウセンアサガオ属，キダチチョウセンアサガオ属）や**ハシリドコロ**は，**スコポラミン**や**アトロピン**（dl-ヒヨスチアミン），l-ヒヨスチアミン等のトロパンアルカロイドを含む。キダチチョウセンア

＊チョウセンアサガオ（別名：マンダラゲ）　江戸時代の医学者である華岡青洲が使用した世界で最初の全身麻酔薬「通仙散」の原料に使用されたことで有名である。

ガオ属は，エンジェルストランペットとよぶこともある。

　中毒症状は，摂取後 30 分〜 1 時間で，瞳孔散大や口渇，皮膚の乾燥，皮膚の紅潮，ふらつき，徐脈等の末梢性抗コリン症状，幻覚・妄想，興奮，麻痺等の中枢神経系症状を呈する。食中毒は，チョウセンアサガオ類の根をゴボウ，種子をゴマ，蕾をオクラ，葉をモロヘイヤと誤認した事例がある。ハシリドコロによる食中毒は新芽が出る 4 月に多く，新芽をフキノトウ，ウドの芽，タラノキの芽等と誤認した事例がある。

2）バイケイソウ

　シュロソウ科の**バイケイソウ**や**コバイケイソウ**は，ベラトラミンやジェルビン，シクロパミン，プロトベラトリン等のステロイドアルカロイドを含む。

　中毒症状は，摂取後 30 分〜 3 時間で吐き気や嘔吐，血圧低下，けいれん，徐脈，悪寒，呼吸困難等の症状を呈する。食中毒は 4，5 月に発生し，新芽を食用となる山菜のギボウシ類（ウルイ）やギョウジャニンニクと間違って採取することが原因である。

3）トリカブト*

　キンポウゲ科の**トリカブト類**は，**アコニチン**やメサコニチン等のアコニチン系アルカロイドを含んでおり，部位別の含量は塊根＞花＞葉の順に多いとされている。ただし，トリカブト類の種類や季節，生育地域によりアコニチン系アルカロイドの含量は異なる。

　中毒症状は段階的に悪化し，摂取後 10 〜 20 分以内に口唇・舌の痺れや灼熱感の初期症状を呈し，次第に四肢の痺れや酩酊感，動悸，吐き気，嘔吐，

＊トリカブト　トリカブトによる食中毒は食用となる山菜との誤認が主な原因であるが，他にトリカブトの開花時期に採取された野生蜂蜜を原因とする食中毒も報告されている。また，適切な処理を施された根は附子（ぶし）という名で生薬として使用される。

コラム 13　白インゲン豆による食中毒はどうして起きたか？

　2006（平成 18）年，白インゲン豆の喫食により 150 名以上の食中毒が発生した。これは，テレビ番組が白インゲン豆を用いたダイエット法を紹介したことがきっかけだったが，私たちが日常的に食べている白インゲン豆でどうして食中毒が起きたのか。問題は，番組で紹介された「白インゲン豆を 2 〜 3 分煎り，粉末状にして食べる」という調理法であった。この調理法通りに作った白インゲン豆の粉末（大さじ 2 杯程度）を食べた人たちが，吐き気，嘔吐，下痢などの中毒症状を発症したのである。生の白インゲン豆にはレクチンという食中毒の原因となる糖たんぱくが含まれているが，レクチンは加熱により変性するため，白インゲン豆を茹でるなどして十分に加熱した後に食べれば食中毒は起きない。しかし，番組で紹介されたように 2 〜 3 分煎った程度では加熱不足となり，食中毒を引き起こしてしまったというわけである。この食中毒事例は，健康志向などから，安全に食べられるとわかっている昔ながらの調理法と異なるやり方で食品を取り扱うと，場合によっては食中毒の原因になる可能性があるという教訓になっている。

厚生労働省 HP
白インゲン豆の摂取による健康被害事例について（平成 18 年 5 月 22 日）
http://www.mhlw.go.jp/houdou/2006/05/h0522-4.html

嚥下困難，脱力感等を生じて起立不能となる。末期には不整脈や血圧低下，呼吸麻痺を生じ，死亡する場合もある。食中毒は主に新芽がでる4，5月に発生する。これは，トリカブト類の新芽が食用となる山菜のニリンソウ（フクベラ）およびモミジガサ（シドケ）と非常によく似ており，混生している場合もあることから，これらの山菜と間違ってトリカブト類を採取してしまうためである。

4) ジャガイモ

ナス科のジャガイモは，α-ソラニンおよびα-チャコニン（以下，ソラニン類）のグリコアルカロイドを含む。ソラニン類は，塊茎（食用となるイモの部分）にも含まれている。特に，ジャガイモの部位別には皮や芽の出た部分に多く，光に当たったものや未成熟で小さいものにも多く含まれる。

ソラニン類の含量が多いジャガイモの喫食による食中毒症状は，食後数分〜12時間程度で吐き気，嘔吐，下痢，頭痛，徐脈等を生じる。わが国の食中毒は主に小学校で発生しており，授業の一環として敷地内で栽培されたジャガイモが原因である。これは，不慣れな人が栽培すると，過密栽培や肥料不足のためにジャガイモの成熟が悪く，不十分な土寄せや光が当たる場所で不適切に保管されると，ジャガイモ中のソラニン類の含量が多くなるためである。また，ソラニン類の含量が多い皮部分を取り除かずに喫食することも食中毒の一因となる。

5) 青酸配糖体[*1]

バラ科のウメやアンズ，ビワ，モモ，サクランボ等の未成熟な果実や種子の仁には**アミグダリン**等の**青酸配糖体**が含まれており，摂取すると体内で青酸が生じて食中毒を生じる。

中毒症状は摂取後30分〜2時間で生じ，嘔吐や腹痛等の消化器系症状，呼吸困難等の呼吸器系症状，麻痺等の神経系症状などのシアン化物中毒と同様の症状を呈する。欧米諸国では，いわゆる健康食品として食されるアプリコットカーネル（苦仁種）による食中毒が問題となり，摂取は1日に1〜2個にとどめるよう注意を喚起している国もある。

3.8 化学性食中毒

化学性食中毒とは本来食品には含まれていないか，あるいは微量に存在する化学物質が，人に対して作用を及ぼす量混入することによって起こる食中毒をいう。

厚生労働省が毎年発表する**食中毒発生状況**[*2]によれば，化学性食中毒は化学物質による食中毒に分類され，微生物が関わる食中毒や，フグ毒やキノコ毒など動植物に存在する自然毒による食中毒は除いている。また，アレルギ

[*1] **青酸配糖体** アミグダリンの他に，食用植物に含まれる青酸配糖体としてタケノコのタキシフィリン，キャッサバのリナマリンなどがある。タキシフィリンは熱に弱いという特性があるため，タケノコを十分に加熱すれば安全に食べられる。

[*2] **食中毒発生状況** 厚生労働省が毎年発表している全国の食中毒発生状況で，都道府県ごとの件数やその原因についてデータを示している。その中で原因（病因）物質としては細菌，ウイルス，化学物質，自然毒（植物性自然毒，動物性自然毒），その他，不明に分けて分類されている。

表 3.10 病因物質別事件発生数および死者数

病因／年度	2008(平成20)年	2009(平成21)年	2010(平成22)年	2011(平成23)年	2012(平成24)年
総　数	1,369 (4)	1,048 (0)	1,254 (0)	1,062 (11)	1,100 (11)
細　菌	778 (1)	536	580	543 (10)	419 (8)
ウイルス	304	290	403	302	432
化学物質	**27**	**13**	**9**	**12**	**15**
自然毒	152 (3)	92	139	69 (1)	97 (3)
その他，不明	108	117	123	136	137

注)（ ）死者数

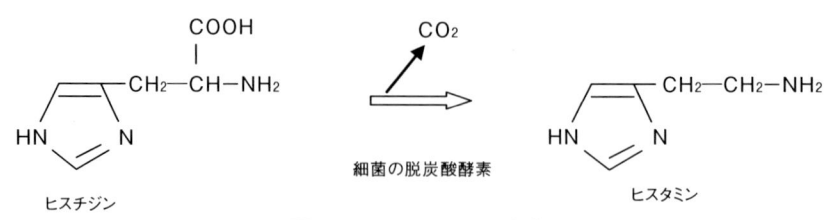

図 3.4 ヒスタミンの生成

一様食中毒の原因であるヒスタミンは微生物に起因するものであるが化学物質として分類されている。現在，化学物質による食中毒は一過性の急性中毒がほとんどであるが，かつてわが国で大規模に発生し，社会問題となった**水俣病**[*1]の有機水銀中毒やPoly Chlorinated Biphenyl（PCB）による**油症**[*2]，**ヒ素ミルク事件**[*3]など化学物質による長期の暴露による亜急性または慢性中毒も厳密には化学性食中毒に含まれるが，統計では化学性食中毒として扱っていない。また，金属類による食中毒は化学性食中毒に含まれるが，これらについては5章で述べる。

発生状況　表3.10に厚生労働省による最近5年間の**食中毒発生事例件数**を示した。このように毎年の発生数の中では化学物質による食中毒の件数は少なく，全件数の数%に過ぎない。また，死者も出ていない。原因である化学物質としては，ヒスタミンによる食中毒が多く，例年件数の大半を占めている。表に示さない過去の件数をみてもヒスタミンによる食中毒が主である傾向は変わっていない。

3.8.1 アレルギー様食中毒

アレルギー様食中毒の原因となる化学物質**ヒスタミン**は食品，魚肉中のヒスチジンが腐敗の過程で細菌の脱炭酸酵素によってヒスタミンに変換され食品中に蓄積されて発生する。図3.4にヒスタミンの生成を示した。

とくにこの酵素を持つ**モルガネラ・モルガニー**（*Morganella morganii*）といった海洋細菌に汚染される機会が多い海産魚類の食品に発生する。原因食品としてはカジキ，マグロ，サンマ，イワシ，サバなど遊離ヒスチジン含量が多い魚の加工，調理品で，食後30分から1時間ほどで顔面の熱感，じんま

[*1] 水俣病　第5章 有害性金属の項 参照。

[*2] 油症　第5章 ダイオキシン類の項 参照。

[*3] ヒ素ミルク事件　第5章 有害性金属の項 参照。

しん様発疹，頭痛，下痢，悪寒，脱力感，酩酊感等の症状を呈する。免疫反応によるアレルギーとは異なる作用機序であるが，似た症状を呈することからアレルギー様という。これらの症状は，ほぼ24時間以内に回復する。死亡例はない。毎年，1年を通して発生している。特にカジキなどは集団給食の献立に乗りやすいことからいったん発生すると大規模な患者数の多い食中毒事件となりうる。

人に対してヒスタミン70～1,000mgで発症するといわれているが，条件によってはこれより少ない量でも発症の可能性がある。熱に安定で加熱調理による分解はないことから原材料の魚がヒスタミンに汚染されていないことが大事である。また，チーズなど発酵食品にも含まれるが，摂取量が少ないため通常は中毒の心配はない。ただし，ある種の向精神薬を服用している患者には注意が必要である。

予 防 原因物質はヒスタミンという化学物質であるが，細菌が産生する物質であることから，細菌の増殖を抑えることである。流通，加工，調理における一般の細菌性食中毒の予防法である温度管理が重要である。

3.8.2 ヒスタミン以外の化学物質

ヒスタミン以外の化学物質としては，近年1983年以降の食中毒事例から原因物質を拾ってみると，金属類では銅およびスズ，各種洗剤，消毒薬の**塩化ベンザルコニウム**，食品添加物ではグルタミン酸，**ニコチン酸，銅クロロフィリンNa**，亜硫酸塩，過酸化水素，D-ソルビトール，次亜塩素酸，**農薬**では故意に入れられたと思われるメソミル，パラコート，ジクワット，その他たばこの**ニコチン**，肥料用石灰，流動パラフィン等があげられる。また，混入ではないがメロンから自然に発生した成分由来の酢酸エチル等が原因と思われる事例も報告されている。これらによる食中毒は発生件数も少なく，また，死に至るような重篤な症状はほとんどない。それはいずれの物質も比較的毒性が弱いこと，摂取量が少なかったこと，そしてこれらにより人が刺激や味に異常を訴え，あるいは嘔吐や腹痛といった症状を発現したため，摂食を継続しなかったことによる。

過去の食中毒事例から，各物質について述べる。

(1) メタノール

メタノールによる中毒は，わが国では終戦直後の混乱期密造酒により多数の死者を出して以来，1960年以降長い間報告されていない。しかし，外国では未だにメタノールによる中毒が発生している。2006年ロシアで，メタノールと思われる食中毒事件が起き死者が出たと伝えられた。原因物質は必ずしも明らかではないが，密造酒の他，消毒剤，燃料，不凍液といったエタノールを含む溶液を酒代わりに飲用したともいわれている。2011年にはイ

ンドでメタノールを含むとされる密造酒によって死者100名以上という中毒事件が発生した。酒類にはもともと製造過程で生成する微量のメタノールを含むが，わが国の食品衛生法ではアルコール飲料に含まれるメタノールの濃度を1mg/mLまでとしている。メタノールの経口致死量は大人で50～200mLで，中毒症状は頭痛，めまい，下痢，嘔吐後視神経が侵され10～15mL摂取で失明するという。

(2) 洗剤等

洗剤*が食品に混入して中毒する例は多い。洗剤は家庭でも飲食店でもどこにでも存在するものであり，特に飲食店等で大量に使用する場合，元の大容器から小分けし別の容器へ移し替えて使われていることも多い。1998年，飲食店で白ワインを飲んだ女性が，飲用後のどの痛み，手のしびれ，倦怠感の症状を呈した。店で使用しているワイン容器に食器洗い洗剤を一時的に保管していたことが原因であった。この他にも洗剤を移し替えた容器が食品の容器であったことなどで食品と間違えられている。台所用，洗濯用洗剤の成分は陰イオン界面活性剤や非イオン界面活性剤を主に，その他両性界面活性剤等が混合されている。その混合比は製品によって異なる。一般にこれらの毒性は弱く，大量に摂取しないことから重症とはならないが，口腔，咽頭の炎症，嘔吐，腹痛を起こす。もしアルカリ性が強い洗剤ではそのままで人が摂取すると，嘔吐，喉の異常を呈し，咽頭，口腔の粘膜などが冒され症状が重くなる。洗剤類は食品の容器に保管しないこと，さらに，事情を知らない人が誤ることが多いので，容器に保管する際は洗剤であることを誰でも分かるように明記することである。

陽イオン界面活性剤である**塩化ベンザルコニウム**はその殺菌力から手指の消毒に飲食店等ではよく用いられている。前記洗剤よりは毒性は強く，口腔を刺激し，咽頭痛，腹痛を起こす。2001年売店で購入したコールスローサラダを食べたところ，直後に舌のしびれ，胃痛を呈した。店でサラダを調理する際，調理用手袋を使用したが，これの消毒に本剤を通常薄めて使うところを原液のまま使い，しかも洗い落とさず調理したことで発生した。他の事例では食品を直接本剤に浸して調理した例もあることから，使用者には保管の方法ばかりでなく，使用方法も周知徹底すべきである。

(3) 食品添加物

食品添加物による中毒事故は，わが国では食品衛生法に厳しく規制されていることから近年ほとんど発生はない。しかし発生事例では食品衛生法に定められた使用基準に違反したことで起こっている。

過酸化水素や次亜塩素酸は食品添加物として食品への使用は認められているが，最終製品に残存してはならないとされている。食品に残存した場合，

---

*洗剤 洗剤は水だけでは落ちない油やたんぱく質等の汚れを落とすため用いられ，界面活性剤，アルカリ洗剤，酸性洗剤がある。界面活性剤には陰イオン系（アニオン），陽イオン系，非イオン系，両性系に分類される。

いずれも口腔，咽頭，喉頭等消化管に炎症を起こし悪心，嘔吐の症状を呈する。

銅クロロフィリンは，着色の目的で使用されるが，銅の毒性から野菜類の貯蔵品では銅として0.10g／kg（100ppm）の使用基準が定められている。使用基準以上に使用したことで中毒事故は発生している。

ニコチン酸は，食肉に使用することは禁止されている。しかし，肉に添加することで肉の赤みを保持し鮮度を良く見せることから精肉店で故意に使われることがある。天然にもビタミンとして肉中に存在するが，その含有量は10mg％以下と微量であり，中毒には至らないが，多量に添加され中毒を起こしている。

(4) その他の化学物質

たばこの**ニコチン**による中毒も後を絶たない。食中毒というよりは乳幼児の誤飲事故として多く発生している。1993年，会社の食堂で社員5名が昼食中お茶の味に異常を感じて，めまい，立ちくらみ，吐き気，嘔吐などの症状を呈した。原因はお茶の入ったやかんのふたを，たまたま開封されたたばこの箱の上に置いたことで，ふたの裏にたばこの箱が密着してやかんの中に落ちたものである。ニコチンの中毒量は1～4mgで中枢神経に作用し，悪心，めまい，嘔吐等の症状を呈する。致死量は成人で30～60mg，子供で10～20mgであり，成人はおよそ2本のたばこで致死量に達する。

1999年，飲食店でてんぷらを食べた客3名が喫食直後口腔内に異常を感じて，口腔内および咽喉頭にびらんを生じ，吐き気，頭痛を呈した。店主が畑で使う肥料用に小分けした消石灰を厨房に持ち込んだため，小麦粉と勘違いしたものである。一般の人が**消石灰**（$Ca(OH)_2$）を扱うことは少ない。しかし身近にも食品の乾燥剤として**生石灰**（CaO）が使用されているので，袋が破れて食品に混入することがある。消石灰と同様強アルカリ性で消化管を腐食するので，応急処置でも吐かせてはならないため，胃洗浄を施す。

予 防 化学物質による食中毒は毎年のように発生しており，それらの原因となる物質は通常生活している中にあり，不注意によるところが多い。厨房や台所内は常に整理整頓を徹底する。殺虫剤や消毒薬などの薬品は厨房等に持ち込まず，食品と隔絶する。食品以外の薬品は，絶対に食品容器に入れない。保存容器には何が入っているか，だれもが分かるようにきちんと中身を明記することである。

【演習問題】

問1 食中毒に関する記述である。正しいのはどれか。1つ選べ。

(2011年国家試験)

(1) ボツリヌス菌の毒素は，100℃，15分の加熱では失活しない。
(2) セレウス菌の嘔吐毒（セレウリド）は，100℃，30分の加熱では失活しない。
(3) ウェルシュ菌は，真空包装すれば増殖しない。
(4) 黄色ブドウ球菌は，7.5％食塩水中では増殖しない。
(5) 腸炎ビブリオ菌は，海水中では増殖しない。

解答 (2)

問2 ノロウイルスに関する記述である。正しいものの組合せはどれか。

(2010年国家試験)

a 感染者の吐物や糞便から感染する。
b ヒトの腸管内で増殖する。
c 60℃，1分間の加熱で不活性化する。
d 感染による症状は，手足の麻痺である。

(1) aとb (2) aとc (3) aとd (4) bとc (5) cとd

解答 (1)

問3 水産物の自然毒に関する記述である。正しいものの組み合わせはどれか。

(2009年国家試験)

a 麻痺性貝中毒の毒素は，プランクトン由来である。
b 下痢性貝中毒の毒素は，貝の中腸腺が合成する。
c フグ毒は，食物連鎖によりフグ体内に蓄積する。
d シガテラ毒は，草食性魚の肝臓で合成される。

(1) aとb (2) aとc (3) aとd (4) bとc (5) cとd

解答 (2)

【参考文献】

坂崎利一編：食水系感染症と細菌性食中毒，中央法規出版（2000）
熊谷進編：HACCP：衛生管理計画の作成と実践　改訂データ編，中央法規出版（2003）
品川邦汎：わが国の食中毒の歴史―特に，微生物食中毒を主体に―，食衛誌，**51**，274-278（2010）
Shabbiir Simjee：*Foodborne Diseases*, Humana press Inc.（2007）
Riemann, H. P. and Cliver D. O.：*Foodborne Infections and Intoxications*, Third ed. Academic press（Elisevier），（2006）
日本食品衛生学会編：食品安全の事典，朝倉書店（2009）
塩見一雄・長島裕二：新・海洋動物の毒，成山堂書店（2013）
安元健・海産自然毒中毒の最近の傾向，*Mycotoxins*, **63**（1），73-84（2013）
野口玉雄・村上りつ子：貝毒の謎―食の安全と安心―，成山堂書店（2004）
大城直雅：魚類の毒（4）シガテラ毒，食品衛生研究，**60**（1），37-45（2010）
山浦由郎：きのこ中毒，食品衛生学雑誌，**50**（5），J301-J306（2009）

佐竹元吉監修：学研フィールドベスト図鑑 日本の有毒植物，**16**，学研マーケティング（2012）

内藤裕史：中毒百科 事例・病態・治療（改訂第2版），南江堂（2001）

鵜飼卓監修，日本中毒情報センター編：急性中毒処置の手引 必須272種の化学製品と自然毒情報（第3版），薬業時報社（1999）

日本食品衛生学会編：食品安全の事典，朝倉書店（2009）

有薗幸司編：健康・栄養科学シリーズ食べ物と健康食品の安全，南江堂（2013）

登田美桜・畝山智香子・森川馨他：わが国における自然毒による食中毒事例の傾向（平成元年〜22年），食品衛生学雑誌，**53**（2），105-120（2012）

厚生労働省HP

塩見一雄ほか：自然毒のリスクプロファイル「厚生労働科学研究（自然毒のリスクプロファイル作成を目指した調査研究）」
http://www.mhlw.go.jp/topics/syokuchu/poison/

東京都立衛生研究所・東京都健康安全研究センター編：「化学物質及び自然毒による食中毒事件例」研究年報，**34-56**（1983-2005）

日本食品衛生学会編：食品安全の事典，朝倉書店（2009）

4 食品による感染症・寄生虫症

4.1 経口感染症

経口感染症と食中毒は共に消化器疾患であるが,病原菌がヒトからヒトへ感染力を有する場合は,経口感染症に分類される。経口感染症が疑われる場合には,医師は感染症法に従って,保健所等に届ける義務がある。また,経口感染症の場合は,原因となった食品だけでなく,患者の排泄物等からの二次感染から感染するため,その対処に注意が必要である。ここでは食品を媒介にした経口感染症を,取り上げる。

4.1.1 細菌性赤痢

細菌性赤痢は「感染症の予防及び感染症の患者に対する医療に関する法律:感染症法」において2類感染症に位置づけられる急性消化器系感染症である。原因菌は赤痢菌(*Shigella* 菌)であり,A群志賀赤痢菌(*S.dysenteriae*),B群フルキシネル菌(*S.flexneri*),C群ボイド菌(*S.boydii*),D群ソンネ菌(*S.sonnei*)がある。赤痢菌の中でも志賀赤痢菌はベロ毒素を産生する。本毒素は腸管出血性大腸菌の産生毒素と同じ抗原性を示す。

わが国では海外旅行者に発生が増加しており,1945年までは志賀赤痢菌が多かったが,現在は比較的病原性が低いD群ソンネ菌が主流となっている。サルにおいてもヒトと同じ症状を呈し,わが国では1974年以降ペットショップなどでサルへの感染が報告されて社会問題となった。サルからサル,サルからヒト,ヒトから食品を介して感染する事例がみられる。

潜伏期は経口感染してから2〜6日間であり,症状は一過性の発熱,腹痛,しぶり腹,下痢である。下痢はこの疾病に特有である「しぶり腹」と強い腹痛を伴う。ソンネ菌の感染の場合は軽症で終わることが多く,保菌者になることがある。予防としては,海外での感染が多いため,赤痢発生国では生水,生ものなどの飲食を避ける。治療は主に抗生物質(ナリジキシ酸,カナマイシン,アンピシリンなど)が使用されるが薬剤耐性菌の出現が多いため,**感受性試験***を行った後に適切な投薬を行う必要がある。

4.1.2 コレラ

コレラには,ガンジス川流域での風土病から発生したアジア型コレラ(古典型コレラ)と1961年頃からインドネシアのセルベス島に起源を発するエルトールコレラがあるが,現在発生が継続しているのはエルトール型である。アジア型は溶血性がないがエルトール型はある。コレラはおもに水系感染で

***感受性試験** 薬剤感受性試験のひとつ。希釈法と拡散法がある。寒天培地または液体培地を用いて,対象菌の薬剤に対する感受性を測定する。

あるため，上水道，下水道の整備が不十分である国，地域に発生がみられる。コレラの原因菌は**コレラ菌（*Vibrio cholerae*）**とよばれグラム陰性，無芽胞の一端一毛のコンマ型をしている特徴的な桿菌である。生化学性状ではすべて *V. cholerae* に分類されてしまうことから，血清型で区別される。O1 血清型に属するものはコレラ菌とよばれ，これ以外は non O1 型（ナグビブリオ）とよばれる。non O1 型のなかで O139 型は激しい下痢を示すため，現在コレラ菌として取り扱われている。*V. cholerae* O1 は，3種類の O 抗原の量的違いによって小川型，稲葉型，彦島型に分けられる。集団発生事例では小川型と稲葉型が多い。1976年以前はコレラ常在地からの帰国者の発症例（国外発生例）であったが，1977年以降は海外渡航歴のないヒトからの発症例（国内発生例）が報告されている。国内の主なコレラ集団発生事例として1978年の東京都内の結婚式場で提供された輸入ロブスターの事例，1991年東京湾産のアオヤギの例がある。コレラの症状は，コレラ菌が感染して小腸の粘膜上皮細胞で産生されるコレラ毒素による。**コレラ毒素はサブユニット**[*1]A および B からなる分子量 84,000 ダルトンのたんぱく質である。コレラ毒素の作用機序は，まずサブユニット B が細胞膜上の受容体となる**ガングリオシド**[*2]**（GM1）**に結合し，サブユニット A が細胞内に侵入することによりアデニールサイクラーゼを活性化することによりサイクリック AMP 量を異常に増加し，腸管腔に大量の水分が供給されることでコレラ特有の激しい米のとぎ汁様下痢が起こる。

潜伏期は数時間から5日で，2～3日がもっとも多く，特有の下痢と嘔吐，重症の場合は脱水症状に陥る。予防としては上水下水道の整備，コレラ流行国への旅行者の予防接種，帰国者および入国者の検疫，輸入食品に対する監視の強化，汚染地では魚介類などの生食をしないことが重要である。

4.1.3 腸チフス，パラチフス

腸チフスの原因菌は *Salmonella* Typhi であり，パラチフスのそれは *S. Paratyphi A* である。ともにヒトにしか感染せず，動物には保菌されない。ヒトの糞便，尿が感染源となるが，それらに汚染された食物や水を介して発生する事例がみられることから感染症法では2類感染症に指定されている。一般のサルモネラ感染症とは区別され，チフス性疾患と分類される。潜伏期は1～3週間で，発熱が起こる。熱は段階的に上昇して 39～40℃ に達し，持続する。昏迷状態など意識障害を起こすこともある。合併症として腸出血，それに続く腸穿孔を起こすことがある。

2011年の報告数は21例であった。予防としては流行地への渡航などでは生水，氷，生の魚介類，生野菜，カットフルーツなどを避けることである。治療ではニューキノロン系抗生物質が使われるが，近年，ニューキノロン系

[*1] サブユニット　他のたんぱく質と会合することで多量体たんぱく質やオリゴマーたんぱく質を形成するたんぱく質分子をいう。例としてヘモグロビン，イオンチャネルなどがある。

[*2] ガングリオシド　糖鎖上に1つ以上のシアル酸（N-アセチルノイラミン酸：略称 NANA，Neu5Ac）を結合しているスフィンゴ糖脂質をいう。細胞のシグナル伝達の調節をになっている。

薬低感受性菌の増加，耐性菌の出現が問題となっている。

4.2 人畜共通感染症
動物由来感染症の種類と感染防止対策

人畜共通感染症は，ヒトとヒト以外の脊椎動物の双方が罹患する感染症である。人畜共通感染症の病原体は，ウイルス，**リケッチア**[*1]，クラミジア，細菌，原虫，寄生虫など多種にわたり，日本において約100種類近く存在する。そのうち半数は公衆衛生上重要である。

エボラ出血熱，ペスト，ラッサ熱，重症急性呼吸器疾患症候群（SARSコロナウイルスによる）などは，致死率の高い人畜共通伝染病であるため，感染症法で1類に定められている。

> [*1] リケッチア　1～4μmの球状または桿体，あるいは連鎖状，繊維状の形状を示す。同じく単独で増殖ができない。

4.2.1　炭　疽

草食獣が発症する急性敗血症性疾患の原因菌であり，罹患動物やその加工品を食することから感染する。ヒトでは4類感染症に指定されている。

炭疽菌（*Bacillus anthracis*）はグラム陽性通性嫌気性芽胞形成桿菌で大きさは病原体の中で一番大きい（1～2×5～10μm）。環境中に芽胞として長期間生存し，草などに付着することにより草食獣に感染する。感染は動物を通して繰り返され，炭疽汚染地帯をつくる。

世界中で汚染があるが，日本では2000年に牛に発生がみられている。炭疽菌は草食動物では，僅かの菌量でも死亡する。人間，豚，犬などは比較的抵抗力があるが，大量の炭疽菌が体内に入ると発症する。ヒト炭疽は感染経路から皮膚炭疽，腸炭疽，肺炭疽の3種類に分類される。自然感染では**皮膚炭疽**がもっとも発生が多く，炭疽の95％を占める。皮膚の傷口から炭疽菌が入り，リング状の水疱をつくる。腸炭疽は炭疽に感染した動物の肉を食することにより発症し，嘔吐，腹痛，血便を起こし，処置をしないと死亡する。肺炭疽は芽胞体を吸い込んで発症し，初期症状はインフルエンザと似ているが，死亡率が高い。8,000～10,000個程度の芽胞で発症する。予防は家畜伝染病予防法によって防疫体制を実施する。食肉検査場で発見された場合はと畜場法に従って処理をする。

4.2.2　ブルセラ

ブルセラ症は，グラム陰性，小短桿菌で**細胞内寄生菌**[*2]である**ブルセラ属菌**の感染による疾病であり，ヒトにおいては発熱を主症状として多彩な症状を示す。「感染症法」の4類感染症に指定されている。ブルセラ菌の宿主は山羊，羊，牛，豚，犬などの家畜であるが，国内の家畜でのブルセラ病は1970年代に撲滅され，ほぼ清浄化された。

症状は1～6週間の潜伏期を経て，全身倦怠感と筋肉痛および持続的，間

> [*2] 細胞内寄生菌　別の生物の細胞内でのみ増殖可能で，それ自身が単独では増殖できない微生物のこと。

欠的な発熱がみられる。診断は発熱時の血液，リンパ節生検材料，骨髄穿刺材料からの菌分離を行う。予防としては未殺菌乳製品の喫食を避けることが重要である。治療にはキノロン系薬剤を使用する。

4.2.3 牛結核

牛結核菌は *Mycobacterium bovis* であり，**人型結核菌**（*M.tuberculosis*）より感染率は低い。しかし感染ウシの低温殺菌されていない牛乳を飲めばヒトに感染する。また，殺菌不十分の生チーズからの経口感染例も疑われている。結核の流行は明治中期から大正初期にかけてもっとも多かったがいったん低下傾向となり，現在は年率3％程度に留まっている。

症状は，人型と同じである。肺結核がもっとも多く，その症状は咳，痰，発熱後，全身倦怠，胸痛，食欲低下となる。慢性になると呼吸機能障害となる。診断は結核菌の塗抹染色と培養検査が必須である。

予防は結核予防法に基づき，予防接種を行う（ツベルクリン反応）。**ツベルクリン反応**が陰性であった場合にはBCG(*M.bovis*の弱毒株)接種を行っている。治療にはストレプトマイシン，カナマイシンなどの抗生物質が使われる。

4.2.4 豚丹毒（人では類丹毒）

豚丹毒は人に感染した場合は，類丹毒とよばれている。原因菌は豚丹毒菌（*Erysipelothrix*属菌）であり，グラム陰性，通性嫌気性細菌，やや湾曲した細小桿菌である。運動性はない。

豚丹毒菌は自然界に広く分布しており，ほ乳類から鳥類，冷血動物からも検出されている。健康な豚の20～50％が保菌しており，船，水槽，河川，海底の土，泥などの環境に多く存在する。主に，豚，羊，イノシシ，牛，いるかなどのほ乳類に感染し，食肉処理場では2,500頭ほど検出されている。症例は報告されていないが人では職業型牛への接触の多い人が感染している。主に人への感染ルートは創傷経路であるが，経口感染も事例がある。

潜伏期は1～3日間で，創傷感染部位に非化膿性の疼痛がある腫脹が出現する。通常予後は良好である。予防では職業病としての衛生教育が必要である。治療にはペニシリン系抗菌剤が有効である。

4.2.5 野兎病

原因菌は野兎病菌（*Francisella tularensis*）であり，グラム陰性，多形性の小桿菌で，極染色性を呈する。この菌は北緯30°以北に広く分布しており，米国，ロシア南部，日本では東北地方に発症が多い。自然界ではマダニなどの節足動物とげっ歯類間で感染が維持されている。感染野ウサギとの経皮接触やその肉による経口感染，マダニの刺咬感染などで感染する。症状は数日の潜伏期間のあと，発熱，筋肉痛が突発してリンパ節炎を引き起こす。日本には比較的軽症例が多い。診断は，菌の証明および血清学的診断法が用いら

れる。2004 年にフランスで起こった事例では，飼い犬が感染しており，犬が体を振わせたとき，犬の毛から細菌汚染粒子が舞い上がり，それをヒトが吸入することで感染したと推測された。2006 年スウェーデンでの事例では，湖畔のリゾート地において，蚊感染等に刺咬されて感染したと推測された。日本では，2002 年米国からのプレーリードッグの輸入による感染例が問題となった。予防は斃死した野ウサギに直接素手で接触しないこと，肉を食さないことであり，抗生物質により治療できる。

4.2.6 Q 熱

Q 熱の名称はオーストラリア，クインズランド地方に発生した原因不明の疾病 Query fever に由来する。病原体はレジオネラ科コクシエラ属に属する，大きさ 200〜400 × 1,000nm の偏性細胞内寄生性小桿菌であり，細菌分類学上はリケッチアではない。人工培地では増殖できない。低温殺菌（62℃，30 分ないしは 63℃，30 分）では完全に死滅しない。感染症法では 4 類感染症に指定されている。

Q 熱は，日本，ヨーロッパ，米国を含む世界各国に存在している。牛，山羊，羊，犬，猫，野生動物，ダニなどが感染している。家畜からヒトへの感染経路は経気道感染および山羊の生乳などの経口感染である。

ヒトにおける症状はインフルエンザ様の急性熱性疾患で，潜伏期は 2〜4 週間，原因不明の発熱や肺炎や肝炎として疑われる。診断は病原体の分離と血清学的診断で行う。治療には抗生物質が使われる。

4.3 BSE（牛海綿状脳症）の原因物質と BSE 対策

牛海綿状脳症（Bovine spongiform Encephalophy）は，牛の脳の組織がスポンジ状になり，異常行動，運動失調などを示し，死に至る疾病である。原因物質は **BSE プリオン** とよばれる分子量 33,000〜35,000 の糖たんぱく質である。発見当時はたんぱく質のみが感染性を有することに多くの疑問が呈されたが，外部から入った異常プリオンが正常プリオンを次々と異常プリオンに変えていき発症することが実証された。感染経路は，BSE に感染した牛の脳や脊髄などを原料としたえさ（肉骨粉）の経口感染である。流行は英国などを中心に広がり，日本でも 2001（平成 13）年 9 月以降，感染牛が発見されるようになった。さらに英国では人への影響として，「**変異型クロイツフェルト・ヤコブ病（vCJD）**」患者が 1996 年（平成 8）に初めて報告された。

国際的には **国際獣疫事務局（OIE）** がその国際基準をつくっている。わが国では，以下の BSE 対策を行っている。

① 飼料規制：肉骨粉などを牛用飼料として利用することを禁止。海外からの輸入も規制。

② BSE 検査：BSE 検査陽性牛の流通を防止するため，牛の脳の BSE プリオンの有無を検査している。当初は全頭検査であったが，飼料規制等の対策の効果が確認されたことから，検査対象の牛の月齢を段階的に引き上げを行っている。2013（平成 25）年 7 月現在 BSE 検査の対象月齢は 48 ヵ月齢超である。

③ 特定危険部位（SRM：Specified Risk Material）の除去：BSE プリオンが集中し蓄積しやすい牛の脳，脊髄，脊柱，扁桃，眼球，回腸遠位部を SRM と定め，除去・焼却を義務づけている。ただし，「脊柱」は，2013（平成 25）年 2 月から 30 ヵ月齢超に適応。

④ 海外からの輸入牛肉および加工品の BSE 対策

BSE 発生国（ヨーロッパ各国，アメリカ，カナダ，ブラジル）からの牛肉については，発生当初は輸入禁止としていたが，一部の国に対しては規定の月齢以下や特定危険部位（SRM）の除去といった条件に適合したものだけを輸入している。国際的にも日本は平成 25 年 5 月，第 81 回 OIE 総会においてわが国を「無視できる BSE リスク」の国に認定されている。

4.4 原虫・寄生虫症の食中毒発生状況

食品から感染する原虫・寄生虫症の食中毒は，食品衛生法施行規則（1948（昭和 23）年厚生省令第 23 号）の食中毒病因物質の分類において「その他」に区分されていたため，その発生状況の実態が分からなかった。しかし，近年アニサキスの食中毒が増加傾向にあることや新しい寄生虫性食中毒（**クドア，サルコシスティス**）が発見されたことをうけて，2012（平成 24）年 12 月にその一部が改正され，クドア，サルコシスティス，**アニサキス**，その他の寄生虫（クリプトスポリジウム，サイクロスポラ，肺吸虫，旋尾虫，条虫等）が新たに加えられた。この改正により，2013（平成 25）年度から食中毒統計に原虫・寄生虫症の発生状況の実態が明らかになってきた。2013（平成 25）年 11 月現在でクドア食中毒は 10 件，患者数 124 名であり，アニサキス食中毒は 42 件，患者数 43 名である。

4.5 原虫による食中毒

4.5.1 赤痢アメーバ症

アメーバ赤痢は，寄生性の原虫である赤痢アメーバ（*Entamoeba histolytica*）を病原体とする感染症である。赤痢アメーバの感染嚢子（シスト）に汚染された飲食物等を経口摂取することにより感染する。シストは小腸で脱嚢して栄養型となって，大腸粘膜面に潰瘍性病変を形成する。栄養型は大腸内被

嚢しシストとなって糞便中に排出され感染源となる。症状は大腸粘膜の潰瘍病変によって起こる粘血便，下痢，しぶり腹（テネスムス）等である。感染症法 5 類感染症として，症状を有する患者のみが届出の対象となった。わが国における罹患率は，2006 年において人口 10 万対 0.59 人である。2000 年からの患者数は年々増加傾向にあり，患者は男性に多い。

4.5.2 クリプトスポリジウム症

クリプトスポリジウム（*Cryptosporidium.sp.*）は胞子虫類に属する原虫で，ヒトでの感染が 1976 年にはじめて報告された。1993 年に米国ウイスコンシン州ミルウォーキー市では，40 万人を超える住民が本症に罹患する集団感染が起こっている。わが国では，1994 年に神奈川県平塚市の雑居ビルで 460 人あまりの患者が発生し，1996 年には埼玉県入間郡越生町で町営水道水を汚染源とする集団感染が発生し，8,800 人におよぶ町民が被害を被った。水道水などを介した水系感染症で，水道水や食品を介した集団発生が重要となる。正常な人が罹患した場合の臨床症状は，下痢（主に水様下痢），腹痛，倦怠感，食欲低下，悪心などであり，軽度の発熱を伴う例もある。HIV 患者が罹患した場合には重症化する。潜伏期間は 3 ～10 日で，大多数の患者は 9 日以内に発症している。ヒトの小腸内でスポロゾイトがオーシスト（囊胞体）から遊出し小腸粘膜微絨毛に侵入し，増殖してメロゾイトを形成する。このメロゾイトが他の小腸細胞への侵入を繰り返して有性生殖をしながら最終的にオーシストを形成し，糞便と共に排泄される。クリプトスポリジウム症の診断は，検便でオーシストを検出することで行う。クリプトスポリジウム症は 5 類感染症全数把握疾患に定められており，診断した医師は 7 日以内に最寄りの保健所に届け出なければならない。

4.5.3 ジアルジア症

ランブル鞭毛虫が原因で起こる水系感染症である。輸入感染症のひとつであり，旅行者下痢症の原因でもある。日本国内でも感染者が存在する。ランブル鞭毛虫は犬に寄生していることがあり，人畜共通感染症でもある。本原虫はシスト（囊子）と栄養体が存在するが，シストとして摂取されたあと，シストから栄養体が遊出し十二指腸や空腸上部に寄生して，分裂を繰り返して病原性を発現する。症状は水様便から軟便までさまざまな下痢を呈する。胆道系に感染した場合には胆嚢炎を起こし，黄疸，発熱がみられる。無症状で病原体保有者となる場合も多い，治療はメトロニダゾールの経口投与で行われる。本症は 5 類感染症全数把握疾患に定められている。

4.5.4 サイクロスポラ症

サイクロスポラ（*Cyclospora cayetanensis*）を原因とする感染症である。サイクロスポラは寄生性原虫であり，クリプトスポリジウム同様，環境中では

オーシストの形で存在しており，1〜2週間で感染力のあるオーシストに発育する。グアテマラ産ラズベリーを介してアメリカ，カナダで多数の感染者が発生した事例がある。熱帯，亜熱帯地方，発展途上国に滞在中に感染する輸入感染症のひとつであるが，海外渡航歴のない感染者の報告もある。サイクロスポラは，水道水等に用いられる塩素濃度では消毒することは困難といわれている。感染はオーシストで汚染された水および食物を摂取することで起こる。糞便と共に排出されたオーシストは未熟で，外界で発育した後**成熟オーシスト**となって感染源となる。感染部位は小腸で，主症状は水様性の下痢でトイレの回数が著しく増える。症状としては，下痢，食欲不振，体重減少，むくみ，鼓腸などである。治療を施さない場合には，下痢症状が1ヵ月以上持続したり，再発を繰り返したりすることがある。

4.6 寄生虫による食中毒

4.6.1 アニサキス症

アニサキス症は，わが国における食品寄生虫症の中でも日本人の食生活の習慣と相まって症例数も多く，現在，年間2,000〜3,000件の人体寄生例の発生が推定されている。アニサキス症の原因となる魚介類は，西日本および関東周辺ではサバ，イワシ，アジなど，北海道ではタラ，ホッケ，サケなどが多く報告されているが，流通機構と冷蔵技術の発達した今日では原因魚種が多様化しており，メジマグロ（クロマグロの若魚），サンマ，魚卵などの生食を原因とした事例も発生している。多くの場合は，刺身やシメサバの喫食によって感染する。アニサキスとよばれる幼線虫の中で，今までにヒトから摘出されたことのある種は，主としてアニサキス科**アニサキス属線虫**の *Anisakis simplex*, *A. physeteris*，または同科**シュードテラノバ属線虫** *Pseudoterranova decipiens* である。ヒトへの感染源となるアニサキス属の幼虫は，すべて第3期幼虫である（**写真4.1**）。

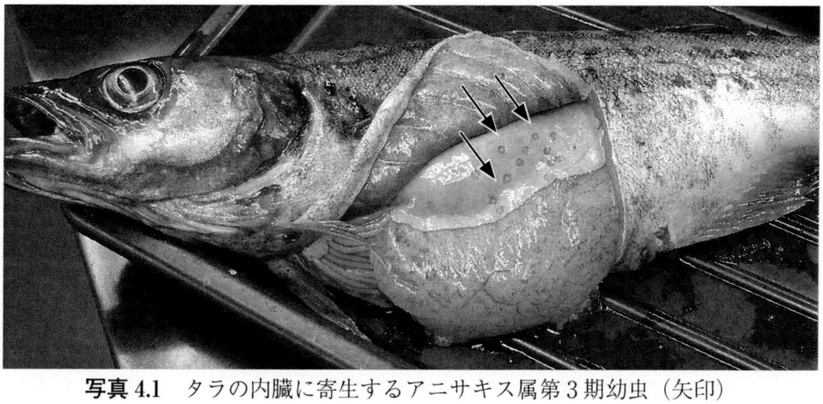

写真 4.1 タラの内臓に寄生するアニサキス属第3期幼虫（矢印）

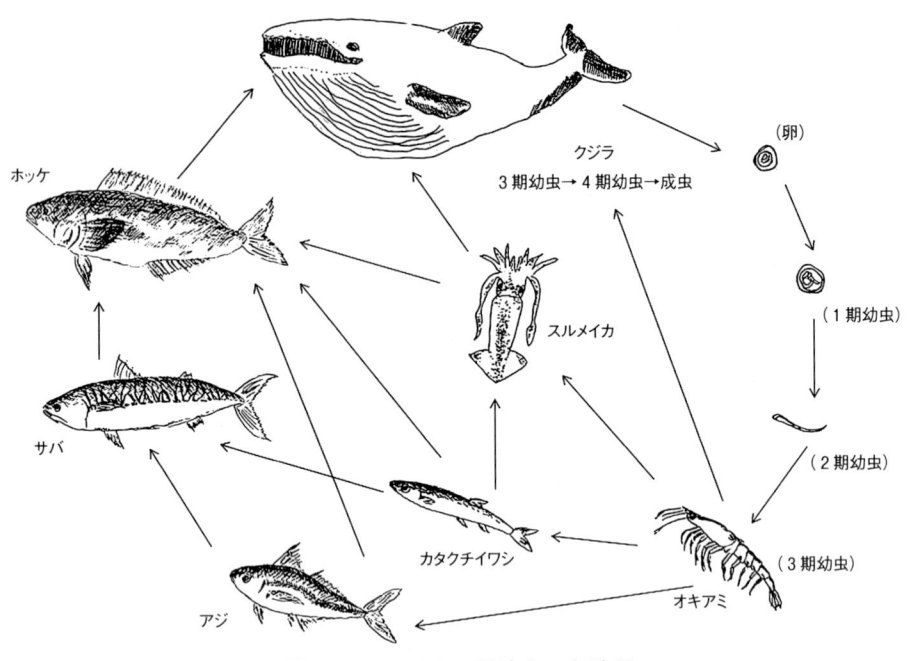

図4.1 アニサキス属線虫の生活環

*1 終宿主，中間宿主 寄生虫は生活環を完了するのに1～3つの宿主が必要である。有性生殖をする宿主を終宿主，無性生殖を行う宿主を中間宿主という。

*2 第3期幼虫 線虫の発育ステージのひとつ。第3期幼虫になるとヒトへの感染が可能になる。

*3 幼虫移行症 本来ヒト以外の動物体内で成虫となる寄生虫が，偶発的にヒトに侵入した場合，通常は死滅するが，ある種の寄生虫はヒトの臓器や組織中にとどまり，何らかの障害を及ぼす。これを幼虫移行症という。

アニサキスは，クジラ，イルカ，アザラシ等の海棲哺乳動物を**終宿主**[*1]とする寄生線虫である。**中間宿主**[*1]はオキアミであり，終宿主の糞便とともに海水中に排出されたアニサキスの虫卵は，卵殻内で第1期幼虫になり，第2期幼虫に発育したアニサキスが，虫卵から海中に遊出する。アニサキス第2期幼虫は，中間宿主のオキアミに捕食され，オキアミの体内で脱皮し，**第3期幼虫**[*2]に成長する。さらに，終宿主がオキアミを捕食し，アニサキスは終宿主の胃で，第4期幼虫を経て成虫へと成長していく。一方，オキアミを捕食した魚介類およびアニサキスに感染した魚を捕食した魚介類では，アニサキスが第3期幼虫より発育できない。このような宿主を待機宿主または延長中間宿主とよび，これまでに，日本近海の魚介類だけでも150種以上からアニサキスが検出されている。つまり，ヒトはこの待機宿主（延長中間宿主）である魚介類を生食することで感染が成立する（図4.1）。

ヒトがアニサキス第3期幼虫の寄生した魚介類を生食した場合，アニサキス第3期幼虫が人体内で胃や腸などに穿入することにより，胃アニサキス症や腸アニサキス症とよばれる激しい胃腸炎の原因となる。これらとは別にまれに消化管外への寄生もみられる。

4.6.2 旋尾線虫症

旋尾線虫による**幼虫移行症**[*3]は，1980年代半ばから本州の中部以北を中心として広く知られるようになった。しかし長い間終宿主が特定されず成虫の形態が不明であり，種名が確定されていなかった。最近の研究により本虫

は，ツチクジラを終宿主とし，その腎臓に成虫が寄生する旋尾線虫亜目の線虫 *Crassicauda giliakiana* であることが明らかになった。ホタルイカの生食後に，虫体が腸壁に穿入する腸閉塞，あるいは腸壁を通り抜けた虫体が体内に侵入して皮膚・皮下を動き回る**皮膚爬行症**[*1]を発症した場合，旋尾線虫の幼虫の感染が疑われる。腸閉塞はホタルイカの生食後数時間〜2日後に，また皮膚爬行症は2週間前後して発現することが多い。

  感染はホタルイカの生食によるが，旋尾線虫の幼虫は，ホタルイカの他にスケトウダラなどからも検出されることから，ホタルイカ以外の感染源にも注意する必要がある。旋尾線虫幼虫移行症は，腸閉塞を含む急性腹症，あるいは皮膚爬行症などがその症状の大部分を占めている。

[*1] 皮膚爬行症　幼虫移行症のうち，比較的皮膚の浅い部分を移行する症状を皮膚爬行症（皮膚幼虫移行症）という。

4.6.3　大複殖門条虫症（*Diplogonoporus grandis*）

  日本と韓国で感染例がみられ，日本では九州（福岡，熊本），関東（千葉，神奈川），東海（静岡，愛知，三重），近畿（和歌山），山陰（鳥取，島根）地方のイワシの漁場に多くの感染者がみられる。体長3〜10m，体幅1.0〜4.5cmと大型の条虫である。頭節はホウズキ状を呈する。各体節には2組の生殖器がみられる。生活環はほとんどわかっていないが，**第1中間宿主**[*2]は海産のケンミジンコと考えられている。**第2中間宿主**[*2]も不明であるが，ほとんどの本症患者がイワシおよびその稚魚のシラスを生で食べて感染したと思われる例が多い。虫体が大きいわりに重篤な症状がない。

[*2] 第1中間宿主，第2中間宿主　寄生虫には種類によって中間宿主を1つ必要なものと，2つ必要なものがある。後者の場合，先のものを第1中間宿主とよび，後のものを第2中間宿主という。

4.6.4　顎口虫症

  顎口虫類には10種類程度が知られているが，わが国は以下に示した3種が分布する。なお，剛棘顎口虫は本来日本には分布しないが，国外からの輸入ドジョウによる人体感染例が知られている。終宿主は犬や猫（有棘顎口虫），豚，イノシシ（剛棘顎口虫・ドロレス顎口虫）あるいはイタチ（日本顎口虫）などである。

（1）　有棘顎口虫（*Gnathostoma spinigerum*）

  東南アジア（インド，フィリピン，タイ）に広く分布し，なかでも中国の揚子江（長江）流域に患者が多くいたことから，長江浮腫とよばれている。日本では，以前は西日本に多くの感染者がみられたが，現在は減少の傾向にある。

  感染は，中間宿主および待機宿主内に被嚢している第3期幼虫の経口摂取による。成虫はネコ，イヌの胃壁に腫瘤を作り，頭部を胃粘膜に穿入して寄生している。糞便とともに外界に排出された虫卵は水中で発育，孵化し，第1中間宿主のケンミジンコに摂取され第3期前期幼虫となる。第2中間宿主はドジョウやカエルなど多種類で，これらが第1中間宿主を食べると幼虫はその体内で第3期後期幼虫となり，筋肉内で被嚢する。さらに，ライギョや

鳥類などの待機宿主がこれを食べると幼虫は移行し，待機宿主の筋肉内で第3期後期幼虫のまま被嚢する。ヒトへの感染は主としてライギョの生食によることが多い。ヒトに感染した第3期幼虫は主として深部の皮下組織内を移行する（幼虫移行症）。皮下を浅く移動すると皮膚爬行症，深部だと遊走性限局性皮膚腫脹となる。

(2) 剛棘顎口虫（G.hispidum）

最近，日本で中国，台湾，韓国からの輸入ドジョウを生食し，皮膚爬行症を起こす例が90例以上報告され，この原因虫体が剛棘顎口虫であることが明らかとなった。本種は東南アジアに分布し，日本には分布していない。成虫はブタ，イノシシの胃壁に寄生する。第1中間宿主はケンミジンコ，第2中間宿主はドジョウなど淡水魚である。

(3) ドロレス顎口虫（G.dorolesi）

東南アジアに分布し，終宿主はブタ，イノシシで，日本では西日本のイノシシに感染している場合が多い。ヒトへの感染例は十数例知られている。第1中間宿主はケンミジンコ，第2中間宿主はサンショウウオ，ヘビ，渓流魚が知られている。

(4) 日本顎口虫（G. nipponicum）

日本各地に分布し，成虫はイタチの食道に寄生する。ヒトでの感染例は数例（三重，岡山，青森，秋田各県）が知られている。第1中間宿主はケンミジンコ，第2中間宿主はドジョウやヘビである。

4.6.5 横川吸虫症

感染の原因となる吸虫は，**横川吸虫**（Metagonimus yokogawai）である。日本，韓国，台湾など極東に広く分布するほか，ヨーロッパ（スペイン）からの報告もある。日本ではアユが生息する河川流域にはほとんど分布している。成虫は，1.0〜1.5mm×0.5〜0.7mmとごま粒ほどの小型の吸虫で小腸に寄生する。終宿主はヒト，イヌ，ネコの他トビやゴイサギなどの鳥類も知られる。糞便とともに外界に排出された虫卵は，第1中間宿主のカワニナに摂取され，その消化管内で孵化し，スポロシスト，レジア，**セルカリア***へと発育する。第2中間宿主であるアユ，シラウオ，ウグイなどの筋肉，うろこ，ひれに付着し，被嚢して**メタセルカリア***となる。感染はアユ，シラウオなどに被嚢しているメタセルカリアの経口摂取（生食）による。少数寄生例ではほとんど無症状であるが，多数寄生例では腹痛，慢性の下痢をみる。

4.6.6 旋毛虫症（トリヒナ症）

本症の原因となる線虫は，旋毛虫（Trichinella spiralis）である。世界中に広く分布するが，とくに北半球に多い。日本ではクマ肉の生食による患者の発生が青森県，北海道，三重県から報告されている。成虫は肉食獣（ライオン，

---

*セルカリア，メタセルカリア
吸虫類の生活環の中で，第1中間宿主での発育ステージがセルカリア，第2中間宿主での発育ステージをメタセルカリアという。

クマ，ヒョウ，イヌ）や雑食獣（ヒト，ネズミ，ブタ）の小腸粘膜に寄生している。雄成虫は，体長1.4～1.6mm，雌成虫は体長3.0～4.0mmである。雌は**卵胎生***であるため子虫が産出される。

旋毛虫の生活環はきわめて特異的であり，感染は筋肉内に被囊する感染幼虫の経口摂取による。小腸内で雌成虫から産出された幼虫は，外界に出ることなく腸粘膜内に侵入し，血流やリンパ流を介して全身の横紋筋線維のなかに入り込み被囊虫体（感染幼虫）となる。虫体周囲には石灰沈着や好酸球の浸潤がみられる。日本での感染例はいずれもツキノワグマやヒグマなどクマ肉の生食による。諸外国では主としてブタ肉（生ハムなど）での感染が多い。幼虫の寄生部位は咬筋や呼吸筋など活発に運動する筋肉に被囊することが多い。

成虫による症状は，主に腸粘膜にカタル性炎症が起こるため下痢，血便などがみられる。幼虫による症状は筋肉への移行時に，顔面浮腫，筋肉炎による筋肉痛，呼吸困難，咀しゃく困難，心筋炎などがみられ，ときには心不全により死亡することもある。

***卵胎生** 雌の虫体内で卵から孵化した後に，幼虫が産出されること。

4.6.7 肺吸虫症

肺吸虫症の患者は世界中で数百万人と推定され，日本では今でも年間に推計50人前後の症例が発生する。日本には，**ウェステルマン肺吸虫**（*Paragonimus westermani*），**宮崎肺吸虫**（*P. miyazakii*），大平肺吸虫（*P. ohirai*）が分布する。本項では人体寄生種である前2種について扱う。

(1) ウェステルマン肺吸虫（*Paragonimus westermani*）

わが国では，ウェステルマン肺吸虫による症例が大部分を占めるが，第2中間宿主のモクズガニやサワガニからの感染は少なく，待機宿主であるイノシシの肉の生食による感染が多い。ヒト，イヌ，ネコの肺に虫囊を形成し，その中に2匹の虫体が寄生している。肺から摘出した直後の成虫の体長は0.7～1.2cm，体幅が0.4～0.8cm，厚さ0.4～0.6cmであり，大豆や小豆に似た色彩と形状を呈する。糞便や喀痰とともに外界に出た虫卵は，水中でミラシジウムにまで発育し，第1中間宿主のカワニナに侵入しセルカリアになる。第2中間宿主はモクズガニ，サワガニ，アメリカザリガニで，感染はそれらの摂取（生食）による。第2中間宿主をイノシシが捕食すると筋肉内で未成熟虫のままでいる。ヒトはイノシシの肉にとどまる未成熟虫体を生で食べて感染する。

幼虫の移行による機械的傷害，肺機能低下で結核様症状を示す。脳への異所寄生による脳肺吸虫症なども注意する必要がある。

(2) 宮崎肺吸虫（*Paragonimus miyazakii*）

サワガニを常食するイタチ，テン，タヌキの肺に寄生する肺吸虫である。

ヒトは好適終宿主でないことから成虫に成長しないと考えられていたが，最近ヒトでの成虫寄生例が報告されている。第1中間宿主はホラアナミジンニナやミジンツボ。第2中間宿主はサワガニで，心臓，血管内でメタセルカリアとなる。ヒトでは肺に移行しても成虫になりにくく虫嚢をつくることなく未成熟のまま寄生する場合が多い。気胸，胸水，胸膜癒着など胸膜障害に関連する症状などがみられる。寄生部位が定まらないため迷入による臓器傷害（脳への迷入による脳肺吸虫症）もみられる。

4.6.8 マンソン裂頭条虫症（マンソン孤虫症）

マンソン裂頭条虫（*Spirometra erinaceieuropaei*）の成虫は，わが国のネコ，イヌなどに普通に寄生している。しかし医学的に重要なのは本虫の幼虫（**プレロセルコイド**[*1]）が人体の組織内に寄生し，移動性の腫瘤を生じるマンソン孤虫症であり，わが国だけでも百数十例の報告がある。**プレロセルコイド**[*1]は，多数の横皺を有する白色紐状で，前方はやや太く，前端に凹みを有し後端は鈍円である。ヒトから見出される虫体は普通10～20mmであるが，60～70mmに達するものもある。第1中間宿主のケンミジンコ内のプロセルコイドを飲料水などとともに摂取すると感染する。また第2中間宿主および待機宿主は，両生・爬虫・鳥・哺乳類の種々の動物で，これらの体内に存在するプレロセルコイドを摂取（生食）して感染する場合もある。

感染後不規則な発熱を示す。幼虫の寄生部位は皮下組織がもっとも多いが，眼瞼，頭蓋内，背髄，心嚢などに寄生し重大な症状を発した例もある。皮下寄生の場合は，腹壁，胸壁，鼠径部，頸部などが多く，その部に腫瘤を生ずるが，これは比較的急に現れ，また急に消退し，再び別の部位に現れたりする。

4.6.9 有鉤条虫

本症の原因となる条虫は**有鉤条虫**（*Taenia solium*）である。ブタの飼育が盛んな東南アジア，中南米に多い。古くはわが国でも沖縄県に存在していた。ヒトでのみ成虫になる条虫であるが，ヒトは中間宿主にもなり，**人体有鉤嚢虫症**[*2]という重篤な症状がみられる。成虫の体長は2～3m，体節は800～900個である。頭部は額嘴を有し，その周囲に22～32本の大小の鉤が2列にみられる。ヒトが終宿主であると同時に，中間宿主にもなる点が，臨床的に重要な問題となる。虫卵が中間宿主のブタに摂取されると六鉤幼虫は筋肉に侵入し，そこで嚢虫となる。ヒトへの感染は，嚢虫が寄生したブタの肉を生もしくはよく加熱されていない状態で食べることによる。また，ヒトが虫卵を誤って摂取すると，ブタと同様に筋肉内で嚢虫を形成する（虫卵摂取による人体有鉤嚢虫症）。ヒトに成虫が感染している場合，小腸内の受胎片節が胃内などに逆流し，片節が壊れて六鉤幼虫が遊出し，小腸壁より組織内に侵

[*1] **プロセルコイド，プレロセルコイド** 条虫類の生活環の中で，第1中間宿主での発育ステージがプロセルコイド，第2中間宿主での発育ステージがプレロセルコイドという。

[*2] **人体有鉤嚢虫症** 有鉤条虫の虫卵が手指，食物などとともにヒトの消化管に入った場合，小腸内で孵化し，リンパ流や血流を介して脳，目，筋肉，皮下組織に寄生し，そこで嚢虫を形成する。また，ヒトに成虫が感染している場合，小腸内の受胎片節が胃内などに逆流し，片節が壊れて六鉤幼虫が遊出し，小腸壁より組織内に侵入して嚢虫を形成することもある。

入して嚢虫を形成することもある（**自家感染**[*1]による人体有鉤嚢虫症）。その症状は、中枢神経系における嚢虫症では頭痛、嘔吐、視力障害、知覚障害やてんかんなどがみられ、時に致命的となる。目、心臓、筋肉、皮下組織にも寄生し、それぞれの部位で障害を起こす。成虫寄生では、通常軽微で、腹部不快感、腹痛、下痢程度である。

[*1] **自家感染** 寄生虫が感染した宿主の体内で虫卵が孵化し、体外に排出されないまま同一宿主の体内で発育して寄生を続けること。

4.6.10 回虫症

本症の原因となる線虫は、**ヒト回虫**（*Ascaris lumbricoides*）である。わが国では、第2次世界大戦後もしばらくは農業に尿尿を使用していたため、ヒト回虫感染率は70％近くあったが、現在は感染がほとんどみられず問題にされなくなった。しかし、最近の有機栽培野菜のブームで、感染例がふたたび増加する可能性もある。加えて、輸入野菜や海外渡航などによる海外からの持ち込みも、感染増加の原因にあげられている。世界的にもっとも広く分布し、もっとも一般的な寄生虫である。特に温暖な地方に患者が多く、人口の20～30％が感染していると推測されている。

成虫は、腸管に寄生する線虫類の中で最大である。雄成虫は、体長約20cm、尾端は腹側に曲がり先端付近に針状の交接刺がある。雌成虫は、体長約30cmで、頭端部より3分の1にくびれがあり（交接輪）、この部分の腹索上に陰門が開口している。交接輪に雄の尾端が巻き付き、交接刺を陰門に挿入して交尾する。産出される虫卵には受精卵と不受精卵があり、それらは形態が異なる。受精卵は45～75μm×35～50μmの楕円形で卵殻外層をたんぱく膜が被い、それに胆汁色素が沈着するため黄褐色か褐色を呈する。

糞便とともに外界に排出された受精卵は、**幼虫形成卵**[*2]になり、経口摂取により感染する。虫卵は手指や野菜などに付着した状態で摂取されたり、塵のついた食物とともに口に入ることもある。経口摂取された幼虫形成卵は、小腸で孵化し、幼虫は直ちに小腸壁に侵入して静脈流にのり、門脈を経て肝臓に到達し、さらに心臓から肺に達する。肺で数日間滞留する。この幼虫は肺胞から気管支・気管を上行し、咽頭を経て食道から再度小腸に達する。このように血流を介して移動することを体内移行という。幼虫形成卵を摂取後、70～80日で成虫になる。ヒト体内での回虫の寿命は1～2年である。ヒトでの症状は、無症状から死に至る重篤な結果を招く場合もあり多様である。成虫の少数寄生の場合はほとんど無症状であるが、多数の回虫が寄生すると虫体が絡まりあい、結果的に腸閉塞を起こすこともある。幼虫は、感染初期に肺を通過するために、同時に大量の感染をうけると回虫性肺炎を起こすことがある。

[*2] **幼虫形成卵** 寄生虫卵の中に幼虫が形成されているものをいう。

4.6.11 鉤虫症

ヒトを終宿主とするのは、ズビニ鉤虫とアメリカ鉤虫である。その他の鉤

虫類として犬鉤虫，セイロン鉤虫，ブラジル鉤虫などの幼虫がヒトに感染して幼虫移行症を引き起こすことが知られている。本項では，前2種について扱う。

(1) ズビニ鉤虫（*Ancylostoma duodenale*）

世界中に広く分布しているが，特に温帯から熱帯地方に多い。わが国では，かつて近畿から中国地方にかけての農村部に多くみられた。

体長は雄成虫で 7.0～10.0mm × 0.4～0.5mm，雌成虫は 10.0～13.0mm × 0.6～0.7mm であり，生鮮時は淡紅色である。頭部には雌雄とも大きな口腔が存在し，3対の歯牙を有している。虫卵は，56～61μm × 35～40μm で正楕円形である。卵殻は無色で薄い。新鮮便からは4～16細胞期（8細胞が多い）に分裂した虫卵が検出される。体外に排出された虫卵は，1～2日で孵化し，**ラブジチス型幼虫**[*1]（R型幼虫）はさらに発育して**フィラリア型幼虫**[*1]（F型幼虫）となり感染能力をもつ。感染は主として経口感染で，生野菜などとともに取り込まれる感染幼虫は小腸で粘膜に侵入して脱皮をおこなう。粘膜中に2～3日留まり，再度腸管腔に戻り，約1ヵ月で成虫になる。成虫の寿命は5～8年である。

経口感染した幼虫が，体内を移行する際に好酸球増多が起こり，喘息様の発作を生ずる。成虫の少数寄生では無症状であるが，寄生数が増すと，食欲不振，悪心，嘔吐，腹痛，下痢などの消化器症状が起こる。さらに吸血するため粘血便や貧血が認められる。

(2) アメリカ鉤虫（*Necator americanus*）

広く世界中に分布している。特に，亜熱帯から熱帯地方に多い。日本では四国，九州，南西諸島などに分布していたが，現在は激減している。雄成虫の体長は 6.0～8.0mm × 0.2～0.3mm，雌成虫は 10.0～12.0mm × 0.3～0.5mm，大きく開口した口腔には，やすり状の1対の歯板が認められる。虫卵はズビニ鉤虫のそれに比べやや大きいが，区別は困難である。感染経路は主として経皮的におこなわれる。皮膚から侵入した幼虫は血流に乗り肺胞内に達し，数日間を過ごし気管支，気管，食道を上行し，胃を経て小腸上部で，感染後約2ヵ月で成虫になる。成虫の寿命は1～5年とされている。ズビニ鉤虫と同様の症状を示すが，一般にはより軽度に経過する。

4.7 近年問題になった寄生虫

4.7.1 クドア・セプテンプンクタータ

2008（平成20）年から瀬戸内地方を中心に起こっていた生鮮魚介類を原因とする原因不明食中毒の原因物質として，2011（平成23）年6月に発見された。クドア・セプテンプンクタータは**粘液胞子虫**[*2]類の一種であり，刺胞動

[*1] ラブジチス型幼虫，フィラリア型幼虫　鉤虫の生活環での発育ステージの名称。フィラリア型になって終宿主への感染能力をもつ。

[*2] 粘液胞子虫　極嚢という胞子を宿主の腸壁に保持する糸を持った胞子を作るミクロゾア類に分類される寄生虫。原生動物と考えられていたが，遺伝子解析の結果現在では多細胞動物に考えられている。ザルコシスティスが属する胞子虫は原生動物である。

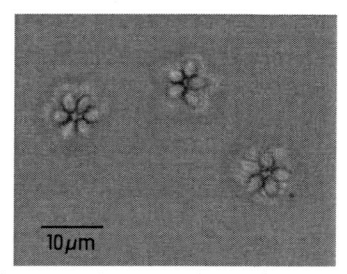

写真 4.2 クドア・セプテンプンクタータ 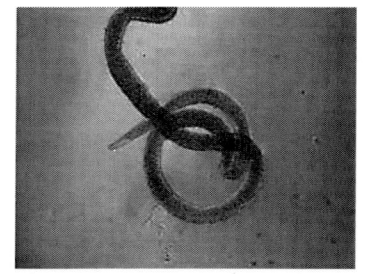　　写真 4.3 サルコシスティス（×100）

> **コラム 14　アニサキスに関する最近の知見**
>
> 昔から「背の青い魚を食べると蕁麻疹が出る」とよくいわれ，その原因は，魚肉そのものによるアレルギー反応や古くなった魚に生ずるヒスタミン類似物質に対する反応と考えられてきた。しかし，この魚介類アレルギーは，魚介類そのものがアレルゲンになっているのではなく，魚介類に寄生するアニサキス幼虫を原因とする場合が圧倒的に多いということが最近の研究結果から分かってきた。ここ最近，アニサキス抗原の分子特性の解析が精力的に進められ，虫体または排泄分泌産物から単離精製された 12 種のアレルゲン（Ani s1-Ani s12）が同定された。その中でも，Ani s1，Ani s2 および Ani s7 は主要アレルゲンと考えられ，血清抗体検査でアニサキスアレルギー患者の 50% 以上がこのたんぱくに対して陽性を示すと報告されている。Ani s1（21KDa）は耐熱性たんぱく質であり，加熱してもアレルゲン活性は低下しない。したがって，魚の加熱調理によって虫体が死滅しても，これらを摂食することでアレルギー反応が起こりうると考えられる。アニサキスアレルギーの症状は主に蕁麻疹であるが，時として呼吸困難や意識消失等のアナフィラキシー症状を呈することも報告されている。

物の近縁である。そのほとんどが魚類の寄生虫であり，ヒトに健康被害が報告されたのはクドアセプテンプンクタタが初めてである。クドアセプテンプンクタタ胞子は，約 10 μm の大きさを呈し，極嚢の数が 5 ～ 7 個である（**写真 4.2**）。1g 当たり 100 万個以上の胞子で汚染している生鮮ヒラメを喫食すると，2 ～ 8 時間の潜伏期のあと，嘔吐下痢を発症する。24 時間以内に回復し予後は良好である。

4.7.2　サルコシスティス・フェイラー

ウマ筋肉内に寄生している寄生虫で，馬刺しとして喫食すると 2 ～ 8 時間程度の潜伏期間を経て一過性の下痢，嘔吐を発症する。1 ～ 2 日で回復し予後は良好である。冷凍保存により寄生虫は死滅することから，現在の馬刺しは冷凍処理を行っている。シストを形成しており，その中に数万から数十万の感染子虫（ブラディゾイト*）が存在する。この感染子虫が生きた状態で腸管に達すると症状が起こる。

*ブラディゾイト　主にサルコシスティス属やトキソプラズマ属の寄生虫で胞子内に多数形成された虫体の総称であり，胞子核が消化酵素などで消失して消化管に出現し，腸管細胞などに感染する能力を持つ。

【演習問題】

問1 経口感染しない寄生虫病である。正しいのはどれか。

(2003 年国家試験)

(1) アニサキス症
(2) エキノコックス症
(3) クリプトスポリジウム症
(4) トキソプラズマ症
(5) マラリア症

解答 (5)

問2 寄生虫とその関連食品の組合せである。正しいのはどれか。

(2005 年国家試験)

(1) アニサキス ――――― 海産魚
(2) トキソプラズマ ――― 鶏肉
(3) 回虫 ――――――― 淡水魚
(4) 肝吸虫 ―――――― 豚肉
(5) 有棘顎口虫 ―――― 野菜

解答 (1)

問3 経口的寄生虫症に関する記述である。正しいのはどれか。

(2007 年国家試験)

(1) 75℃の加熱は,寄生虫症の予防にならない。
(2) 有鉤条虫は,豚肉によって感染する。
(3) 肝吸虫は,淡水産カニ類を食べて感染する。
(4) 広節裂頭条虫は,クジラの腸内で成虫になる。
(5) 横川吸虫は,野菜の生食によって感染する。

解答 (2)

【参考文献】

村田以和夫:ぜひ知っておきたい食品の寄生虫,幸書房(2000)

5 食品中の汚染物質

　食品中の汚染物質は本来外から食品に混入し，人体へ何らかの影響を及ぼすものを意味するが，しかし必ずしも外からとは限らない。食品の内部で変化する物質もあり，あるいは今まで存在に気がつかなかったものが，分析技術の進歩で発見されることもある。これらを含めると，食品中の汚染物質とはヒトにとって栄養成分ではない悪影響を及ぼす可能性のある化学物質の総称といえる。これらの物質の人体への影響は明らかでないものも多いことから，その安全性が危惧される。ではそれら汚染物質から食品の安全はどのように保たれるであろうか。現在，食品の安全性は事故が起きてから規制するのでなく，前もって危害を予想し，未然に発生を防止することで保たれる。とくに汚染物質は**リスクアナリシス**[*1]を行って安全を確保する手法が用いられている。ヒトに対してどれだけの危害が考えられるのか，リスクを評価し，リスクマネージメントで規制値を作り対処法を考え，消費者に周知させることが大事とされている。本章では食品中の汚染化学物質のヒトに対する影響，それらの安全性について述べる。

5.1　カビ毒[*2]

5.1.1　アフラトキシン

　アフラトキシンは *Aspergillus* 属が産生するカビ毒であり，1960年に英国で起こった七面鳥 X 病の原因物質として発見された。食品に汚染するアフラトキシンは主にアフラトキシン B_1，B_2，G_1，G_2 の4種類であり，これらを総アフラトキシンという（**図5.1**）。アフラトキシンの標的臓器は肝臓であり，健康被害として強い肝臓毒性と発がん性が認められる。急性中毒例は2004年にケニアの大規模な食中毒であり，肝臓障害で死者125名を記録した。慢性毒性は，肝臓がんである。アフラトキシン B_1 は，天然物中でもっとも発がん性が高い化合物といわれている。動物実験だけでなくヒトにおける疫学

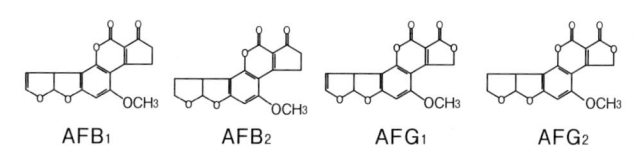

[*1] リスクアナリシス　食品安全基本法で明記されている食品の安全を確保するための手法。リスクアセスメント，リスクマネジメントおよびリスクコミュニケーションから成る。

[*2] カビ毒（マイコトキシンともよばれる）は，カビが産生する二次代謝産物で，とくにヒトや動物に発がん性や免疫毒性，生殖障害，腎障害等の健康被害を引き起こす。ほとんどのカビ毒は低分子でかつ耐熱性であるため，食品加工中の加熱等の処理においても分解や解毒はしない。そのため，食品衛生上重要な危害物質とされている。また，カビ毒の種類の違いはあるが，世界中の農産物に汚染が検出されていることから，国際的な対応が求められる自然毒である。

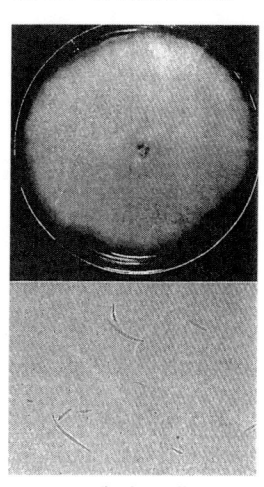

図5.1　総アフラトキシンの化学構造式

フザリウム属菌

表 5.1 食品を汚染する主なマイコトキシン

マイコトキシン		主な産生菌	主な汚染食品	予想される健康被害
アフラトキシン （B_1, B_2, G_1, G_2）		*Aspergillus* 属	ナッツ類, トウモロコシ, 米, 麦 ハトムギ, 綿実, 香辛料	肝がん, 肝障害 免疫毒性
アフラトキシン M_1		*Aspergillus* 属	牛乳, チーズ	肝がん, 肝障害 免疫毒性
オクラトキシン A		*Aspergillus* 属 *Penicillium* 属	トウモロコシ, 麦, ナッツ類 ワイン, コーヒー豆, レーズン ビール, 豚肉製品	腎障害, 腎がん 免疫毒性, 催奇形性
トリコテセン系	デオキシニバレノール	*Fusarium* 属	麦, 米, トウモロコシ	消化器系障害 免疫毒性, IgA 腎症
	ニバレノール	*Fusarium* 属		
フモニシン		*Fusarium* 属	トウモロコシ	肝臓ガン（実験動物）
パツリン		*Penicillium* 属	リンゴ, リンゴ加工品	消化器障害

*1 国際がん研究機関（IARC: International Agency for Research on Cancer) 1965年, 発がんのメカニズム, 疫学, 予防等についての研究を目的として設立された国際連合の専門機関で, 本部はフランス・リヨンにある。化学物質を発がん性の見地から次のように分類している。グループ1＝ヒトに発がん性がある, グループ2Ａ＝おそらく発がん性がある, グループ2Ｂ＝発がんの可能性がある, グループ3＝発がん性があるとは分類できない, グループ4＝おそらく発がん性がない。

*2 国際基準（コーデックス基準） FAO/WHO の傘下コーデックス食品の安全性と品質に関して国際的な基準を定める FAO/WHO の各国の食品の基準は, この国際基準との調和を図るよう推奨されている。

調査結果からも発がん性が実証されており, **国際がん研究機関***1（IARC）ではクラス1と評価されている。

アフラトキシンは農産物, 特にピーナッツ, ピスタチオナッツ, トウモロコシ, 香辛料, カカオなどのアフラトキシン汚染が問題となる。アフラトキシン B_1（AFB_1）で飼料が汚染された場合, 乳汁中にアフラトキシン M_1（AFM_1）が分泌される。そのため, 乳およびチーズやヨーグルトなどの乳製品の AFM_1 汚染は食品衛生上問題となっている。発がん性は, AFB_1 の10分の1と評価されている。

アフラトキシンは, きわめて強力な発がん性をもつ食品汚染物質であるため, 多くの国において規制値が設定されている。日本では, すべての食品を対象として, アフラトキシン B_1, B_2, G_1, G_2 を合算した総アフラトキシンとして 10 μg/kg を超える食品は流通してはならないと規制されている。AFM_1 は, すでに**国際基準（コーデックス基準）***2 がつくられているので, 近い将来日本でも基準値が設定されるであろう。

5.1.2 赤カビ毒

Fusarium 属は植物寄生病原菌であり, 米麦に感染しやすい。この感染症は感染した麦の種子が赤くなることから赤カビ病とよばれている。*Fusarium* 属のカビは日本などの温帯地方に生息しており, 麦の種子中に赤カビ毒またはフザリウムトキシンとよばれるカビ毒を産生する。フザリウムトキシンにはトリコテセン環をもつトリコテセン系カビ毒とそれ以外のゼアラレノンやフモニシンなどのカビ毒がある。

トリコテセン系カビ毒として代表的なものにデオキシニバレノール, ニバレノールがある。デオキシニバレノールは世界中に汚染があるが, ニバレノールは日本を含む限られた地域に汚染がみられる。大量に摂取すると急性中

> **コラム 15　カビ毒**
>
> 　クロコウジカビ（*Aspergillus niger*，アスペルギルス ニガー）は，クエン酸などの有機酸やアミラーゼなどの各種酵素剤の製造に用いられる有用菌であり，また，食パンにはえる身近なカビでもある。日本の伝統的な焼酎の醸造にも用いられている。
> 　近年このクロコウジカビに，カビ毒であるオクラトキシンの産生が，次いでフモニシン B_2 の産生が認められ，カビ毒産生能があることが明らかになった。フモニシン産生能の発見には，*A. niger* の全ゲノムが解析されたことにより，フモニシン生合成遺伝子が存在することがわかり，その後，培養によりその産生が確認されたもので，分子生物学研究の成果といえる。
> 　フモニシンはフザリウム属菌 *Fusarium verticillioides* および *Fusarium moniliforme* が産生するカビ毒のひとつであり，フモニシン B_1，B_2，B_3 が食品汚染カビ毒として認識されている。いままではフザリウム属の真菌にのみ産生が検出されていたが，今回の発見から，他の種においてもカビ毒産生能を有していることが証明された。今後真菌のゲノム解析が進むにつれて，既知のカビ毒がいままで産生能がないと考えられていた真菌から発見される可能性は高い。

毒を起こし，嘔吐，下痢などの胃腸障害を起こす。第 2 次世界大戦中および戦後の食糧難時代にはトリコテセン系カビ毒に汚染された麦加工品による食中毒が起こっている。日本では国産麦類での汚染があることから，麦を対象にデオキシニバレノールにおいて基準値が定められている（1.1mg/kg 小麦，玄麦）。

5.1.3　黄変米中毒

1948 年にエジプトから輸入された米や 1951 年にビルマから輸入された米から黄色く着色した米がみつかり，培養したところペニシリウム属（*Penicillium*）カビが分離され，ルテオスカイリンおよびシクロクロロチン，シトリニン，シトレオビリジンなどがカビ毒として産生された。これらのカビ毒を黄変米毒とよぶ。ルテオスカイリンおよびシクロクロロチンは実験的投与からマウスにおいて肝臓障害を起こすことが明らかになっている。シトリニンは腎毒性があり，シトレオビリジンには神経毒性がある。

5.1.4　パツリン

リンゴに着生する *Penicillium* 属のカビが産生するカビ毒で，リンゴジュースやリンゴ加工品に汚染する。パツリンは当初抗生物質として発見されたが，ラットに対する経口投与時の LD_{50}（28～31mg/kg）が認められたことからカビ毒と分類されるに至った。動物では大量に摂取した場合，消化管の充血や出血が報告されているが，ヒトにおける食中毒事例は現在までに報告されていない。パツリンの規制は，国際基準が決められており，日本でもリンゴジュースを対象に規格基準値（50μg/kg）が設定されている。

5.1.5 その他のマイコトキシン

(1) ステリグマトシスチン

Aspergillus 属が産生するカビ毒で，構造的にはアフラトキシンと似ている。そのため発がん性があるが，アフラトキシン B_1 よりは弱い。ステリグマトシスチン（図6.1）は，*A. versicolor* のほかに *A. sydowii* や *A.nidulans* などによって産生されるマイコトキシンである。アフラトキシンに類似した化学構造を有し，生合成的にもアフラトキシンの前駆体であることが証明されている。アフラトキシン B_1 に比較すると弱いが，肝発がん性を示す。アフラトキシン産生菌は熱帯，亜熱帯地方にかぎられるが，ステリグマトシスチン産生菌はわが国においても生息している。貯蔵コメをはじめ種々の食品から検出した報告はあるが，健康被害の報告はない。

(2) オクラトキシン A

オクラトキシンは，熱帯地方では *Aspergillus* 属が，温帯地方では *Penicillium* 属が産生することから，世界中で汚染が報告されている。穀類，果実，コーヒー豆，トウモロコシ，カカオ等の食品が汚染される。オクラトキシン A の標的器官は腎臓であり，バルカン地方で起こる**バルカン腎症**＊はオクラトキシン A の摂取と関係があるともいわれているが確証は得られていない。慢性毒性として，実験動物では腎臓がんが報告されている。オクラトキシン A は，吸収後，血清アルブミンと結合し，体内に長期間留まる性質をもっている。乳汁にもオクラトキシン A が検出される。

国際基準はすでにつくられているが（$0.1 \mu g/kg$ 体重/週），日本では食品安全委員会でのリスク評価が終わったところである。

(3) フモニシン

Fusarium verticilliodes をはじめ，フザリウム菌属が産生するカビ毒である。食品にはフモニシン B_1, B_2, B_3 が汚染するが，主要なものはフモニシン B_1 である。トウモロコシとその加工品から頻度高く検出される。

フモニシンには急性毒性はほとんどないが，ウマの白質脳炎やブタの肺水腫などの家畜中毒症を起こすことが知られている。また，近年メキシコーアメリカ国境沿いで多発した新生児の神経管閉鎖障害が，フモニシン汚染と関係が深いと考えられている。実験動物を用いた慢性毒性試験では，雄ラットの腎小管や雌マウスの肝臓に発がん性が認められている。しかし遺伝毒性でないことが実証されている。

5.2 農薬とは

農薬は病害虫の被害を防ぎ，生産性を向上するために古くから使用されてきた。現在，農薬なしでは農業は成り立たないといってもよい。**農薬取締法**

＊**バルカン腎症** ユーゴスラビア，ブルガリアおよびルーマニアのバルカン諸国の特定地方で発生するヒトの慢性的な腎臓疾患。

に「農作物を害する菌,線虫,ダニ,昆虫,ネズミその他の動植物又はウイルスの防除に用いられる殺菌剤,殺虫剤その他の薬剤及び農作物等の生理機能の増進又は抑制に用いられる成長促進剤,発芽抑制剤その他の薬剤」と定義されており,害虫を殺すだけが農薬ではない。用途はさまざまで,定義に示された薬剤の他,忌避剤,くん蒸剤,除草剤,植物生長調整剤,補助剤等々,これらすべてが農薬に含まれる。農薬は人に利益をもたらしてきた反面,農産物や環境中に残留することで人への健康被害も心配される。

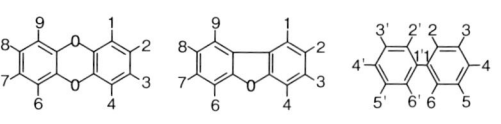

図5.1 ダイオキシン類とポリ塩化ビフェニル

5.2.1 農薬の種類
農薬の種類とその目的,効果を**表5.2**に示した。

5.2.2 残留農薬基準
農薬の農作物に対する使用は農林水産省の定める農薬取締法に従うこととされ,食品への残留に関しては厚生労働省の**食品衛生法**を遵守しなければならない。食品衛生法では,食品(農作物)の種類と農薬の種類の組み合わせで食品での残留基準値が定められている。基準値の設定に当たっては個々の農薬の**1日摂取許容量**(ADI[*1]:Acceptable Daily Intake)を基本として定められており,ヒトが通常食品から農薬を摂取したとしても,そのADIの80%を超えないように考慮し設定されている。

5.2.3 ポジティブリスト制度
2006年わが国でポジティブリスト制度が導入された。**ポジティブリスト**[*2]とはすべての食品中の農薬残留を禁止することを前提とした制度である。すべての農薬とは**動物用医薬品**や**飼料添加物**も含めこれを農薬等として一括して示している。動物用医薬品とは畜産動物や養殖魚の疾病予防や治療に用いる抗生物質や抗菌物質をいい,飼料添加物とはこれら動物に与える飼料の栄養成分の補給や有効利用のために添加される物質で抗生物質や抗菌物質も含

[*1] ADI(1日摂取許容量) Acceptable Daily Intake 人が毎日一生涯食べ続けても何ら害を及ぼさないと判断される量。ヒトの体重1kg当たりのmgで表される。商品添加物の使用基準や残留農薬等の残留基準は各物質がそれぞれのADIに安全率をかけてこれを超えないように設定される。

[*2] ポジティブリスト 原則すべて禁止されている中で,使用あるいは残留が許されるものの一覧を示したもの。逆に原則すべて禁止されていない中で,禁止されているものだけを一覧表にしたものをネガティブリストという。

表5.2 農薬の種類

種　　類	目的・効果
殺虫剤	農作物を害する害虫を防除する。散布するだけでなく,植物に吸収させ効果を発揮する浸透性殺虫剤もある
殺菌剤	農作物や果樹に発生するカビや細菌を防除する
除草剤	農作物の成長を害する雑草を防除する。特定の植物を枯らす選択性除草剤もある。雑草の発芽を抑制
殺鼠剤	農作物を食い荒らす野ネズミを駆除する
植物成長調整剤	農作物の発根や着果を促進又は抑制する
忌避剤	樹木の新苗や樹皮を野生動物の食害から守る
その他	誘引剤,展着剤等

まれる。現在世界中で使用されている農薬等の内，残留を認めたものだけについて基準（残留農薬基準値）を設定し，その範囲で残留は認めるが，それ以外の農薬については一律 0.01ppm（**一律基準値**）を超えて残留してはならないとされている。

5.3　ダイオキシン類

ダイオキシンすなわちポリ塩化ジベンゾ-p-ジオキシンは，1957年米国で起きた鶏のヒナ中毒事件で発見，その毒性が注目された。その後ベトナム戦争で枯れ葉剤として散布した 2, 4, 5-T の不純物としても知られるようになった。しかし，紙やパルプの生産時あるいはごみの焼却時にもダイオキシン類が生成することが判明し，環境中そして食品への汚染物質として問題となっている。

ダイオキシン類とはポリ塩化ジベンゾ-p-ジオキシン（PCDDs）の他，コプラナー PCB（Co-PCBs）およびポリ塩化ジベンゾフラン（PCDFs）の3種類の化合物群のことと定義されている。これらの化合物は単一ではなくその塩素の置換位置および置換数によって多種類存在し，Co-PCBs は 12 種類，PCDDs は 75 種類，PCDFs は 135 種類が知られている。コプラナー PCB とは**ポリ塩化ビフェニル**（PCBs）の 209 種類の同族および異性体の内，共平面性をもつもので特に毒性が強いといわれる。

図 5.1 に各化合物の構造式を示した。

5.3.1　ダイオキシン類の性質・毒性

ダイオキシン類は水に溶けにくく，熱，酸，アルカリに安定で，生体に取り込まれると分解も極めて遅く蓄積性が高い。

ダイオキシン類の内，特に毒性の強いものとして 29 種類が挙げられている。その毒性は致死作用，肝機能障害，催奇形性，発がん性など多岐にわたるが，置換位置や数によって大きく異なる。中でも 2, 3, 7, 8 位に塩素が置換している四塩化ジベンゾ-p-ジオキシン（2, 3, 7, 8-TCDD）はきわめて強い致死作用をもつ。

食品から検出される 29 種のダイオキシン類はさまざまでその量もまちまちである。そこでこれらの毒性評価は，一番毒性の強い 2, 3, 7, 8-TCDD の毒性を 1 として，各物質の毒性を相対的毒性（**毒性等価係数**＊ TEF：Toxicity Equivalency Factor）として数値化し，合計しトータル（**毒性等価量**＊ TEQ：Toxicity Equivalency Quantity）として表される。

ダイオキシン類の人への健康影響を考慮して耐容 1 日摂取量 4pg-TEQ/kg 体重/日が決められている。

＊**毒性等価係数，毒性等価量**　ジオキシン類 7 種，ジベンゾフラン類 10 種，コプラナー PCB12 種の異性体について 0.0003～1 までの係数が定められており，これを毒性等価係数といい，これと各物質の濃度との積の合計値が毒性等価量で pg-TEQ/g などと表される。

コラム 16　油　症

1968年福岡県を中心に西日本で，米ぬか油を摂取した人たちにニキビ様の皮疹（塩素ざ瘡），食欲不振，手足のしびれなど健康被害が広がった。この原因は製造中に熱媒体として使用したPCBがパイプのピンホールから製品の油に混入したものと判明した。患者は2,000人弱といわれ，現在も油症の症状に苦しんでいる人も多い。PCBの混入量は油中2,000ppmを超え，その中でも特に2, 3, 4, 7, 8-PeCDFやCo-PCBが毒性を示したとみられている。

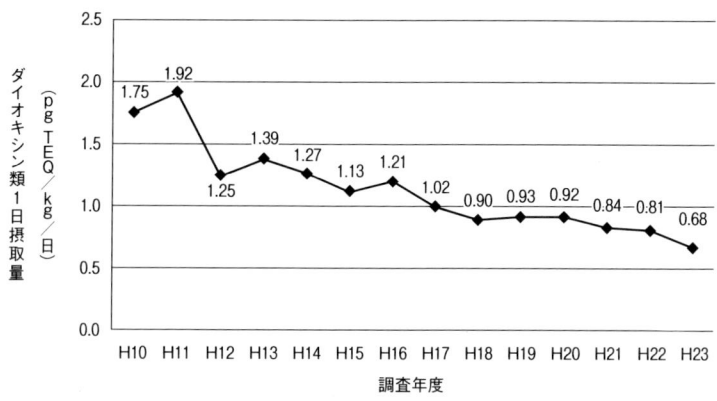

図5.2　ダイオキシン類の1日摂取量の変動

5.3.2　食品汚染の現状

ダイオキシン類の人への摂取はそのほとんどを食品が介している。とくに食品の中でも環境汚染の影響を受けやすい魚介類を介しての摂取が多い。しかし，広範で低レベルの汚染実態と分析の困難さからダイオキシン類の食品中の規制値は定められていない。

日本人のダイオキシン摂取量は，**図5.2**に示したように**耐容1日摂取量**[*1]を下回っており，年々減少している。平成23年度は0.68pg-TEQ/kg体重/日となっている。

5.3.3　食品中の規制値

ダイオキシン類の規制値は定められていないが，Co-PCBsを含むPCBsについては油症事件以後，1972年，**表5.3**に示した食品中の暫定的規制値が設けられた。

表5.3　食品中のPCB暫定的規制値

対象食品	規制値（ppm）
魚介類	
遠洋沖合魚介類（可食部）	0.5
内海内湾（内水面を含む）魚介類（可食部）	3
牛乳（全乳中）	0.1
乳製品（全量中）	1
育児用粉乳（全量中）	0.2
肉類（全量中）	0.5
卵類（全量中）	0.2
容器包装	5

5.4　内分泌かく乱化学物質[*2]

1996年シーア・コルボーン著 *Our Stolen Future*（邦題『奪われし未来』）の出版によって国内外ともに内分泌かく乱化学物質（endocrine disruptor）が

[*1] 耐容1日摂取量（TDI）　Tolerable Daily Intake　人が毎日一生涯食べ続けても何ら害を及ぼさないと判断される量。ADIの許容量とは食品添加物のように人が人為的に加える物質に関して使い，耐容量とは環境や自然界に存在している物質で量を制御できない物質に関して用いられる。

[*2] 内分泌かく乱化学物質　環境ホルモンともいわれ，環境中にある物質でホルモン受容体に結合してホルモン様活性を示すものの意味であるが，本来ホルモンとは生体内で合成される伝達物質の一群を指すものであるから，環境ホルモンは正式には使われない。

注目を集めた。内分泌系に影響を及ぼすことにより，生体に障害や有害な影響を引き起こす外因性の化学物質で，環境を汚染している化学物質が生体の内分泌，とくに生殖作用に有害な作用を及ぼし，生態系を乱すとされた。それらの化学物質を内分泌かく乱化学物質といい，有機塩素系農薬のDDT等，ダイオキシン類やPCB，また，合成樹脂の原料ビスフェノールA，可塑剤の**フタル酸エステル類**，魚網や船底の塗装に使われる**防汚剤**[*1]**トリブチルスズ**等が挙げられた。しかし，ヒトへの作用については種々議論があり，不明な点もあることから，ヒトや環境への影響には今後も検討が必要とされ，科学的根拠のもとに正しい評価が待たれている。

5.4.1 ビスフェノールA

熱可塑性のプラスチック，**ポリカーボネート**あるいは缶詰の内面塗装に用いられるエポキシ樹脂はビスフェノールAを原料として生産される。ポリカーボネートは透明性・耐衝撃性・耐熱性・難燃性などにおいて優れているため，用途は広い。しかし，原料であるビスフェノールAに内分泌かく乱作用の可能性があるとの報告があり，哺乳瓶等食品の容器ではビスフェノールAが溶出してくることから2.5ppmという溶出試験規格が設けられている。

5.4.2 その他

その他，内分泌かく乱作用が疑われる物質として，食材を扱う際のプラスチック手袋から可塑剤であるフタル酸エステル類，界面活性剤あるいはプラスチックの酸化防止剤の**ノニルフェノール**等が注目されているが，ヒトへの影響は明らかでない。

5.5　N-ニトロソ化合物の生成

N-ニトロソ化合物は食品に含まれる**亜硝酸**と**ジメチルアミン**[*2]などの**第二級アミン**が酸性下で反応して生成する化合物の総称でN-ニトロソアミンともいう。図5.3に反応を示した。

5.5.1　N-ニトロソ化合物の発がん性と中毒

N-ニトロソ化合物は，1954年イギリスでその肝毒性が注目されたのをはじめに，1957年ノルウェーでの家畜の大量死の原因が，ニシンの魚粉飼料に保存のため加えた亜硝酸ナトリウムによって生成したN-ニトロソ化合物であったことからその毒性が知られた。

N-ニトロソ化合物はいずれも強力な発がん性を有し，N-ニトロソジメチルアミンやN-ニトロソジエチルアミンは**国際がん研究機関（IARC）**（p.96欄外＊1参照）によりグループ2A（ヒトにおそらく発がん性がある）に分類されて

*1 **防汚剤**　船底や魚網などに付着する貝や甲殻類を防除するために塗装される薬剤で有機スズ化合物が使われた。広く海域を汚染し巻貝のオス化など生物に悪影響があることから，有機スズ化合物であるトリブチルスズは現在世界的に使用が禁止されている。

*2 **ジメチルアミン**　魚の鮮度低下では魚体内のアミノ酸やトリメチルオキシドは分解され，メチルアミン（第一級アミン），ジメチルアミン（第二級アミン），トリメチルアミン（第三級アミン）等のアミン類を生成する。

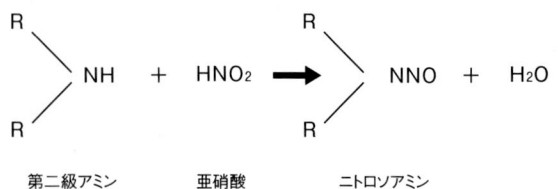

$$R_2NH + HNO_2 \rightarrow R_2NNO + H_2O$$

第二級アミン　　亜硝酸　　　　ニトロソアミン

図5.3　ニトロソアミンの生成

いる。N-ニトロソジメチルアミンの場合，生体内で肝臓のCYP2E1で代謝されメチルカチオンを生じ，これがDNAの塩基をアルキル化して発がん性を示すと考えられている。

5.5.2 ヒトへの影響

ヒトは，微量ながらこれらN-ニトロソ化合物を含む食品を摂取しているが，発がんに至る量を摂取しているとは考えにくい。また，食事を取る際，胃の中で生成する可能性も考えられる。

ヒトは，食品添加物の発色剤として亜硝酸ナトリウム，カリウムを，また，野菜などから摂取した硝酸が口腔内等で還元されて生成した亜硝酸を摂取している。一方，二級アミン類は魚介類の加工食品からヒトは摂取している。これらが胃の中の酸性下で反応しニトロソ化合物を生成する可能性はある。しかし，N-ニトロソ化合物の生成に対し，ビタミンCやビタミンE，アルギニン等のアミノ酸が抑制するという。食品の成分は亜硝酸と二級アミンだけではない。通常の食事で摂取している亜硝酸と二級アミンの量，そして生成を抑制するこれら成分を含む多種類の成分をわれわれは同時に摂っていることを思えば，生成するN-ニトロソ化合物による発がんの心配は少ないといえる。

5.6 有害性金属

これまで食中毒の原因として報告された有害性金属は，**ヒ素**，**銅**，**カドミウム**，**スズ**，**水銀**などがある。このうちヒ素，カドミウム，水銀は大規模に発生した慢性的中毒事件であるが，銅およびスズによる食中毒はいつでもどこでも，家庭でも起こりうるものとして注意が必要である。

5.6.1 水銀 Hg

昔から水銀は，消毒薬として農薬として，また，メッキ等に使われていたが，水俣病の発生以来，環境汚染，ヒトへの蓄積の危惧から現在ほとんど使われていない。しかし，水銀は天然に存在するものであり，われわれは通常の食事からわずかながら摂取している。

現在食品中の水銀の規制値は**暫定的規制値**＊として魚介類に対して表5.4のように定められている。

＊**暫定的規制値** 魚介類の水銀，PCBに，小麦のデオキシニバレノール（カビ毒）に設定されている。規制値を超えても規格基準や食品衛生法第6条違反ではないので法的拘束はないが，行政指導の対象となる基準である。残留農薬等の暫定基準は規格基準であり，暫定的規制値とは異なる。

> **コラム17　水俣病**
>
> 1950年頃から熊本県水俣市で四肢麻痺，運動障害，手指の震え，視野の狭窄，言語障害等特異的な神経症状を訴える奇病が発生した。**水俣病**とよばれる，有機水銀による中毒の発生であった。原因は後に工場排水中に含まれる**メチル水銀**と判明し，これが食物連鎖により魚介類中に蓄積，これをヒトが摂取したことによる。現在も多くの後遺症患者を抱えている。

表5.4 食品中の水銀の暫定的規制値

対象食品	規制値（ppm）
魚介類	総水銀 0.4
ただしマグロ類（マグロ，カジキ及びカツオ）及び内水面水域の河川産の魚介類（湖沼産の魚介類は含まない），並びに深海性魚介類等（メヌケ類，キンメダイ，ギンダラ，ベニズワイガニ，エッチュウバイガイ及びサメ類）については適用しない	メチル水銀 0.3（水銀として）

表5.5 妊婦が注意すべき魚介類の種類とその摂取量の目安

摂食量（筋肉）の目安	魚介類
1回約80gとして妊婦は2ヶ月に1回まで（1週間当たり10g程度）	バンドウイルカ
1回約80gとして妊婦は2週間に1回まで（1週間当たり40g程度）	コビレゴンドウ
1回約80gとして妊婦は週に1回まで（1週間当たり80g程度）	キンメダイ メカジキ クロマグロ メバチ（メバチマグロ） エッチュウバイガイ ツチクジラ マッコウクジラ
1回約80gとして妊婦は週に2回まで（1週間当たり160g程度）	キダイ マカジキ ユメカサゴ ミナミマグロ ヨシキリザメ イシイルカ

参考1）マグロの中でも，キハダ，ビンナガ，メジマグロ（クロマグロの幼魚），ツナ缶は通常の摂食で差し支えないので，バランス良く摂食する。
2）魚介類の消費形態ごとの一般的な重量は以下の通り
　　寿司・刺身：一貫または一切れ当たり　15g程度
　　刺身：一人前当たり　80g程度
　　切り身：一切れ当たり　80g程度
出所）厚生労働省資料

*1 食品安全委員会　2003年，食品安全基本法を受けて内閣府に設置された。人の健康へのリスク評価を行い，ADI設定などの評価結果を厚生労働省や農林水産省に答申する。リスクコミュニケーションを実施し，また，食品に関する緊急の事態に対応する。

*2 耐容週間摂取量（TWI）　人が一生涯食べ続けても何ら害を及ぼさないと判断される1週間の総量。

日本人は水銀の摂取量が多いといわれるが，その摂取量は**食品安全委員会**[*1]の設定した**耐容週間摂取量**[*2]（2.0 μg/kg/週）または**耐容1日摂取量**（0.29 μg/kg/日）を下回っており，通常の食事で生体に対して悪影響はない。しかしながら，とくに水銀の毒性は胎児に強く影響することから，厚生労働省は妊婦に対して**表5.5**に示した魚介類の種類と摂食量を公表した。

5.6.2　ヒ素 As

ヒ素は以前には薬や農薬に使われたこともあるが，現在その毒性のため使われていない。亜ヒ酸の中毒量は5〜50mg，致死量は100〜300mgといわれ，急性中毒症状は，30分〜1時間で現れ，嘔吐，吐き気，腹痛，下痢，血圧低下で，慢性中毒は皮膚の色素沈着，末梢性神経炎などである。また，発がん性を示し，IARCの分類では1（ヒトに発がん性がある）となっている。食品中に微量含まれ，とくに魚介類や海藻では比較的多く含まれているが，いずれも有機ヒ素化合物で存在し，ヒトに毒性を示さない。毒性はヒ素の含量だけでなく，それが無機ヒ素か有機ヒ素か形態によって大きく異なる。JECFA（FAO/WHO合同食品添加物専門家委員会）はヒ素の暫定耐容週間摂取量を無機ヒ素で15 μg/kg/週に設定している。

コラム18　ヒ素ミルク事件

1955年西日本を中心に乳幼児に発熱，肝障害，皮膚の色素沈着などの症状が出て多くの死亡者が出た。患者数約12,000人，死者数は133人といわれているヒ素ミルク事件である。この原因が多量のヒ素が混入した粉ミルクを乳幼児が摂取したためと判明した。これは粉ミルクの製造過程で用いたリン酸水素二ナトリウムに含まれていた無機ヒ素が原因であった。安価な粗製のリン酸水素二ナトリウムを用いたことから事故につながったもので，これ以後食品添加物の規格基準が厳密に定められた。

5.6.3 カドミウム Cd

カドミウムの急性中毒は嘔吐，吐き気，下痢などの消化器症状で，慢性中毒症状は，腎尿細管の病変から，カルシウムやリンの損失，体内のカルシウムの均衡がやぶれ，腰，膝，大腿部等に疼痛が起き，容易に骨折するようになる。食品安全委員会が定めた耐容週間摂取量は 7μg/kg/週で，日本人の摂取量はこれを下回っており，米からの寄与率が多い。日本の土壌は，火山国のためカドミウムが多いといわれ，とくに米については 0.4mg/kg 以下と食品衛生法で基準値が決められている。

5.6.4 銅 Cu

銅は自然界に広く存在し，人にとって必須微量元素であるが，多量の摂取で急性の食中毒を起こす。かつて食品へ着色の目的で使用されて食中毒を起こした例もある。最近では銅製の鍋を用いて料理した食品による食中毒が発生している。銅鍋で調理した料理の残りを，銅鍋に入れたまま長時間放置し，銅が食品へ溶出し中毒を起こしている。とくに銅鍋で調理した焼きそばは調味料として使うソースが酸性のため，保存中により銅が溶出しやすくなっているので注意が必要である。また，食品添加物として着色の目的で銅クロロフィリンナトリウム等が使われるが，過剰に使われればやはり銅による中毒を起こす。銅の中毒量は 60〜160mg/人で吐き気，嘔吐，下痢，腹痛等の症状を呈するが，実際の事例から，さらにこれより低い摂取量でも発症すると思われる。中毒事例のほとんどが銅鍋からの銅の溶出が原因であるので，銅鍋で食品を保存しない，鍋は使用前後によく洗うこと，洗った後よく乾かして保管することで中毒を防ぐことができる。

5.6.5 スズ Sn

スズによる食中毒は缶詰食品の缶の内面から溶出するスズによって起きる。多くの缶詰では内面が**エポキシ樹脂***等によって塗装されており，スズの溶出はほとんどない。しかし，桃やミカンなど果実の缶詰では，微量に溶出するスズの還元作用が，風味など品質の保持に良いことから敢えて塗装しない缶，**無塗装缶**が使用される。通常であれば無塗装缶でも中毒を引き起こすほどのスズ溶出量に達しないが，製造時脱気が不十分であったり，内容物の pH が低く，硝酸イオン量が高いとスズの溶出が進むといわれる。スズの中

*エポキシ樹脂 缶詰食品ではスズの溶出を防止するため，食品と接する缶の内面にエポキシ樹脂をコーティングして用いる。これを塗装缶という。エポキシ樹脂はビスフェノール A を原料に作られるため，ビスフェノール A の溶出が問題になったことがあったが，現在国産品ではほとんど溶出はない。

コラム19　イタイイタイ病

1955 年頃から富山県神通川流域で，腰痛や背痛に始まり股間痛から歩行困難となる症状が広がった。特に多産経験者に多発し，「いたい，いたい」といって死ぬことから，**イタイイタイ病**と名付けられた。原因はカドミウムによる中毒で，神通川上流の亜鉛鉱山がカドミウムを含む廃さいを神通川に流したため，下流の水田の稲を汚染，これを摂取した住民が被害にあったものであった。

毒量は 100〜300mg といわれ，摂取後 30 分位から悪心，吐き気，腹痛，下痢等の症状を呈する。中毒量は明らかではないが，スズ 300〜400ppm を含有する缶ジュースを飲用し中毒を起こした例が報告されている。食品衛生法では清涼飲料水の成分規格の基準でスズとして 150ppm 以下と定められている。清涼飲料水以外の食品に基準はない。缶詰食品では開封後スズの溶出が進むため，開缶後はそのまま食品を保管せず，直ちにガラスや陶器等他の容器に移し替えることが必要である。

5.6.6　鉛 Pb

鉛は柔らかく，加工もしやすいことから古くから水道管，ハンダ，顔料，鉛ガラス，自動車のバッテリーや放射線吸収剤などさまざまな用途で生活の中で使われてきた。また，有機鉛であるテトラエチル鉛がガソリンのアンチノック剤として使われたことで，大気汚染が問題となったこともあったが，現在は代替品に切り替えられた。鉛の急性中毒例はほとんどないが，慢性の中毒症状としては鉛蒼白，貧血，伸筋麻痺等の症状を呈し，乳児期から小児初期においては IQ の低下や注意欠陥，多動性障害といった影響が懸念されている。大量に摂取すると脳や中枢神経に有害とされ，死に至ることもある。

5.6.7　セレン Se

生体や食品に微量存在する元素で，健康との関連が注目されている元素である。通常セレンは生体に毒性を示すことはなく，生体内で活性酸素による障害に対して防御する働きがあると考えられている。生体内で発生する活性酸素は動脈硬化，心疾患，がんなどの発症，老化に関わっているとされている。むしろセレンの欠乏は心臓疾患を誘発する。日本人は魚介類や小麦，卵，肉類，米など穀類からセレンを摂取しており，通常の食生活で欠乏に陥ることはない。

5.6.8　クロム Cr

クロムはルビーやエメラルドの色を成す元素であるが，通常 Cr^{2-} から Cr^{6+} までの酸化状態を取る。自然界には Cr^{3+} と Cr^{6+} のみが存在し，Cr^{6+} の方が毒性ははるかに強い。生体内では Cr^{3+} でほとんどが存在している微量

*WHO 世界保健機関（World Health Organization）1948年，人間の健康を基本的人権として捉え，その達成を目的として設立された国際連合の専門機関（国連機関）で本部はスイス・ジュネーヴにある。

コラム 20　食中毒

2013 年 10 月世界保健機関（WHO）*は，玩具や壁の塗料などに使われる鉛の中毒により，発展途上国の子供を中心に毎年世界で推定約 14 万人が死亡していると発表し，鉛を含む塗料の生産や使用の規制強化を各国に促した。WHO の発表では，鉛中毒で知能障害になる子供が毎年世界で約 60 万人に上るとの推計も示した。子供が中毒になる主な原因は，玩具や自宅の壁などに使われる塗料で，それら子供の 99％は規制が遅れている低・中所得国，東南アジアに集中しているという。現在，鉛化合物の使用が制限されており，鉛を含む塗料は少ない。しかし，国連環境計画（UNEP）は「発展途上国の多くで今も高濃度の鉛を含む塗料が広く使われている」と指摘している。

元素である。食品中のクロムによる中毒は知られていないが，職業上の暴露が問題となる。ヒトへの障害として鼻中隔潰瘍や穿孔，さらに肺がんを誘発する。

5.7 放射性物質
5.7.1 放射線，放射能，放射性物質
放射線とは放射性をもつ（放射能）原子核を含む物質（放射性物質）から放出されるエネルギーである粒子線や電磁波をいう。電磁波とは波長の短いエックス線，ガンマ線から紫外線，可視光線，赤外線，電子レンジのマイクロ波，放送や通信に使われる短波，中波，長波までの非電離放射線がこれにあたる。一方，粒子線は**アルファ線**（He^{2+}），**ベータ線**（電子），人工的に得られる陽子線，中性子線など電離放射線のことで，電磁波のエックス線や**ガンマ線**（波長 0.0001～0.025nm）も電離放射線であり，ヒトへの影響が大きい。このことから，放射線というとこれら電離放射線を指すことが多い。電離放射線とは化合物を電離させるほどの大きなエネルギーをもつ放射線ということである。

5.7.2 飲食物汚染に関係する放射性核種
核爆発実験や原子力発電所事故による放射性物質の環境中への拡散は，空気，水，土壌を介して食品を汚染する。放射性物質は主に**ヨウ素**（^{131}I），**セシウム**（^{134}Cs, ^{137}Cs），**ストロンチウム**（^{90}Sr）等放射性元素によって人体への影響が懸念されている。それぞれの核種の**半減期**を**表5.6**に示した。このうち食品の汚染として問題となるのは，半減期が長く，環境汚染の割合が高い ^{137}Cs や ^{90}Sr である。

^{131}I は半減期は短いが，初期の汚染時に発生し，これに曝露すると甲状腺に蓄積する。^{137}Cs は筋肉や生殖腺に，^{90}Sr は骨に蓄積しがんの発生などヒトに悪影響を及ぼす。

5.7.3 おもな放射能汚染事件と汚染食品
1954年，太平洋**ビキニ環礁**[*1]での水爆実験で日本のマグロ漁船が被曝した。漁獲したマグロは放射性降下物で汚染され，放射能をもったことから後にすべて廃棄された。食品の放射能汚染が問題となった最初の事件であった。

1986年旧ソ連ウクライナ共和国**チェルノブイリ原子力発電所爆発事故**[*2]が

表5.6 各核種の半減期と生体中の生物学的半減期

核種	物理学的半減期	対象臓器	生物学的半減期	実効半減期
ヨウ素131	8日	甲状腺	120日	7.5日
セシウム137	30年	全身	70日	70日
ストロンチウム90	28.6年	骨	49.3年	18.1年

[*1] ビキニ環礁　太平洋のマーシャル諸島共和国に属する環礁で，1946年から1958年にかけてアメリカ合衆国が核爆弾の実験場として23回も核実験を行った。2010年 UNESCO の世界文化遺産に登録された。

[*2] チェルノブイリ原子力発電所爆発事故　1986年4月旧ソ連邦，ウクライナ共和国のチェルノブイリにあった原子力発電所が爆発炎上した。これにより放射性物質が放出され，30km 以内の約12万人が避難した。放射線汚染はヨーロッパ地域にまで広がり，食品を汚染した。わが国にも影響を及ぼし，食品に370Bq/kgという限度値が設定された。

表 5.7 食品中の放射能規制値

対象食品	基準値（Bq/kg）
一般食品	100
乳幼児食品	50
牛乳	50
飲料水	10

*1 ベクレル（Bq） 1秒間に1個の原子核が崩壊して放射線を出す放射能の量が1Bqである。

*2 シーベルト（Sv） 人が放射線を受けた量（影響力）示したのがSvで，数値が同じであれば人体に与える影響は同じである。

*3 FAO 国際連合食糧農業機関（Food and Agriculture Organization） 1945年，世界の食糧生産と分配の改善および生活向上を通じて，飢餓の撲滅を目的として設立された国際連合の専門機関で，本部はイタリア・ローマにある。

*4 IAEA 国際原子力機関（International Atomic Energy Agency）1957年，原子力の平和利用促進，軍事転用防止を目的に設立された国際連合傘下の自治機関で，本部はオーストリア・ウィーンにある。

*5 変異原性物質 生物に対して自然に起きる突然変異よりも高い頻度で突然変異を起こす化学物質で，生体内のDNAを損傷して突然変異を誘発する。変異原性イコール発がん性ではないが，変異原性物質のほとんどは発がん性を示す。

発生した。発生初期には ^{131}I，その後 ^{137}Cs 等の放射性物質が拡散し，全世界に及ぶ環境汚染を引き起こした。わが国でも輸入食品を中心に検査が行われ，暫定基準としてすべての食品に 370Bq*1 の基準値が示され2012年まで続いた。この基準を超えたものに，トナカイの肉，ハーブ類，キノコ類等がある。

2011年，東北を襲った東日本大震災で津波によって福島第一原子力発電所は原子炉に被害を受け，拡散した放射性物質は大気および海洋といった環境および食品への汚染を引き起こした。これを機に，新たに食品中の放射能の基準が設けられ，全国的に検査が行われている。特に福島県産の農産物は基準に適合するにもかかわらず，買い控えなど風評被害が起きている。

5.7.4　食品中の放射性物質の新基準値

表5.7にわが国の食品中の放射性物質の基準値を示した。

2012年4月，厚生労働省は食品からの内部被曝を年間1mSv*2 以下に抑えるよう全食品に対して新基準を設けた。特に乳幼児に対する影響を考えて，牛乳，乳幼児食品は厳しい基準値になっている。

5.7.5　放射線照射食品

放射線照射とは，食品に殺菌，殺虫，また生鮮野菜の発芽防止，熟成遅延の目的で放射線を当てることをいう。また，照射された食品を放射線照射食品という。放射線源としてはコバルト60やセシウム137を用い，γ線やβ線を照射する。生鮮食品や冷凍食品，香辛料などに加熱することなく適用できることから，各国で利用されている。**国際連合食糧農業機関**（**FAO**＊3：Food and Agriculture Organization），WHO，**国際原子力機関**（**IAEA**＊4：International Atomic Energy Agency）の合同委員会により，照射は10kGy以下であれば安全性に問題ないとされている。しかし，わが国では現在食品衛生法で，ジャガイモの発芽防止の目的以外放射線の使用は禁じられている。照射食品のわが国への輸入も認めていない。

5.8　食品成分の変化により生ずる有害物質

5.8.1　加熱調理によって生成する発がん性物質

(1) ヘテロサイクリックアミン

肉や魚など高たんぱく質の食品を加熱調理した際，生成する**変異原性物質**＊5 で，アミノ酸やたんぱく質の構成アミノ酸の種類によってそれぞれ構造の異なる物質ができる。窒素を含む環式アミン化合物であることから，ヘテロサイクリックアミンという。肝臓やすい臓，大腸，脳に発がん性を示すものもある。

表5.8 食品およびアミノ酸の加熱によって生成するヘテロサイクリックアミン類

DL-トリプトファン →	Trp-P-1（アミノジメチルピリドインドール） Trp-P-2（アミノメチルピリドインドール）
L-グルタミン酸 →	Glu-P-1（アミノメチルジピリドイミダゾール） Glu-P-2（アミノジピリドイミダゾール）
大豆グロブリン →	AαC（アミノピリドインドール） MeAαC（アミノメチルピリドインドール）
丸ぼしイワシ →	IQ（アミノメチルイミダゾキノリン） MeIQ（アミノジメチルイミダゾキノリン）
牛肉, 魚肉 →	MeIQx（アミノジメチルイミダゾキノキサリン） PhIP（アミノメチルフェニルイミダゾピリジン）

表5.8に各アミノ酸から生成するヘテロサイクリックアミンを示した。これらは食品添加物の酸化防止剤ブチルヒドロキシアニソールや α-トコフェロールの共存により生成が抑制され, また, 野菜ジュースの共存で変異原性が不活化される。これらのことから, 通常, 加熱調理した食品でこれらの物質が生成したとしても, 食品中に共存する他の因子により, 変異原性が抑制あるいは不活化されているかもしれない。

(2) アクリルアミド[*1]

アクリルアミドは土壌改良剤, 凝集剤, 接着剤として使われるポリアクリルアミドの原料となる物質であるが, 食品中でアスパラギンとグルコースなどの還元糖との共存下高温で加熱されると生成する。国際がん研究機関（IARC）の分類では2A「ヒトにおそらく発がん性がある」とされている。ポテトチップス, ビスケット, フライドポテトなどスナック菓子等加熱食品に微量含まれる。ヒトの摂取量調査から実質的な危害はないとされている。

(3) フラン

フランは沸点31.36℃の揮発性の液体で, 工業製品に使われている物質で, IARCの分類では2B「ヒトに対して発がんの可能性がある」とされている。
2004年米国**食品医薬品局**（**FDA**[*2]：Food and Drug Administration）は加熱処理した缶詰や瓶詰食品中にフランが存在すると発表した。表5.9に食品中のフラン含有量を示した。現在, 国はヒトへの影響は明確ではないため, 毒性評価のため必要となる毒性データ情報を収集している。

[*1] アクリルアミド 加熱食品で生成することから, 製造時必要以上の高温加熱を避ける必要がある。発がん性があるとされるが, 現在, わが国を含めて各国の公的機関で食生活を変えるように指導しているところはない。

[*2] FDA 食品医薬品局（Food and Drug Administration） 食品や医薬品, 化粧品, 医療器具など生活用品の安全性と有効性を保証し, 情報を発信することで国民の健康を守ることを責務としたアメリカ合衆国政府の行政機関である。

表5.9 食品中のフラン含有量

食品	フラン含有量（μg/kg）
ベビーフード	2.5～112
調製粉乳	＜5～18.8
コーヒー	＜2～84.2
スープ, ソース, ブイヨン等	＜5～125
魚	＜5～7.1
缶詰フルーツ, フルーツ野菜ジュース	＜2～122
パン	＜2
食肉製品	＜5～39.2

5.8.2 フェオホルバイド

アワビの中腸線を食して食中毒を起こすことがある。その症状は食後1～2日で, 顔, 手指の発赤, 腫脹を呈し, 痛みを伴うもので死亡者はいない。これは食後, 顔, 手など露出部に日光が当たることで起きる食餌性光過

敏症である。この原因は，アワビの中腸腺内でアワビが摂食した海藻の**クロロフィル**が分解して生成した**フェオホルバイドa**を摂取したことによる。アワビに限らず1977年には**クロレラ**[*1]の錠剤を摂取した人たちに同様の症状が発生している。クロレラの製造中にピロフェオホルバイドaができて，製品に混入したものであった。

[*1] **クロレラ** クロレラ科クロレラ属の淡水性単細胞緑藻類で，栄養価が高いとされ健康食品として錠剤，粉末，エキスなど加工品として販売される。現在はクロレラ加工品についてフェオホルバイド等の含有量は100mg％の規制値が設けられているため，クロレラによる食中毒は起きていない。

5.9　異　　物

異物とは，食品衛生検査指針によれば「生産，貯蔵，流通の過程での不都合な環境や取扱い方に伴って，食品中に侵入または迷入したあらゆる有形外来物をいう。ただし，高倍率の顕微鏡を用いなければ，その存在が確認できない程度の微細なものは対象としない」と定義されている。

本来食品成分でないものが異物であるが，消費者が異物と思えば製造者に苦情が寄せられることになる。異物を分類すると，次のように分類される。

動物性異物：昆虫，クモ，ダニなどの節足動物の成虫，さなぎ，幼虫およびそれらの破片，排泄物，哺乳動物の体毛，鳥類の羽毛等

植物性異物：植物の種子，非可食性の植物，植物繊維，カビ等

鉱物性異物：小石，砂などの天然鉱物片，貝殻片，ガラス，金属片，プラスチック，合成繊維の破片等

これら異物の大半は，それらを摂取することでヒトが健康を害することは少ない。食品衛生上問題となるのは，もし異物の混入が食品を製造あるいは扱う場所であったとすれば，異物を見逃す不注意や異物の混入する不衛生な環境こそが危険とみなされるからである。

5.9.1　食品由来の混入異物

もともと食品に含まれる成分の変化したものも異物とみなされることがある。たとえば調理の時できた焼け焦げや，ワイン中の酒石酸の結晶，カニやサケの水煮缶詰中に発生する**ストラバイト**[*2]なども異物とされる。また，魚肉や畜肉中に本来除かれているはずの骨や血管が残存していたため異物とみなされることがある。また，食品の成分が析出した例として，納豆，タケノコ水煮，塩辛，塩蔵たらこ，フグみりん干しのチロシンの結晶，ホタテ貝柱乾燥品のグリシン，タウリン，コンブ等海藻のマンニットがある。

[*2] **ストラバイト**　カニ，イカ，サケ，マグロなどの缶詰に生成することがあるガラス状の結晶で，リン酸マグネシウムアンモニウム（$MgNH_4PO_4 \cdot 6H_2O$）の結晶である。衛生学的には無害であるが，不快で歯を傷めることもある。pHを調整すること等で発生を防ぐことができる。

5.9.2　検査方法

食品中の異物はほとんどの場合，消費者から目視であるいは口内で感じた異物が苦情としてあげられることが多い。それらの形状，性状はさまざまで決まった検査方法はない。検査員の判断に任されることが多く，熟練と幅広い知識と分析技術が要求される。しかし，食品中に混入して外観からでは見えないダニや昆虫片，鉱物などについては定型的な分離方法がある。

試料の食品を水とガソリン（あるいは灯油，石油エーテル，灯油）と共に激しく撹拌して放置，水とガソリンが分離した境界に疎水性の動物性異物が集まるのでこれを捕集して同定する（**浮上法**）。また，水層の底では，沈んだ鉱物性の異物を捕集することができる（**沈降法**）。

これら捕集した異物あるいは苦情の申し出があった異物は鑑別同定を行う。分析機器としては，顕微鏡（実体，生物，偏光，電子顕微鏡），紫外線照射器，蛍光 X 線分析機，赤外分光光度計，ガスクロマトグラフ（FID, ECD, 質量分析器等検出器付き），高速液体クロマトグラフ（UV, 蛍光，質量分析器等検出器付き）が必要となる。異物の性状によって最適な分析機器を用い，これらを駆使して鑑別同定を行う。

【演習問題】

問 1 食品の安全性に関する記述である。正しいのはどれか。（2011 年国家試験）
(1) ジャガイモの放射線照射は，殺菌の目的で利用されている。
(2) 農薬に関するポジティブリスト制は，対象を生鮮食品に限定している。
(3) 輸出国で安全性審査を受けた遺伝子組換え食品は，日本での販売等が許可されている。
(4) わが国では，食品添加物として取り扱っているポストハーベスト農薬がある。
(5) 魚介類や海藻に含まれる有機ヒ素化合物は，無機ヒ素化合物に比べ，毒性が高い。

解答 （4）

問 2 食品の変質に関する記述である。正しいのはどれか。2 つ選べ。
(2010 年国家試験)
(1) 食品の腐敗により，トリプトファンから Trp-P-1 が生じる。
(2) 水分活性は，食品中の結合水量を示す指標である。
(3) トリメチルアミンは，海産魚類の初期腐敗の指標である。
(4) K 値の判定法はタンパク質の分解を指標としている。
(5) ヒスタミンは，ヒスチジンの脱炭酸により生じる。

解答 （3），（5）

【参考文献】

有薗幸司編：食べ物と健康，食品の安全，南江堂（2014）
細貝祐太郎他編：新食品衛生学要説（第 6 版），医歯薬出版（2013）
中村好志他編著：食品安全学（第二版），同文書院（2010）
日本食品衛生学会編：食品安全の事典，朝倉書店（2009）
熊田薫他編：食品衛生の科学，理工図書（2011）
千葉百子他編：健康と元素・その基礎知識，南山堂（1996）
大朏博善：放射線の話, 61-62, ワック（2002）
厚生労働省監修：食品衛生検査指針・理化学編，日本食品衛生協会（2005）
田口信夫他：東京健安研セ年報, **61**, 273-279（2010）

6　食品添加物

*1 **食品添加物**　食品の製造，食品の加工または保存の目的で食品に添加，混合，浸潤などの方法で使用する物質。食品添加物は，法律では単に「添加物」とよばれている。

*2 **指定添加物**　指定制度に基づき使用が認められた食品添加物の通称。

*3 **食品添加物の指定制度**　食品添加物として製造，輸入，使用，販売できるのは，原則として厚生労働大臣が人の健康を損なうおそれのないと認めて使用を認められたものに限られている。

　食品添加物[*1]は，食品衛生法で規定されている。食品添加物として製造，輸入，使用，販売できるのは，原則として厚生労働大臣が人の健康を損なうおそれのないと認めて使用を認められたものに限られる。この制度を「指定制度」という。なお，食品添加物の安全性は，食品安全委員会が実験動物，微生物，培養細胞を用いた毒性試験結果を基に，NOAEL と ADI の設定を含め，リスク評価を行う。臨床試験データは要求されない。

　わが国で使用できる食品添加物には，歴史的経緯から，① **指定添加物**[*2] に加えて，指定添加物以外の食品添加物である，② 既存添加物，③ 天然香料，④ 一般飲食物添加物がある。① には，「合成添加物」と「天然添加物」の両方が含まれるが，②〜④はすべて「天然添加物」に属する。

　食品添加物には規格基準が設定されている。「規格」とは成分規格である。「基準」とは食品添加物の製造，使用，保存，表示に関する基準である。必要に応じて食品添加物の品目ごとに，あるいは対象となる食品ごとに設定されている。「使用基準」は，食品添加物を安全に使用するため，および食品の粗悪な品質をごまかすために使用させないために設定された使用制限である。

　食品添加物には，用途に応じてさまざまな種類の物質が使われている。**表6.4** に例示した。

6.1　食品添加物とは
6.1.1　食品添加物の使用目的
　食品添加物はさまざまな食品に使用されているが，使用目的を大きく4つに区分することができる。① 食品の製造，加工に用いるもの，② 腐敗や化学変化による食品の変質を防ぎ，保存性を高めるもの，③ 食品の嗜好性や品質を向上させ，魅力を増すもの，④ 栄養成分を補充，強化し，栄養価を高めるものである。

6.1.2　食品添加物の法規制
　食品添加物として製造，輸入，使用，販売できるのは，原則として厚生労働大臣が人の健康を損なうおそれのないと認めて使用を認められたものに限られている（**食品添加物の指定制度**[*3]）。指定制度に基づき使用が認められた食品添加物を通例「指定添加物」とよんでいる。指定した物質だけが使用できる規制方式を「ポジティブリスト制」または「ポジティブリスト方式」と

いう。

食品添加物は各国が独自に法規制している。海外で使用が許可されている食品添加物であっても，その国での使用許可が必要である（p.126コラムを参照）。

食品添加物に関連のある法令[*1]としては，「食品衛生法」「食品衛生法施行規則」「食品衛生法施行令」「**食品，添加物等の規格基準**[*2]（厚生省告示第370号）」などがあり，食品添加物の定義，本質，目的，指定および削除，使用基準，表示，販売などについて，詳細に規定している。食品添加物は，法律では単に「添加物」とよばれている。食品衛生法第4条において「添加物とは，食品の製造の過程において又は食品の加工若しくは保存の目的で，食品に添加，混和，浸潤その他の方法によって使用する物をいう」と定義されている。なお，食品衛生法では，食品とはすべての飲食物をさすが，薬事法に規定する医薬品及び医薬部外品は含めない（図6.1）。

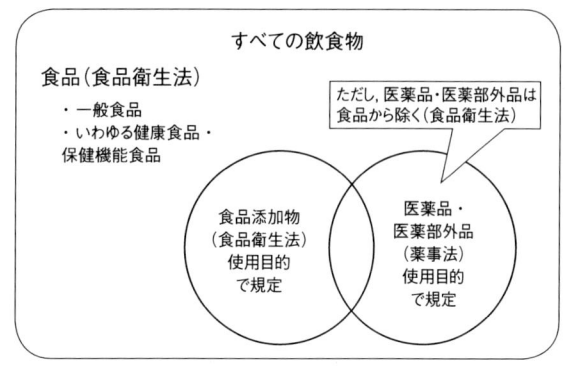

図6.1　食品，食品添加物，医薬品の区分

食品添加物と同じ成分（物質）が医薬品，医薬品添加物，いわゆる健康食品の配合原料（食品扱い）として使用されている例も少なくないが，製品の用途によって適用される法規制や成分規格が異なる。医薬品として製造・販売する製品に配合する成分には医薬品の法規制が適用され，食品添加物として製造・販売する製品には食品添加物の法規制が適用される。

6.2　食品添加物の規格および基準

食品添加物の安全性を確保するためには，食品添加物製品の品質確保と適切な使用が重要である。そこで，食品衛生法に基づき，食品添加物には国の規格基準が設定されている。ただし，一般飲食物添加物と天然香料は指定制度の適用除外であり，原則として国は有効性・安全性審査と成分規格・使用基準設定を行わないことになっている。

基準または規格が定められたときは，その規格基準に合わない方法で食品や食品添加物を製造，販売，使用することや，その基準に合わない方法で製造された食品や食品添加物を販売，輸入することが禁止されている。食品添加物の規格基準は，厚生省告示第370号「食品，添加物等の規格基準」に収載されている。新規指定された食品添加物の成分規格あるいは既収載成分規格の改正は，この告示の改正として逐次公示される。告示に収載されている規格基準は，『**食品添加物公定書**[*3]』という名称で単行本（冊子体）として約5～8年ごとに改訂・刊行されている。改訂の際には，食品添加物に関する

[*1] 食品添加物に関連のある法令　「食品衛生法」「食品衛生法施行規則」「食品衛生法施行令」「食品，添加物等の規格基準」など。

[*2] 食品，添加物等の規格基準　厚生省告示第370号の名称。食品，食品添加物，器具および容器包装の規格基準が記載されている。食品添加物に関しては，定義，本質，目的，指定および削除，使用基準，表示，販売などを詳細に規定している。

[*3] 食品添加物公定書　食品添加物の規格基準書。A 通則，B 一般試験法，C 試薬・試液等，D 成分規格・保存基準各条，E 製造基準，F 使用基準で構成されている。

製造・品質管理技術の進歩および試験法の発達等に対応するために規格全般にわたる改正も行われる。2013年現在第8版が刊行されているが，第9版食品添加物公定書の作成作業が進められている。

6.2.1 規　　格

「規格」とは，製品の成分規格である。食品添加物の原料，製法，成分，特徴などを規定する「定義」，有効成分の量を規定する「含量」，製品の色，形状などの「性状」，添加物を確認するための「確認試験」，製品に混在する有害不純物の種類や上限値を規定する「純度試験」，含量を測定するための「定量法」など，製品の品質を確保するために最低限遵守すべき事項が，個別品目ごとに定められている。指定添加物は指定の際に成分規格も設定されるのが原則であるが，一部の品目には成分規格が設定されていない（注：成分規格が設定されていない指定添加物は，二酸化硫黄（無水亜硫酸）と二酸化塩素の2品目，および化合物の官能基の種類に基づく区分で指定されている香料化合物18類である）。既存添加物には，一部の品目に成分規格が定められている。

6.2.2 基　　準

「基準」とは，食品添加物の製造，使用，保存，表示に関する基準である。必要に応じて食品添加物の品目ごとに，あるいは対象となる食品ごとに設定されている。

(1) 使用基準*

使用基準とは，食品添加物を安全に使用するために設定された使用制限である。食品添加物の過剰摂取による影響が生じないよう，食品添加物の品目ごとあるいは対象となる食品ごとに定められている。その際，国民栄養調査に基づく個別食品の喫食量の推定値や食品の生産量，輸入量，食品添加物の生産量，輸入量などの結果から，食品添加物の摂取量を推定し，その量がADI（1日摂取許容量）を十分に下回るように使用量の上限値を設定する。また，粗悪な品質の原材料をごまかしたり，消費者を惑わしたりする目的で食品添加物を使用させないために使用基準を定めることも行われる。使用基準は，① 使用できる食品の種類の制限，② 食品に対する使用量や使用濃度の制限，③ 使用目的についての制限，④ 使用方法についての制限，が必要に応じて組み合わされて定められる。

(2) 製造基準

食品添加物製品を製造・加工する際に使用してよい物質，原材料などが規定されている。組換えDNA技術によって得られた微生物を利用して食品添加物を製造する際の規定や，牛海綿状脳症（BSE）への対応規定も示されている。添加物全般に適用される規定のほかに，個別品目に適用される規定として，天然添加物の抽出溶媒の種類と残存上限値の規定，およびかんすいの

＊使用基準　食品添加物を安全に使用するための使用制限，および食品の粗悪な品質をごまかす目的で使用させないための使用制限。制限方法としては，① 使用できる食品の種類の制限，② 使用量や使用濃度の上限設定，③ 使用目的の制限，④ 使用方法の制限，が必要に応じて指定される。食品添加物の品目ごとに，あるいは対象となる食品ごとに設定されている。

> **コラム 21　食品香料（合成香料）**
>
> 　日本では約 3,000 の香料化合物が使用されているといわれているが，合成香料は他の一般食品添加物とは異なる規格基準体系で運用されている。合成香料は，化合物の化学構造に基づく 18 種類の化合物群（通常「18 類」とよばれている。脂肪族高級アルコール類，芳香族アルコール類，エステル類，ケトン類，ラクトン類等）が，食品添加物として指定されている。化合物の化学構造がこれら 18 類のいずれかの範疇に入ると認められれば，指定添加物として使用が認められる。指定制度に基づく個別化合物ごとの安全性評価と成分規格設定は行っていない。ただし，18 類に包含されていた物質のうち，78 品目（dl-メントール，プロピオン酸等）が個別品目として分離指定され，成分規格が設定されている。18 類に属さない化合物については，指定制度に基づく個別化合物ごとの審査を行うことになる。18 類に入らない香料のうち，国際的に安全性が確認され，かつ汎用されている香料 54 品目については，国際的整合性の見地から新規指定手続きが進められている。
>
> 　香料化合物の使用基準は，別段の規定がない限り，着香の目的以外に使用してはならないとされている。

製造原料と加工方法の規定がある。

(3) 保存基準

一部の製品について，品質を保持するために保存方法が規定されている。光分解を受けやすい製品は遮光容器に入れることや，酸化されやすい物質は容器内の空気を不活性ガスに置換することが規定されている。

(4) 表示基準

販売する食品添加物製品の容器包装に表示する食品添加物の名称，製造者名，成分，含量などの表示項目が規定されている（注：加工食品に食品添加物を使用した際の，食品への食品添加物表示とは異なる。食品への食品添加物表示は，9.3.4 を参照）。

6.3　食品添加物の安全性

6.3.1　食品添加物の安全性評価手順

食品添加物の新規指定の要請（新規の食品添加物を使用したいという申請）があると，国が安全性と有効性の審査を行う。その中で，食品添加物の安全性は，要請者から提出された資料に基づき，含有成分の分析結果，実験動物等を用いた毒性試験結果などの科学的なデータが評価される。安全性評価は一般的に次の手順で進められる。

1. 評価対象の食品添加物中に含まれる化学物質を同定する。
　　　主成分と不純物の同定，含量の確認，成分規格案の設定
2. 実験動物等を用いた毒性試験結果を評価する。
　　　実験動物に試験物質を大量に与えて毒性の発現の有無とその強さを調べる。必要な毒性試験を**表 6.1** に示す。

表6.1 食品添加物の安全性試験

28日間反復経口投与毒性試験	実験動物に28日間繰り返し与えて生じる毒性を調べる。
90日間反復経口投与毒性試験	実験動物に90日間以上繰り返し与えて生じる毒性を調べる。
1年間反復経口投与毒性試験	実験動物に1年以上の長期間にわたって与えて生じる毒性を調べる。
生殖毒性試験（繁殖試験）	実験動物に二世代にわたって与え，生殖機能や新生児の生育におよぼす影響を調べる。
出生前発生毒性試験（催奇形性試験）	実験動物の妊娠中の母体に与え，胎児の発生，発育に及ぼす影響を調べる。
発がん性試験	実験動物にほぼ一生涯にわたって与え，発がん性の有無を調べる。
アレルゲン性試験（抗原性試験）	実験動物でアレルギーの有無を調べる。
遺伝毒性試験（変異原性試験）	細胞の遺伝子や染色体への影響を調べる。
一般薬理試験	生体の機能に及ぼす影響を，主に薬理学的手法を用いて調べる。
体内動態試験	吸収，分布，代謝および排泄等，体内動態を調べる。

出所）添加物に関する食品健康評価指針（2010年5月，食品安全委員会）をもとに筆者作成

　　　この試験結果から，ヒトに起こる可能性のある毒性の種類，特徴，強さを予測する。
3. 毒性試験で実験動物に有害影響が現れない量（無毒性量，NOAEL）を求める。
4. ADI（1日摂取許容量）を設定する。
5. 日本人1人が1日当たり摂取すると推測される量がADIを超えないように，食習慣を考慮して使用基準（使用できる対象食品や対象食品に使用する際の使用量上限）を設定する。
　　（注）食習慣：ここでは，どのような食品をどれだけ食べるのかということを指す。
6. 食品添加物の安全性を総合評価する。

6.3.2　毒性試験

食品添加物の安全性評価では，実験動物，微生物，培養細胞を用いた毒性試験結果を基にして**リスク評価**[*1]を行う。医薬品の有効性と安全性の評価ではヒトの臨床試験結果が必須であるが，食品添加物の安全性評価では臨床試験データは要求されない。

毒性試験は，遺伝毒性試験，一般毒性試験，特殊毒性試験に大別できる。

（1）　遺伝毒性試験（変異原性試験）

遺伝毒性とは，化学物質が直接的または間接的に遺伝子（DNA）に対して損傷を与える作用である。遺伝毒性といっても，毒物による障害が親から子に伝わるという意味ではない。

かつては変異原性といわれたが，変異原性（DNAに突然変異を起こして遺伝情報に変化を引き起こす作用）以外のDNA損傷・修飾やDNA付加体の生成，染色体異常なども測定できるようになったため，**遺伝毒性**[*2]といわれるよう

[*1] **リスク評価**　リスクとは，ハザード（危害要因）が原因となって悪影響が起きる可能性（発生する確率）と悪影響の程度（影響の大きさ）のこと。リスク評価とは，リスクを科学的な根拠に基づいて評価すること。なお，食品安全委員会ではリスク評価を「食品健康影響評価」とよんでいる。

[*2] **遺伝毒性**　化学物質が直接的または間接的に遺伝子（DNA）や染色体に対して損傷を与える作用。

になった。

DNAや染色体に変化を与える遺伝毒性は，発がんの最初の段階であるイニシエーションにつながる。また，生殖細胞のDNAの突然変異は何らかの遺伝病を引き起こす可能性がある。そのため，リスク評価では重要な試験と位置づけられている。

試験としては，in vitro 試験として，細菌を用いる**復帰突然変異試験**（いわゆる**エームス試験**）[*1]，および哺乳動物の培養細胞を用いる**染色体異常試験**[*2]またはマウスリンフォーマTK（チミジンキナーゼ）試験，in vivo 試験としてげっ歯類（ラットやマウス）を用いる**小核試験**[*3]があり，これらを組み合わせて実施する。近年はトランスジェニックマウスを用いる in vivo 遺伝子突然変異試験も必要に応じて実施されている。これらの試験成績を総合的に判断して遺伝毒性を評価する。

(2) 一般毒性試験

一般毒性試験では，実験動物に試験物質を大量に与えて生体全体に対する毒性の発現の有無とその強さを調べる。投与経路は，通常，経口投与である。この試験結果から，ヒトに起こる可能性のある毒性の種類，特徴，強さなどを予測する。

反復投与毒性試験

被検物質を実験動物（げっ歯類としては，通常，ラット。非げっ歯類としては，通常，イヌ）に短期間（28日間または90日間）または長期間（1年間以上）反復投与して毒性を観察する。前者は亜急性毒性試験，後者は慢性毒性試験といわれることもある。

被検物質は，餌に混ぜて動物に摂取させる（混餌投与）ことが多いが，実験動物の胃内に直接投与する（強制経口投与）こともある。投与量は，動物の死亡を伴わずに毒性影響が認められる用量の投与群（高用量群）から被検物質を投与しない群（対照群）まで数段階の用量を設定する。なお，混餌投与の場合は，栄養障害が起こらないようにする必要があるので，通常，飼料への添加濃度5%（w/w）を投与量上限としている。

投与期間中は，動物の一般状態，体重変化，摂餌量などを観察し，投与終了時に解剖して一般所見，臓器重量，病理組織学検査，生化学検査などを行う。

(3) 特殊毒性試験

化学物質の特定の毒性を評価するために，目的に応じて特別に構築された試験法を用いる。

食品添加物の安全性評価では，生殖毒性試験（繁殖試験），出生前発生毒性試験（催奇形性試験），発がん性試験，アレルゲン性試験（抗原性試験），一

[*1] 復帰突然変異試験（エームス試験）　ヒスチジン合成酵素遺伝子に突然変異が起こり，ヒスチジン要求性になったサルモネラ菌に化学物質を作用させて遺伝子（DNA）が突然変異を起こしてヒスチジン非要求性になる頻度を調べる試験。

[*2] 染色体異常試験　化学物質や放射線の作用により遺伝子（DNA）に多数の損傷が加わると，染色体の構造に大きな変化（染色体異常）が起こる。哺乳動物の培養細胞を用いた染色体の形態的または数的変化を観察して，染色体異常を検出する。

[*3] 小核試験　化学物質により細胞に誘発される染色体異常を細胞内の小核の出現によって検出する試験。小核とは，染色体に生じた切断が修復されずに残るために，染色体断片が細胞分裂の時に移動できずに取り残されて生じた細胞核の断片。一般的には，マウスに化学物質を投与した際に骨髄赤血球における小核形成の出現頻度を指標にする試験が多用されている。

般薬理試験，体内動態試験のデータが求められる．各試験の概要を**表6.1**に示した．

発がん性試験

発がん性試験では，被検物質を実験動物（ラット，マウスなど）に約2年間反復経口投与し，投与終了後に病理組織学検査を行って各種臓器における腫瘍発生頻度を調べる．被検物質を投与した群（被検物質投与群）が被検物質を投与しなかった群（対照群）と比べて腫瘍発生頻度が高い臓器が認められた場合には，発がん性ありと判定される．日本でのこれまでの食品添加物の安全性評価では，発がん性ありと判定された場合には食品添加物としての使用が認められていない．

被検物質をラットに2年間反復投与して発がん性試験と慢性毒性試験を同時に行う「慢性毒性／発がん性併合試験」も多用されている．

発がん性試験は結果が出るまでに時間と経費がかかるため，がんの二段階発がん仮説（イニシエーション／プロモーション）に基づいた「中期発がん性試験」が開発されており，長期の発がん性試験に先立つ予備試験または発がん性試験の追加／補足試験として利用されている．

6.3.3 無毒性量（NOAEL）

一般的に，摂取量（曝露量，投与量）が適量であれば生体に有効な作用を示す化学物質であっても，過剰量であれば有害作用や副作用を示す．すべての物質は量が多ければ毒性を示すといってよい．毒性の性質と毒性の強さは物質の量で決まる．物質の量とその量の物質が起こす生体影響の程度の関係を用量・反応関係とよぶが，上述の実験動物を用いた毒性試験では，毒性の種類と特徴だけでなく，生体に表れた各影響の用量・反応関係を調べる．そのため，生体影響の程度を数量的に表現する必要がある．臓器重量や生化学検査などは測定値が数値として表現されるが，病理学検査結果などは変化の強さのレベルや発生頻度（出現率）として表現される．

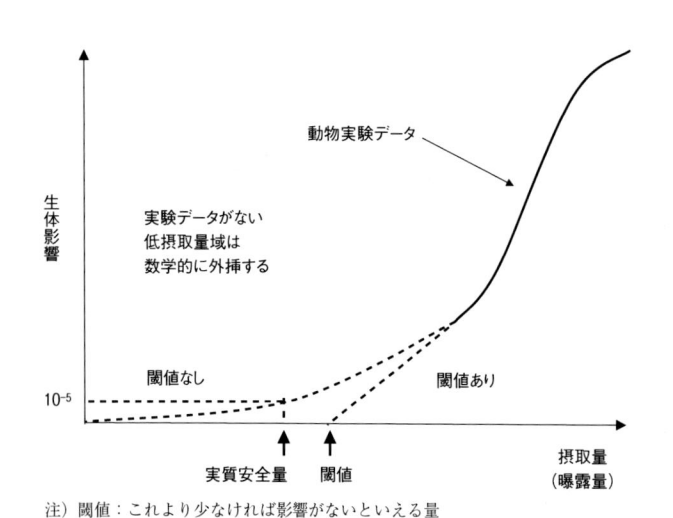

被検物質の用量・反応関係は，一般的に**図6.2**のようなS字型の曲線になる．用量が増加すると生体影響の程度も増加するが，用量がある一定値以下の時には生体影響が認められず，その量を超えると生体影響が表れる場合がある．これよりも少なければ生体影響が認められないといえる量を閾値

注）閾値：これより少なければ影響がないといえる量
　　閾値がない：確率が下がるだけで，どこまでも確率ゼロにならない

図6.2 化学物質の摂取量（曝露量）と生体影響
　　　—閾値の有無と用量反応曲線

(threshold) という。一方，遺伝毒性のように閾値が存在しない，つまり用量をゼロとしない限り，生体影響の確率がゼロにならない場合もある。一般的には，遺伝毒性を持たない物質では閾値が存在すると考えられている。

なお，ひとつの物質のある生物種に対する用量反応曲線は，生体影響ごとに異なるのが一般的である。

ある物質について何段階かの異なる投与量で毒性試験を行った時に，被検物質投与群が対照群と比べて有害影響がないといえる最大投与量がある場合，その量をその毒性試験における**無毒性量**（NOAEL：no observed adverse effect level）[1]という。用量反応関係は生体影響ごとに異なるので，有害影響の中でもっとも小さい無毒性量をその試験の無毒性量とする。また，通常はさまざまな動物試験で得られた個々の無毒性量の中でもっとも小さい値をその物質の無毒性量とする。

安全性評価では，被検物質投与群が対照群と比べて生体影響が認められた場合，その影響が有害影響であるか否かを判定する。したがって，**無作用量**（NOEL：no observed effect level）[2]ではなく，無毒性量（NOAEL）が安全性評価に使われる。

なお，閾値が存在しないと考えられる物質に対しては，NOAELを設定できない。

6.3.4 ADI（1日摂取許容量[3], acceptable daily intake, 1日許容摂取量ともいう）

ADIとは，人がある物質を一生涯にわたって毎日摂取し続けても，現在の科学的知見からみて健康を損なうおそれがないと推定される量をさす。通常，体重1kg当たりの物質量（mg/kg/日）で表す。ADIを設定する際には，無毒性量に対してさらに安全性を考慮して，以下のように求める。

ADI＝動物実験から得られた無毒性量（NOAEL）÷**安全係数**[4]（safety factor）
安全係数100＝動物とヒトとの感受性の違い（種差）10
　　　　　×ヒトの年齢や性別などによる個人差（個体差）10

安全係数には100が採用されることが多いが，根拠とした毒性試験結果や物質により100より大きい数値を採用することもある。

ADIは，食品の生産過程で意図的に使用する化学物質（食品添加物，残留農薬）に使われる。意図的に使用しているわけではないが食品中に存在する

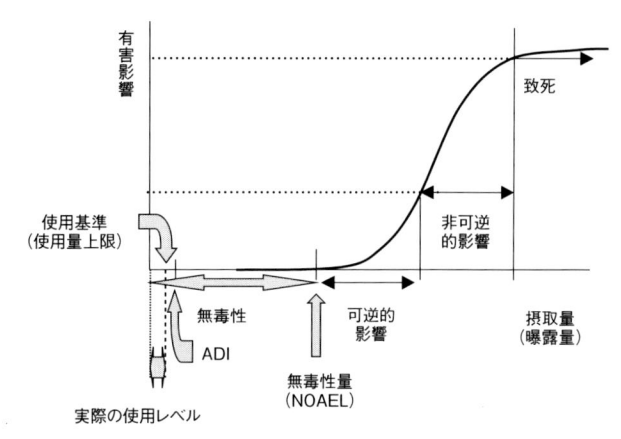

図6.3　閾値がある場合における無毒性量とADIと使用基準の設定

[1] 無毒性量（NOAEL）　ある物質について何段階かの異なる投与量を用いて毒性試験を行ったとき，有害影響が認められなかった最大投与量。

[2] 無作用量（NOEL）　ある物質について何段階かの異なる投与量を用いて毒性試験を行ったとき，投与群が対照群と比べて生物学上何の影響もないといえるときの最大投与量。

[3] ADI（1日摂取許容量）　人がある物質を一生涯にわたって毎日摂取し続けても，現在の科学的知見からみて健康を損なうおそれがないと推定される用。通常，体重1kg当たりの物質量（〇mg/kg/日）で表す。

[4] 安全係数（不確実係数）　ある物質について，1日摂取許容量や耐容1日摂取量等を設定する際，無毒性量に対して，さらに安全性を考慮するために用いる係数。

＊耐容摂取量 人がある物質を一生涯にわたって毎日摂取し続けても，現在の科学的知見からみて健康を損なうおそれがないと推定される量。

有害化学物質（重金属，カビ毒などの汚染物質）を経口摂取する場合には，ADIの用語を使わない。代わりに**耐容摂取量**＊の用語を用いる。1日当たりの耐容摂取量を**耐容1日摂取量**（TDI：tolerable daily intake），1週間当たりの耐容摂取量を**耐容週間摂取量**（TWI：tolerable weekly intake）という。また，耐容摂取量を算出する際には，安全係数の用語の代わりに**不確実係数**（UF：uncertainty factor）の用語が使われることが多い。

なお，閾値が存在しないと考えられる物質に対してはADIを設定できない。したがって，遺伝毒性をもつ発がん性物質（発がんイニシエーション活性物質）には閾値が存在しないと考えられているので，ADIを設定できない。一方，非遺伝毒性の発がん性物質（発がんプロモーション活性物質）には閾値が存在すると考えられているので，ADIが設定されている。

6.3.5 使用基準と食品添加物の摂取量

6.2.2(1)で述べた使用基準は，日本人1人が1日当たり摂取すると推測される量がADIを超えないように，食習慣を考慮して設定される（6.3.1 食品添加物の安全性評価手順を参照）。したがって，食習慣の結果としての食品添

コラム22　実質安全量（VSD：virtually safe dose）

ヒトがある化学物質を一生涯摂取し続けても，これ以下の摂取量（曝露量）であれば実質的には有害な影響が認められないと推定される1日摂取量（曝露量）のことである。

遺伝毒性をもつ発がん性物質のように閾値が存在しないと考えられる物質に対しては，NOAELを設定できない。しかし，ヒトがある化学物質を一生涯摂取し続けても有害な影響が認められる確率が十分に低い場合には，その化学物質を摂取し続けた場合と摂取しなかった場合とでリスクの差はあるものの，リスク管理上そのリスクの差は無視できる程度と考えられる。つまり，実質的には有害影響はないとみなす考え方である。この考え方に基づき，遺伝毒性をもつ発がん性が認められた化学物質ではあるが，使用を禁止するよりも使用した方が社会的利益が大きいと判断された物質については，その物質の発がん確率が十分に小さい摂取量（曝露量）の範囲内で使用を許容する場合がある。動物実験で得られた用量と発がん率との関係を基に数学モデルを用いて発がんのリスクが一定の確率（通例，$10^{-6} \sim 10^{-5}$）になる摂取量（曝露量）を算出し，その値をVSDとする。

コラム23　食品添加物の安全性評価でよく用いられる表現について

● ADIを特定する必要はない
　添加物として適切に使用する限りにおいては，安全性に懸念がないと考えられる場合の表現。添加物として対象食品に使用する際の使用量上限を設定する必要がないと理解される。

● ADIを設定できない
　発がん性が認められる場合などに下される評価。いくら微量の摂取であってもヒトへの健康影響のおそれがあり，食品添加物として安全に使用できないため，新規使用は認められない，または使用が禁止されることが一般的である。

> **コラム 24　主な食品添加物摂取量調査方法**
>
> （1）マーケットバスケット方式（market basket method）
> 　小売店から食品を購入し，その中に含まれている化学物質（食品添加物や農薬など）の種類と量を測定し，その測定値にその食品の平均喫食量を乗じて化学物質ごとの摂取量を推定する方法である。食品を 7 群程度（穀類，魚介類，野菜類など）に分類し，各群に含まれる個別食品の 1 人 1 日当たりの平均喫食量を，国が実施している国民健康・栄養調査結果に基づき算出する。次に，食品ごとの喫食量に応じて食品を群ごとに混合した試料を調製して，各群の試料に含まれる各食品添加物や各農薬の濃度を測定する。食品の購入にあたっては，購入する場所，商品の種類，季節が偏らないようにしている。この方法の長所は，大規模な実測調査が可能なことである。
> 　（2）陰膳方式（duplicateservice method）
> 　調査対象者に 1 日に摂取した食事内容と同じ種類の同じ量の飲食物を分析試料として，1 日の 1 人分の食事全体に含まれる各化学物質の量を測定する。通常は，調査に協力してもらう家庭に 1 人分多く食事を作ってもらったり，外食の食事を 1 人分持ち帰ってもらったりして，分析試料とする。この方法の長所は個人別に化学物質の摂取量を測定できることであるが，それだけに，個人ごとに，日ごとに摂取量に開きが出る。大規模な調査には不向きであり，特定の小規模グループを対象にした調査に向いている。
> 　（3）生産・流通量調査方式
> 　食品添加物の製造・輸入・流通を行う業者あるいは食品添加物を使用する食品製造業者に調査票を送付し，年間の生産量，輸入量，食品への使用量を回答してもらい，食品添加物ごとに集計して，国内での流通量および食品への使用量を推定する。その結果を基に，食品添加物ごとに 1 人 1 日当たりの摂取量を推定する。調査には，大規模で組織的な調査能力と業界の協力が必要である。この方法の長所は，食品中からの分析が困難な食品添加物の摂取量の推定ができることである。

加物の摂取量を把握することが重要である。

　わが国では，1980 年以降，食品添加物の全国的な摂取量調査が継続的に行われている。調査方法は主としてマーケットバスケット方式が採用されている。近年は，マーケットバスケット方式による調査が毎年品目を変えて行われるとともに，食品添加物の生産・流通量調査に基づく摂取量調査が 3 年に 1 回行われている。食品添加物の摂取量が ADI の範囲内にあるかどうかを確認している。また，調査結果は，食品添加物の使用基準を設定する際の基礎資料となる。

6.4　食品添加物の分類
6.4.1　食品添加物の法律上の分類*
(1)　指定添加物とそれ以外の食品添加物

「6.1　食品添加物とは」で述べたように，食品添加物は，製造や使用に関して法律で詳細に規定されている。基本となる法律は食品衛生法である。現在，日本で使用が認められている食品添加物の種類としては，法律上は，厚生労働大臣が安全性と有効性を確認して指定した「指定添加物」，指定制度

*食品添加物の法律上の分類　わが国の食品添加物は，①指定添加物，②既存添加物，③天然香料，④一般飲食物添加物（一般に飲食に供されているもので添加物として使用されるもの）の 4 グループに区分される。①には，「合成添加物」と「天然添加物」の両方が含まれるが，②〜④はすべて「天然添加物」に属する。

の適用除外として使用が認められている「既存添加物」，および指定制度の対象外である「天然香料」と「一般飲食物添加物」の4グループに分類される。

食品添加物
- 指定添加物（438品目，2013年12月4日改正）
- 指定添加物以外
  - 既存添加物（365品目，2011年5月6日改正）
  - 天然香料（約600品目を例示）
  - 一般飲食物添加物（約100品目を例示）

(2) 合成添加物と天然添加物の法規制

食品添加物指定制度の対象には，化学的合成品だけでなく天然物も含まれる。ただし，天然物にも指定制度が適用されるようになったのは，1995（平成7）年の食品衛生法改正によってである。

天然添加物には歴史的に古くからの食経験に基づいて使用されてきたものがある。クチナシは日本で食品の着色に古くから使われてきた。ニガリは豆腐の製造に使われている。このようなことから，天然添加物は古くからの食経験に基づいて一般的に安全なものとしてとらえられてきた。そのため，1947（昭和22）年に食品衛生法が制定されて以降，食品添加物の指定と規格基準が定められたが，指定制度の対象になっていたのは**合成添加物**[*1]だけであった。**天然添加物**[*2]は，有害でない限り一般の食品と同様の扱いであり，添加物としての法的規制を受けなかった。しかし，昭和50年代（1975年〜1985年）頃から合成添加物に対する国民の不信感を背景にして天然添加物の使用が増大してきたため，1995（平成7）年には，「食品衛生法及び栄養改善法の一部を改正する法律」（平成7年法律第101号）が公布され，天然添加物にも指定制度が導入された。

この改正により，1995年当時日本において広く使用されていた天然添加物を「既存添加物」「天然香料」および「一般に食品として飲食に供されている物であって添加物として使用されるもの」（以下，一般飲食物添加物という）に3区分し，これらは，従来から流通実態のあった天然添加物として指定制度を適用しないこととし，引き続き使用が認められた。

天然添加物を3区分する際には，食経験

[*1] **合成添加物** 化学的合成法で製造された食品添加物。「合成添加物」に区分するか否かは製造法に基づく区分である。自然界に通常存在する化合物であっても，製法が「化学的合成品」に該当する場合には，合成添加物になる。

[*2] **天然添加物** 化学的合成品以外の食品添加物。既存添加物，天然香料，一般飲食物添加物の3グループの総称。

食品添加物

- 指定添加物
  - 438品目
  - 2013.12.4改正まで
  - 合成添加物および天然添加物
  - 1995年食品衛生法改正で範囲が天然添加物にも拡大された

- 指定添加物以外（1995年食品衛生法改正以前に使用されていた天然添加物）
  - 既存添加物
    - 当初 489品目
    - 124品目が消除*
    - 現在 365品目
    - （2011.5.6改正）
    - 既存添加物名簿に収載 引続き、使用可 品目追加は認められない
  - 天然香料
  - 一般飲食物添加物
    - 一般に食品として飲食に供される物であって添加物として使用されるもの

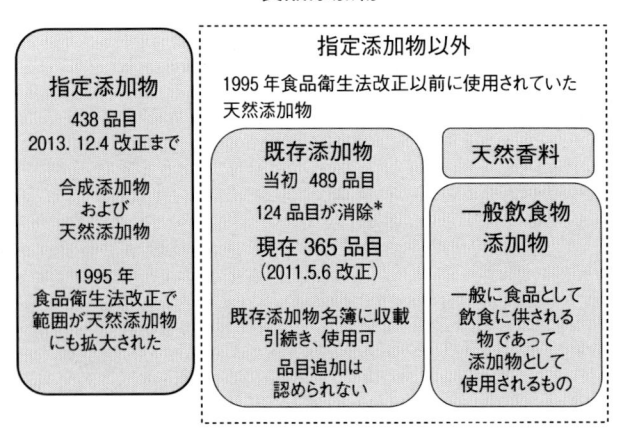

注）＊法律用語。一般的にいう削除のこと。

図6.4 食品添加物の種類

の考え方を導入した。つまり，長い食経験のある食品を添加物としても使う場合（「一般飲食物添加物」）と食品への使用経験は古代エジプト時代にまでさかのぼれるほど非常に長い「天然香料」に対しては，食経験が充分にあると考えられるので，国は安全性確認，成分規格作成をしないこととし，指定制度の対象外とされた。一方，食経験が必ずしも充分ではない上記以外の天然添加物は「既存添加物」に区分した。既存添加物は例外的に指定制度の規定を適用しないこととし，暫定的に使用を認めることとしたが，国が安全性確認，成分規格作成を行うことになった。

(3) 合成添加物と天然添加物の区分

食品添加物は，製造方法によって「化学的合成品である添加物」（いわゆる「合成添加物」）といわゆる「天然添加物」に分類される。「天然添加物」は，既存添加物，天然香料，一般飲食物添加物の3グループの総称として使われている。食品添加物に関する法令では，化学的手段により分解反応と酵素反応以外の化学的反応で得られた物質を「化学的合成品」と定義している。中和反応も化学的反応と解釈されている。したがって，「天然添加物」とは，「化学的合成品以外の添加物」といえる。食品中をはじめ自然界に通常存在する成分と同一の化学構造をもつ物質であっても，製法が「化学的合成品」に該当する場合には，合成添加物として取り扱われる。

このように，合成添加物に区分するか否かは製造法に基づく区分であり，天然に通常存在する物質か否かとは別の概念である。日本で使用が認められている合成添加物のうち，天然にも存在する物質の数と自然界にない化学合成品の数を比較すると，前者の方が多い。

たとえば，ビタミン類，アミノ酸類，クエン酸や乳酸などの有機酸類は自然界に常在するが，食品添加物として製品化するのに，天然原料から抽出して製造することが最善とは限らない。高純度製品を大量に得られることから化学的に合成される場合がある。たとえば，アスコルビン酸（ビタミンC）は果実や野菜など天然に広く存在している物質であるが，市場に流通しているアスコルビン酸は化学合成で製造された製品であり，合成添加物である。アミノ酸のように微生物発酵法で製造して抽出・精製した製品は天然添加物である（例：L-アスパラギン酸, L-リシン）。しかし，抽出・精製後にアルカリ剤を加えて中和し，ナトリウム塩にすると，それは化学的合成品である（例：L-アスパラギン酸ナトリ

表 6.2 食品添加物の法的扱い

食品添加物の分類	指定制度の適用	事前の安全性審査と成分規格設定	名簿収載品目	名簿収載品目の追加・削除
指定添加物	対象	あり	認可	追加：可 削除：あり
既存添加物	適用除外 （経過措置）	なし	使用可	追加：不可 削除：あり
一般飲食物添加物	対象外	なし	例示	
天然香料	対象外	なし	例示	

合成添加物 ＝ 化学的合成品である添加物
　　↓ 化学的手段により分解反応以外の化学的反応で得られた物質

天然添加物
＝天然原材料から得られ，化学的合成品以外の添加物

合成添加物と天然添加物の違いは，製造方法による区別

天然に存在しない物質＝合成添加物
天然に存在する物質＝天然添加物　　　　　　　　　　　ではない

自然界に通常存在する成分と同一の物質であっても，製法が「化学的合成」に該当する場合には，行政上は「化学的合成品」とみなされる。

図 6.5 合成添加物と天然添加物の違い

ウム）。カンゾウから抽出した甘味成分グリチルリチン酸，牛乳から抽出したカゼイン，海藻から抽出したアルギン酸は，水に溶けにくいので，アルカリ剤を加えてナトリウム塩にすることで水溶性を高めて使用されることが多い。カンゾウ抽出物（主成分はグリチルリチン酸），アルギン酸は天然添加物に区分され，カゼインは一般飲食物添加物に区分されるが，それらをナトリウム塩にすると，合成添加物に区分される（グリチルリチン酸二ナトリウム，アルギン酸ナトリウム，カゼインナトリウム）。

　一方，食品添加物に関する法令では，酵素反応は「化学的手段による化学反応」とはみなしていない。天然原材料から抽出したものに酵素を作用させて分解したり，糖を結合させたりしたもの（例：酵素分解レシチン，α-グルコシルトランスフェラーゼ処理ステビア，シクロデキストリン）は天然添加物に区分されている。

6.4.2　指定添加物

　食品添加物の指定制度に基づいて許可された食品添加物が，通例「指定添加物」とよばれる（6.1.2　食品添加物の法規制を参照）。この指定の対象には，化学的合成品だけでなく，天然物も含まれる。指定添加物は，食品衛生法施行規則別表第1に収載されている。なお，香料については，個別化合物ごとに指定されている品目と「エステル類」「ケトン類」等の一括名称で18類の化合物群として指定されている品目とが共存している。

(1)　食品添加物の指定および使用基準改正に関する基本的考え方

　食品添加物は，人の健康を損なうおそれがなく，かつその使用が消費者に何らかの利点を与えるものでなければならないとされ，食品添加物の指定および使用基準改正に当たっては，次の点が科学的に評価されることが必要であると規定されている（「食品添加物の指定及び使用基準改正に関する指針」）。

1) **安全性**（6.3　食品添加物の安全性を参照）

2) **有効性**

- 食品の栄養価を保持するもの。
- 特定の食事を必要とする消費者のための食品の製造に必要な原料または成分を供給するもの。ただし，疾病の治療その他医療効果を目的とする場合を除く。
- 食品の品質を保持しもしくは安定性を向上するものまたは味覚，視覚等の感覚刺激特性を改善するもの。ただし，その食品の特性，本質または品質を変化させ，消費者を欺瞞するおそれがある場合を除く。

● 食品の製造, 加工, 調理, 処理, 包装, 運搬または貯蔵過程で補助的役割を果たすもの。ただし, 劣悪な原料または上記のいずれかの過程における好ましからざる手段もしくは技術(非衛生的なものを含む)の使用による影響を隠ぺいする目的で使用される場合を除く。

(2) 食品添加物の指定の流れ

指定制度の下では, 食品添加物の新規指定および使用基準の改正は, 一般的には, 食品添加物を取り扱う事業者が安全性, 有効性, 規格基準についての資料をそろえて厚生労働大臣に要請することで開始される。厚生労働大臣は, 要請のあった品目について**薬事・食品衛生審議会**[*1]に諮問し, 安全性, 有効性, 成分規格, 使用基準, 分析法などを要請書の資料に基づき科学的に評価した結果の答申を受け, 成分規格と使用基準を作成し, 必要な省令・告示改正を行う。なお, 2003(平成15)年に食品安全基本法が公布され, 食品添加物の安全性は**食品安全委員会**[*2]が評価することになった(食品健康影響評価)。2009(平成21)年に消費者庁と消費者委員会が設置され, 食品添加物の表示に関して内閣総理大臣との協議が加わった。食品添加物の指定および使用基準の改正は**図6.6**のような手続きで行われる。

(3) 指定添加物の国際的整合化

1995(平成7)年の食品衛生法改正以降, 厚生労働省は食品添加物を増やす姿勢をとっていなかった。しかし, 日本の食品衛生法では無許可添加物であるが, 欧米では使用が認められている食品添加物が輸入食品や日本で製造された食品に使われており, それらを使用していた食品を大量に自主回収するという事件が2002(平成14)年に相次いで起きた。食品が国際的に流通する状況において, 食品添加物の指定に国際的不整合が生じていることが背景にあって起きた事件であった(コラム25とコラム27を参照)。これを契機に, 厚生労働省は, 国際的整合性の見地から, 国際的に安全性が確認され, かつ汎用されている未指定添加物45品目および食品香料54品目について, 国が主体的に新規指定を進めている。

厚生労働省が食品添加物数を増やさないという政策を大きく転換した結果,

図6.6 食品添加物の新規指定の流れ

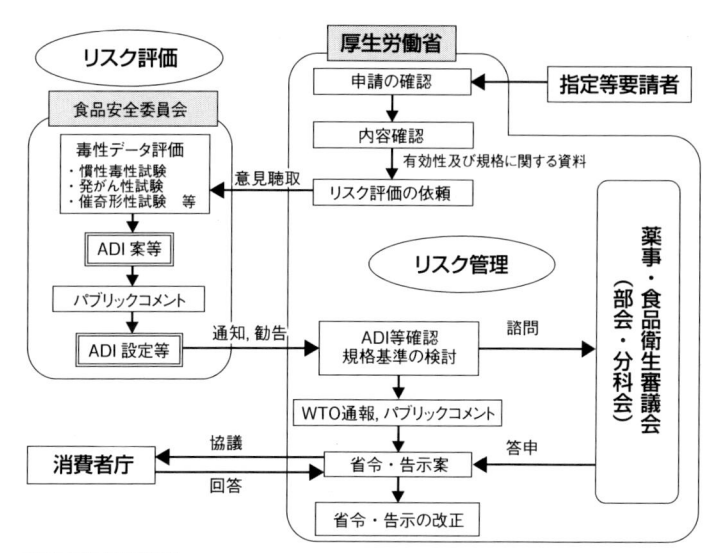

出所)厚生労働省HP
ホーム>政策について>分野別の政策一覧>健康・医療>食品>食品添加物>よくある質問(事業者向け)

[*1] 薬事・食品衛生審議会 厚生労働省に設置されている委員会のひとつ。薬事分科会と食品衛生分科会があり, 各分科の下に, いくつもの部会と調査会が設置されている。医薬品, 毒物物, 家庭用品, 化学物質, 食品, 食品添加物など, 薬事・食品関連事項の調査・審議を行う。

[*2] 食品安全委員会 9.3.4 p.200を参照。

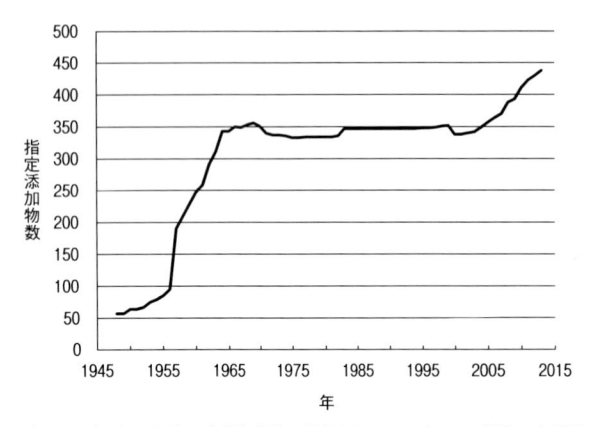

注) 1947（昭和22）年に食品衛生法が制定され，1947年に57品目の食品添加物が指定されて成分規格が設定された。2013（平成25）年12月末現在438品目になっている。

図6.7　指定添加物の成分規格数の変遷

1965（昭和40）年〜2002（平成14）年の添加物数が350〜340品目であったのに対して，2013（平成25）年12月末現在の添加物数は438品目になっている（図6.7）。

6.4.3　既存添加物

1995（平成7）年に食品衛生法が改正された際に流通実態のあった天然添加物のうち，一般飲食物添加物および天然香料以外のものであり，これらの品目名は，「既存添加物名簿」に収載されている。既存添加物の例を表6.3に挙げる。

既存添加物は，指定制度の例外として引き続き使用が認められている。これは，天然添加物に指定制度を適用することになった際の経過措置であり，既存添加物名簿に新たな品目を追加することは認められていない。既存添加物名簿に収載されていない新規の天然添加物（ただし，一般飲食物添加物と天然香料を除く）の使用を求めるには，指定制度に基づき国に申請をすることが必要である。また，人の健康を損なうおそれがあると認められるとき，および流通実態がないと認められるときには，その品目を既存添加物名簿から**消除***できるこ

*消除　既存添加物名簿から一部の品目を削除することを法令では「消除」という。

> **コラム25　食品添加物は各国独自に法規制**
>
> どの国でも，食品添加物の規制はポジティブリスト制を採用している（6.1.2　食品添加物の法規制を参照）が，各国独自に法規制をしている。そのため，国際的に安全性の確認がなされ，海外で使用が許可されている食品添加物であっても，その国での使用許可が必要である。各国の食品に必要な食品添加物は事業者から政府に使用許可の申請が出される。一方，食文化は国によって異なるので，国によって食品の種類も異なり，その国の食品製造に必要ない食品添加物は事業者から申請が出されない。そのため，国によって使用できる食品添加物が異なってしまい，使用できる食品添加物の種類と使用基準に国際的な不整合が生まれてしまう原因になっている。
>
> そこで，国連食糧農業機関（FAO）と世界保健機関（WHO）が共同で運営するコーデックス委員会は，最低限遵守すべき安全性基準として食品の国際規格基準（CODEX規格）を制定し，各国にその使用を推進している。食品添加物については食品添加物部会が担当している。また，コーデックス委員会に食品添加物に関する技術的助言や勧告を行う組織としてFAO/WHO合同食品添加物専門家委員会（JECFA）が設置されており，食品添加物の安全性評価，ADI設定，成分規格作成を行っている。なお，JECFAでは，食品添加物，汚染物質，動物用医薬品の安全性評価を行っている。
>
> 食品が広く国際流通している現在，国ごとに異なる食品添加物の法規制が食品の国際流通の妨げ（非関税障壁）になる場合があることから，世界貿易機関（WTO）体制においては，WTO加盟国はCODEX規格に従うことが求められている。徐々にではあるが，食品添加物の規格基準の国際調和が進みつつある。

表6.3 既存添加物の用途別品目数 （2011年5月6日改正）

用途	用途別既存添加物数	例
甘味料	12	ステビア抽出物，カンゾウ抽出物，α-グルコシルトランスフェラーゼ処理ステビア，D-キシロース
着色料	51	カラメル，クチナシ黄色素，ベニバナ黄色素，クチナシ青色素，ベニコウジ色素，トウガラシ色素，ウコン色素
保存料	5	しらこたん白抽出物，ε-ポリリシン
増粘安定剤	39	ペクチン，アラビアガム，キサンタンガム，グァーガム，カラギナン，カロブビーンガム
酸化防止剤	34	ミックストコフェロール，d-δ-トコフェロール，トコトリエノール，酵素処理ルチン（抽出物），エンジュ抽出物，チャ抽出物，γ-オリザノール，ブドウ種子抽出物
ガムベース	38	グッタペルカ，ジェルトン，チクル
苦味料等	12	カフェイン（抽出物），ナリンジン，香辛料抽出物
酵素	68	α-アミラーゼ，β-グルコシダーゼ，プロテアーゼ
光沢剤	11	カルナウバロウ，カンデリラロウ，コメヌカロウ，シェラック，マイクロクリスタリンワックス，タルク，ミツロウ
酸味料	2	フィチン酸，イタコン酸
調味料	17	L-アスパラギン，L-グルタミン，L-シスチン，タウリン（抽出物），ベタイン
乳化剤	12	レシチン，酵素分解レシチン，キラヤ抽出物，植物性ステロール，ユッカフォーム抽出物
強化剤	32	d-α-トコフェロール，抽出カロテン，焼成カルシウム，未焼成カルシウム，ヘム鉄，アミノ酸類
製造用剤	68	ケイソウ土，トレハロース，微結晶セルロース，微小繊維状セルロース，タルク，活性白土，金，タンニン，ヘキサン，窒素，骨炭，活性炭，粗製海水塩化マグネシウム
用途別品目合計	401	

注1）用途が重複する添加物もあり，用途別合計では401品目になる。既存添加物の品目数365とは一致しない。
2）ひとつの名称の中に細分類として複数の名称に分かれているもの（例：カラギナン，焼成カルシウムなど）は，細分類品目をすべてまとめて1品目として数えている。
3）トコフェロール類：便宜上，この表ではミックストコフェロール，d-α-トコフェロール，d-γ-トコフェロール，d-δ-トコフェロールをまとめた。
4）抽出カロテン：便宜上，この表では，イモカロテン，デュナリエラカロテン，ニンジンカロテン，パーム油カロテンをまとめた総称として「抽出カロテン」の名称を用いた。
出所）既存添加物収載品目リストをもとに筆者作成

とになっている。消除された既存添加物は，食品衛生法第10条に基づく指定がなされない限り，食品添加物としての流通，使用は禁止される。

1996（平成8）年の既存添加物名簿作成時には489品目であったが，安全性の観点から1品目（アカネ色素）が消除され，流通実態がないことから123品目が消除され，2014（平成26）年2月現在の既存添加物数は365品目になっている。今後も厚生労働省は既存添加物の流通実態の調査を定期的に行い，流通実態が確認できない品目は消除される。

指定添加物は，国が有効性と安全性を審査したうえで使用を許可している。一方，現在流通している既存添加物は国による事前の有効性・安全性審査を行ったうえで使用を認めたものではない。既存添加物については，国の責任で安全性情報を収集して

既存添加物
（365品目，平成23年5月6日改正）

安全性試験実施中または評価中の品目：10
原料・製法・本質などから考えて安全と考えられ，早急に安全性の検討を行う必要はない品目：109
安全性試験を実施し，成績を評価した品目：92
国際的な（JECFA、欧米）安全性評価が終了している品目：154
安全性評価終了品目 154+92＝計246

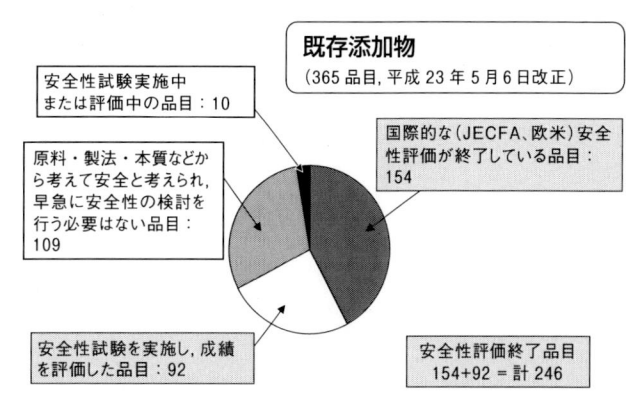

出所）薬事・食品衛生審議会食品衛生分科会添加物部会（2012年5月30日開催）配布資料「既存添加物の安全性見直しの状況（平成24年5月30現在）」

図6.8 既存添加物の安全性確認状況（2012年5月時点）

安全性を確認している。必要な安全性試験データが足りない場合には，国が安全性試験を行っている。2012（平成24）年5月時点の既存添加物の安全性確認状況を図6.8に示す。

既存添加物の成分規格設定状況は，既存添加物365品目のうち，成分規格設定済みは約130品目であるが，第9版食品添加物公定書に収載をめざして約90品目の成分規格案が検討中である。

6.4.4 天然香料

動植物から得られる天然の物質で，食品に香りを付ける目的で使用されるものである。基本的にその使用量はごくわずかであると考えられる。

これらの天然香料の原料，別名が，「天然香料基原物質リスト」に約600品目が例示されている。たとえば，花，草木，果実などの植物，ビーフ，ポーク，チキンなどの食肉類，かつお節，ホタテ貝などの魚介類，エビ，カニなどの甲殻類などがある。原料を圧搾，抽出，蒸留，精製などの製造工程を経て香料がつくられる。

6.4.5 一般飲食物添加物

一般に飲食に供されているもので食品添加物として使用されるものである。これらの品目名，簡略名，用途が，「一般に食品として飲食に供されている物であって添加物として使用される品目リスト」に約100品目が例示されている。たとえば，イチゴジュース，寒天などが挙げられる。

通常の食品が他の食品を製造する際に加えられると食品添加物とみなされる場合がある。ブドウ果汁やオレンジ果汁を飲食物の着色を目的に使用する場合，エタノールを柿の渋抜きに使用する場合，甘茶抽出物を甘味料として使用する場合，ホップ抽出物を苦味料として使う場合，ナタデココやマンナンを増粘安定剤として使う場合などは，ともに食品添加物とみなされる。

一方，味や風味を目的として他の食品を製造する際に加える場合には，食品添加物ではなく，食品として扱われる。カレールーの黄色はウコンという植物の根の色であり，その粉末が香辛料として使用されている。カレーの風味付けのためにウコンが使われ，結果として黄色になった場合，ウコンは香辛料であり，「食品」とみなされる。しかし，ウコンを味や風味を目的としないで黄色に着色するためだけに使った場合には，着色料であり，食品添加物（一般飲食物添加物）として扱われる。また，ウコンから黄色色素を抽出して製品化し，それを食品に使用することもできるが，その場合には既存添加物「ウコン色素」として扱われる。

6.5 主な食品添加物の種類と用途

食品添加物は，有用性，つまり加工食品での効果によって，大きく4つの

表 6.4 食品添加物の用途

用　途	目　的	例
(1) 食品の嗜好性の向上を目的としたもの（食品の風味や外観をよくする）		
(1-1) 食品の味や風味を向上させる		
甘味料	食品に甘味を与える	アセスルファムカリウム，スクラロース，アスパルテーム，キシリトール，カンゾウ抽出物，ステビア抽出物
調味料	食品にうま味を与え，味を調える	L-グルタミン酸ナトリウム，5'-イノシン酸二ナトリウム，コハク酸二ナトリウム
酸味料	食品に酸味を与える	クエン酸，コハク酸，酒石酸，乳酸，DL-リンゴ酸
苦味料	食品に苦味を与える	カフェイン（抽出物），ナリンジン，酵素処理ナリンジン
(1-2) 食品を美化し，魅力を増す		
着色料	食品を着色し，色調を調節する	食用赤色2号，食用黄色4号，カラメル，β-カロテン，アナトー色素，コチニール色素，クチナシ色素
発色剤	ハム・ソーセージや魚卵等の色調を良くする	亜硝酸ナトリウム，硝酸カリウム，硝酸ナトリウム
漂白剤	食品を漂白し，白く，きれいにする	亜硫酸ナトリウム，二酸化硫黄，次亜硫酸ナトリウム
光沢剤	つやを出す	ミツロウ，カルナウバロウ
香料	食品に香りを与える	アセト酢酸エチル，バニリン，エチルバニリン，オレンジ香料
(2) 食品の品質を保つもの（腐敗や化学変化による食品の変質を防いで，保存性の向上および食中毒の予防を図る）		
保存料	カビや細菌等の発育を阻止し，食品の腐敗を防ぐ	ソルビン酸，ソルビン酸カリウム，安息香酸，安息香酸ナトリウム，パラオキシ安息香酸エチル，しらこたん白抽出物
日持ち向上剤*	保存性の低い食品に，数時間または数日といった短期間の腐敗，変敗を抑える目的で使用する	酢酸ナトリウム，クエン酸，グリシン，グリセリン脂肪酸エステル，リゾチーム
酸化防止剤	食品の酸化を防ぐ	ジブチルヒドロキシトルエン（BHT），L-アスコルビン酸ナトリウム，エリソルビン酸ナトリウム，dl-α-トコフェロール
防カビ剤，防ばい剤	輸入柑橘類等のカビの発生を防ぐ	イマザリル，チアベンダゾール，オルトフェニルフェノール（OPP）
殺菌料	微生物を殺して食品が腐るのを防ぐ	次亜塩素酸ナトリウム，次亜塩素酸水，高度サラシ粉
(3) 食品の製造または加工のために必要なもの		
増粘安定剤（増粘剤，安定剤，ゲル化剤または糊料）	食品に滑らかな感じや，粘り気を持たせる	アルギン酸ナトリウム，ペクチン，アラビアガム，カラギナン，グァーガム，キサンタンガム
イーストフード	パン等を焼くときにイーストの栄養源となる	炭酸アンモニウム，リン酸三カルシウム，硫酸マグネシウム
ガムベース	チューインガムの基材として使われる	酢酸ビニル樹脂，エステルガム
チューインガム軟化剤	チューインガムを柔軟に保つ	プロピレングリコール，グリセリン
かんすい	中華めんの食感，風味を出す	炭酸ナトリウム，炭酸カリウム
豆腐用凝固剤	豆腐を作る際に豆乳を凝固させる	塩化マグネシウム，グルコノデルタラクトン，粗製海水塩化マグネシウム
乳化剤	水と油を均一に混ぜ合わせる	グリセリン脂肪酸エステル，ショ糖脂肪酸エステル，植物レシチン，ポリソルベート60などのポリソルベート類
pH調整剤	食品のpHを調節する	DL-リンゴ酸，炭酸ナトリウム，炭酸水素ナトリウム
膨脹剤	ケーキなどをふっくらさせる	炭酸水素ナトリウム，炭酸アンモニウム
酵素	食品製造の際にさまざまな目的で使われる	α-アミラーゼ，リパーゼ，プロテアーゼ
結着剤	ハム等製造時，畜肉の保水性，結着性を高める	ピロリン酸四カリウム
固結防止剤	粉末食品が固まるのを防ぐ	二酸化ケイ素（微粒二酸化ケイ素），フェロシアン化物
消泡剤	食品製造工程中発生する気泡を除く	シリコーン樹脂
離型剤	パン製造時，パンと型箱との離型を容易にする	流動パラフィン
製造用剤	食品の製造の際に使われる	アセトン，ヘキサン，塩酸，水酸化ナトリウム，活性炭
(4) 栄養成分の補充，強化に使われるもの		
栄養強化剤	栄養を強化する	グルコン酸亜鉛，乳酸カルシウムなどのミネラル類 L-アスコルビン酸，チアミン塩酸塩などのビタミン類 L-アスパラギン酸ナトリウム，L-リシン塩酸塩などのアミノ酸類

注）*日持ち向上剤：保存料ほど効果が強くないが，短期間，品質を保つ目的で使用される。食品衛生法およびその関連法令には用途名として日持ち向上剤の定めはないが，広く使われている用語なので取り上げた。保存料とは区別する必要がある。

図6.9 代表的な甘味料の化学構造
出所）第8版食品添加物公定書

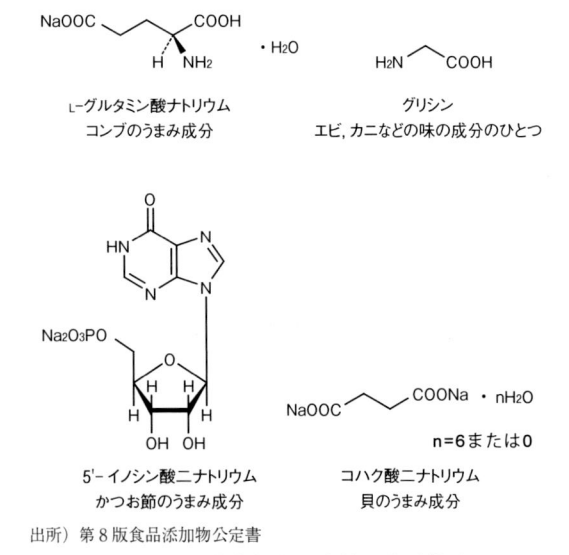

図6.10 代表的な調味料の化学構造
出所）第8版食品添加物公定書

使用目的に分類できる。① 食品の風味や外観をよくするためのもの，② 食品の品質を保ち，保存性をよくするためのもの，③ 食品の製造や加工のために必要なもの，④ 食品の栄養成分を強化するものである。それらをさらに詳しく用途分類したのが**表**6.4 である。

6.5.1 甘味料

食品に甘味をつける目的で使用される。低甘味度物質（砂糖の甘味との比較）には，ブドウ糖，果糖，砂糖，乳糖，水あめ，エリスリトール，マルチトール，ラクチトールなどのように「食品」に区分されているものと，L-アラビノース，D-キシロース，トレハロース，D-ソルビトール，キシリトール，マンニトールなどのように「食品添加物」に区分されているものとがある。高甘味度物質には，アスパルテーム，アセスルファムカリウム，サッカリン，スクラロース，グリチルリチン酸二ナトリウム，ステビア抽出物，カンゾウ抽出物，タウマチンなどがあり，「食品添加物」に区分されている。

6.5.2 調味料

うま味や塩味を与えたり増強したり，味質の調整をしたりして，味の向上・改善のために使われる添加物である。ただし，甘味料，酸味料，苦味料は「調味料」から除かれる。食品添加物の調味料は，アミノ酸系（L-グルタミン酸ナトリウムなど，各種アミノ酸とその塩），核酸系（5′-イノシン酸二ナトリウムなどの5′-リボヌクレオチド塩），有機酸系（クエン酸，グルコン酸，コハク酸，酢酸，酒石酸，乳酸，フマル酸，リンゴ酸の各種塩類など），無機塩系（塩化カリウム，リン酸の各種塩類など）に大別できる。

なお，食塩，醤油，ビーフエキス，酵母エキス，たんぱく質分解物なども調味料とよばれるが，食品であり，食品添加物の調味料には含まれない。

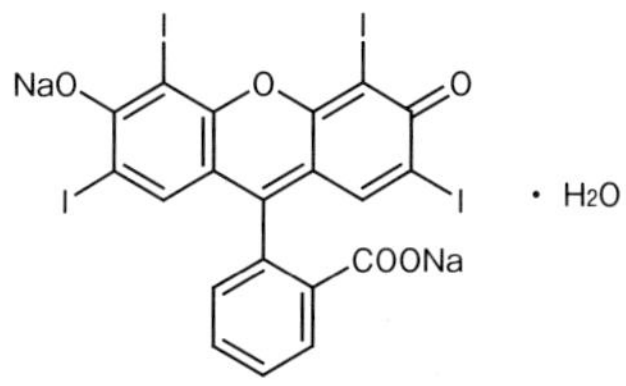

食用赤色3号（エリスロシン）
食用赤色102号（ニューコクシン） 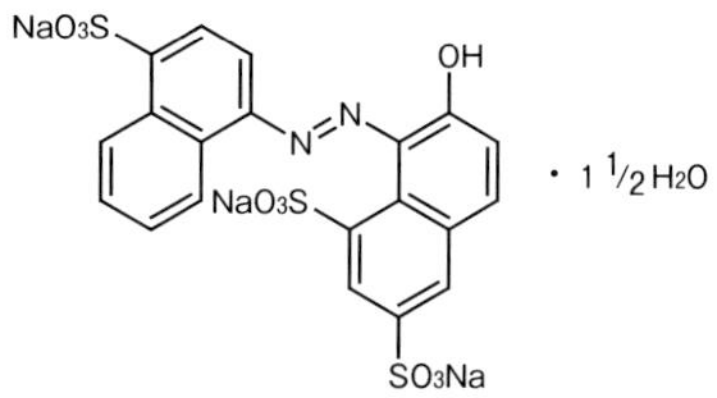
食用黄色4号（タートラジン） 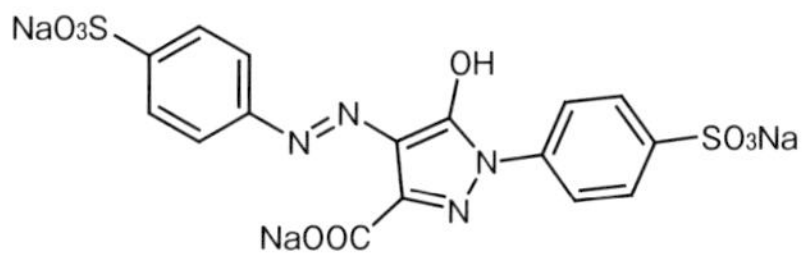
食用黄色5号（サンセットイエローFCF） 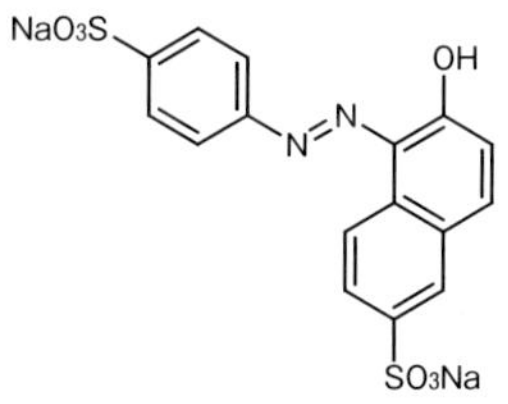
食用青色1号（ブリリアントブルーFCF） 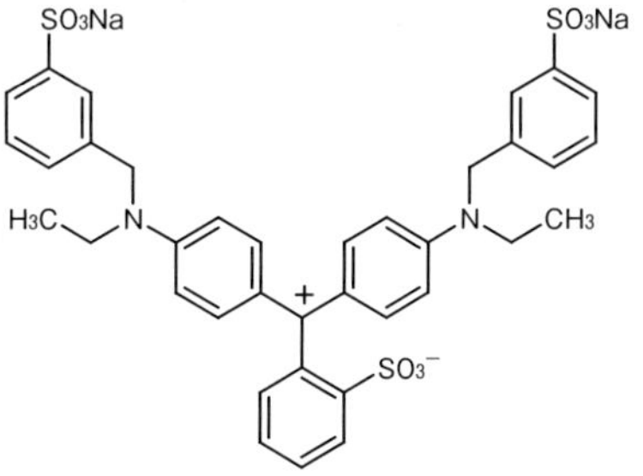
食用青色2号（インジゴカルミン） 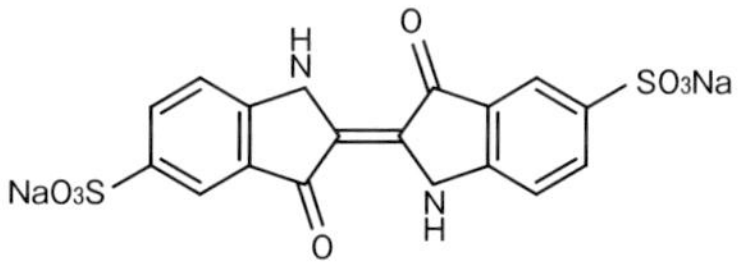
β-カロテン 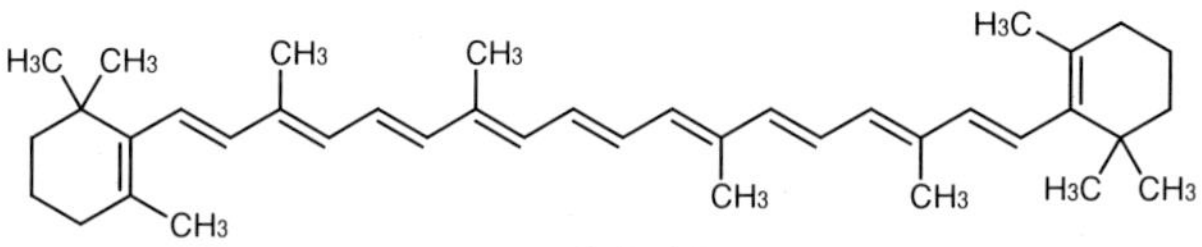

出所）第8版食品添加物公定書

図6.11 代表的な着色料の化学構造

6.5.3 酸味料

　食品に酸味を与えたり，酸味を増強したりして，味の向上・改善のために使われる添加物である。酸味料には，クエン酸，乳酸，リンゴ酸のような有機酸およびそれらの塩類と，リン酸，二酸化炭素のような無機酸とがある。

6.5.4 着色料

　着色料は食品の色調を改善する食品添加物である。多様な使用目的に合わせて，その種類は多い。着色料は食品の品質保持のために使われる添加物のように食品衛生に直接関係しないため，有用性が低いという見方もあるが，色調は消費者の嗜好に応える重要な要素である。着色料は，食品の加工工程で劣化した色調を回復させたり，多様な食品の色調を表現したりするために使われている。ただし，消費者をだますような使い方をしてはならない。

着色料は化学合成着色料と天然着色料に大別される。化学合成着色料はタール系着色料とそれ以外に大別できる。タール系着色料は水溶性酸性色素であるが，これに塩基性アルミニウムを加えて製造したアルミニウムレーキは水に不溶なタール系着色料である。タール系着色料は品質が一定で，純度が高く微量の使用で済む。β-カロテンのように，天然に存在する色素でも化学的手段で合成されている色素は，合成添加物に分類される。また，銅クロロフィリンナトリウムのように，抽出した色素をアルカリで中和してナトリウム塩にしたものも合成添加物に分類される。天然系着色料は，天然原料（植物，昆虫，藻類，微生物など）からの抽出物が多いが，カラメルのように天然物を焙煎して製造する色素や，クチナシ青色素とクチナシ赤色素のように酵素反応で合成する色素もある。

6.5.5　発色剤

発色剤は，着色料とは違い，それ自身には色がないので色素としての効果を発揮しないが，食品中の成分と反応して食品中の色素を安定化したり，色調を鮮やかにしたりする作用をもつ添加物である。発色剤として用途分類されている食品添加物は，亜硝酸ナトリウム，硝酸カリウム，硝酸ナトリウムの指定添加物3品目である。

亜硝酸ナトリウムは，肉の血色素たんぱく質であるミオグロビンやヘモグロビンが酸化されて褐変するのを防止し，鮮やかな赤色を保つ効果がある。亜硝酸がミオグロビンやヘモグロビンに反応するとニトロソミオグロビン，ニトロソヘモグロビンに変化し，これらが安定した鮮やかな赤色を呈することを利用している。硝酸カリウムと硝酸ナトリウムは，原料肉中の硝酸還元酵素によって亜硝酸塩になり，発色効果を発揮する。

日本では伝統的調理法として，黒豆に鉄釘を入れて色をよくしたり，ミョウバンを入れて「なす」の漬け物の色止めをしたりしている。これも発色剤・色調安定剤の利用といえる。食品添加物である鉄塩類とミョウバン類が発色と退色防止にも使われているが，法令上は発色剤には用途分類されていない。また，ニコチン酸とニコチン酸アミドは動物性食品の発色と退色防止の効果をもつが，かつて鮮度が落ちた肉をおいしそうに見せるという消費者を欺く行為が横行したこともあり，ニコチン酸とニコチン酸アミドを食肉および鮮魚介類（鯨肉を含む）に使用することは禁止されている。

亜硝酸塩は酸性条件下で食品中の二級アミンと反応して発がん性のN-ニトロソアミンを生成することが報告されている。このため，二級アミンを多く含む魚肉，魚卵製品への添加量は，食肉製品と比べて低く設定されている。

なお，食品添加物から摂取する亜硝酸塩の量は微量である。野菜類が硝酸塩を大量に含むので，摂取された硝酸の一部が体内で還元されて亜硝酸塩を

生成するため，体内の亜硝酸塩のほとんどは野菜由来である。しかし，野菜を摂取する栄養学的効用が硝酸摂取リスクよりも大きいため，野菜摂取量を制限する行政政策は行われていない。

6.5.6 漂白剤

食品は，収穫した原料の貯蔵中，製造加工時，保管中に褐変したり変色したりすることがある。漂白剤は，加工食品の原料である食品に含まれている好ましくない色素成分や着色物質を無色にするために使用される添加物である。また，着色料を使用するための前処理として，いったん脱色してから着色する場合もあり，ここでも漂白剤が使用される。漂白剤にはすべて使用基準が定められている。

漂白剤には，酸化型漂白剤と還元型漂白剤がある。酸化型漂白剤には亜塩素酸ナトリウム，過酸化水素，高度サラシ粉，次亜塩素酸ナトリウムがある。なお，強い酸化作用を持つ化合物には殺菌効果があるため，過酸化水素，高度サラシ粉，次亜塩素酸ナトリウムは殺菌剤としても使用される。

還元型漂白剤には，亜硫酸ナトリウム，次亜硫酸ナトリウム，ピロ硫酸ナトリウム，二酸化硫黄などの亜硫酸塩類がある。亜硫酸塩類は，ワインなどの果実酒，かんぴょう，乾燥果実などに使用される。

6.5.7 香　料

香りは食味を構成する基本的かつ重要な要素である。香料は，食品に香気を与えるまたは増強するために食品に添加される。香気のない食材に香気を与えたり（キャンディー，チューインガム，スナック食品など），好ましくない風味を矯正したり（豆乳飲料，栄養ドリンクなど）する目的で使用される。また，多くの加工食品では原材料の香気が製造工程で失われやすいので，それを補うために香料を添加することが多い。

食品用香料には，天然物から抽出した天然香料と化学的に合成された合成香料がある。食品衛生法で指定された個別の約140物質および18類の化合物群（脂肪族高級アルデヒド類，エステル類，エーテル類などの総称で規定されている）に属する総数約3,000品目の合成香料化合物，および天然香料基原物質（ハッカなど）から得られる天然香料が使用されている。合成香料のほとんどは食品に存在するものと同一成分を化学合成した化合物である。

食品の香気は多数の香気化合物の集合体であり，その量は微量である。食品添加物としての香料の使用目的は天然の食品の香気再現であるため，食品用香料は，天然香料も合成香料もそのまま単品で使用されることはない。多数の香料化合物をいろいろな組み合わせで調合（混合）し，さまざまな香りに仕上げられた調合製品が食品製造に使われる。調合香料製品には調合した香料成分や含量を表示しなくてよいことになっており，加工食品での食品添

図6.12 代表的な保存料の化学構造

パラオキシ安息香酸エステル類としては，エチルエステルのほかに，イソブチル，イソプロピル，ブチル，プロピルの各エステルが使用できる。

出所）第8版食品添加物公定書

図6.13 代表的な酸化防止剤の化学構造

出所）第8版食品添加物公定書

加物表示では「香料」とだけ表示されるのが一般的である。

香料は高濃度で使用するとかえって食味を損なうので，食品への添加量は微量である。

6.5.8 保存料

微生物等による食品の腐敗，変敗を防止し，食中毒の発生を予防することを目的に使用される食品添加物である。食品衛生法では，使用基準が定められ，使用上の制限が設けられている。

化学的合成品としての保存料は，酸型保存料（安息香酸，ソルビン酸，プロピオン酸とそれらの塩類など），エステル型保存料（パラオキシ安息香酸エステル類），亜硫酸塩類の3つに分類できる。酸型保存料は，非解離型が微生物の細胞内に浸透して作用を発揮するので，その効果は食品のpHに依存し，pHが中性に近くなるにつれて効果が低下する。エステル型保存料は，pHの影響を受けない。しかし，水にきわめて溶けにくく，効果は溶けている分子が示すので，通常は液状食品に使用される。亜硫酸塩類は，保存料，漂白剤（還元型漂白剤），酸化防止剤として使われる。

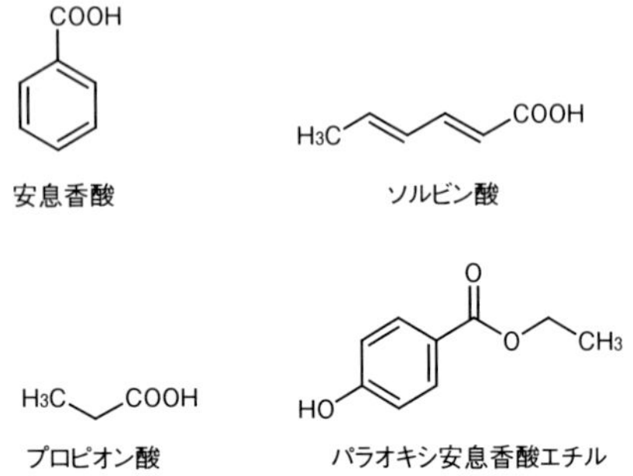

6.5.9 酸化防止剤

酸化防止剤は，保存料や防カビ剤とともに食品の変質を防止する目的で使用される。とくに，油脂成分の酸化を防止したり，果実や野菜の加工品の褐変や変色を防止したりするために重要な役割を担っている。油脂成分は空気酸化によって，食品成分の風味を損なうだけでなく，有害な過酸化物が生成する。果実や野菜には褐変しやすいものがあるが，酵素作用と空気中の酸素によって起こる。天然色素の中には酸化によって退色しやすいものもある。そこで，酸化防止剤を使用する。

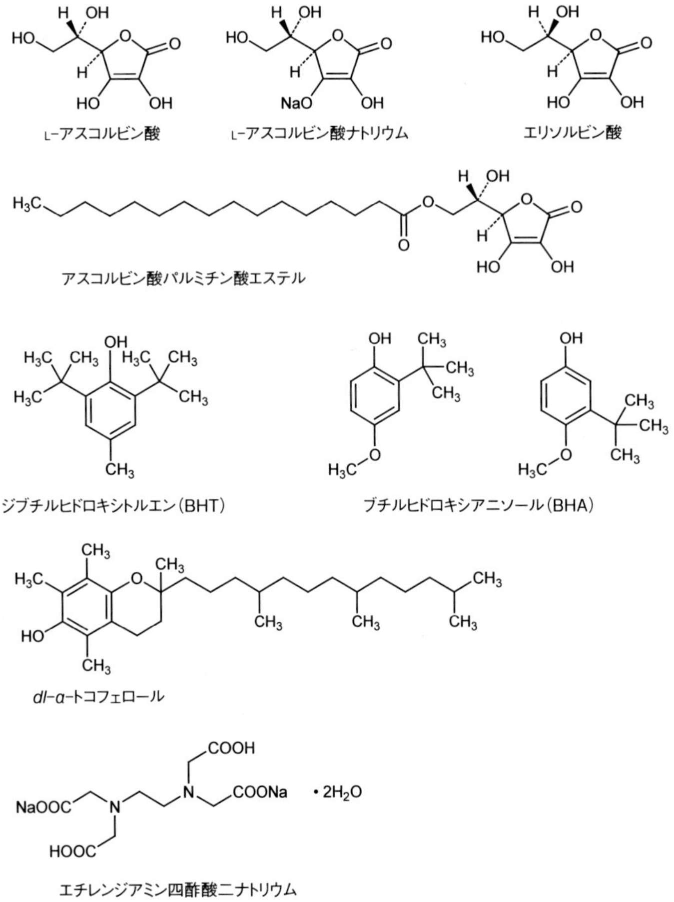

食品の酸化には，空気中の酸素のほかに，光，温度，酵素，共存金属なども関係する。酸化防止剤を使用すること以外に，脱酸素剤の使用や窒素ガスの充填によって空気中の酸素との接触を遮断すること，遮光すること，低温に保存することなどの方法がとられている。

酸化防止剤は作用原理によって2つに大別される。ひとつは，食品成分に代わってその物質自身が酸化されることによって食品の酸化を直接防止するものである。アスコルビン酸類，トコフェロール類，BHT（ジブチルヒドロキシトルエン），BHA（ブチルヒドロキシアニソール）などである。もうひとつは，酸化反応を促進する金属を封鎖して二次的に酸化を防止する金属キレート剤である。EDTA塩（エチレンジアミン四酢酸塩）類が代表的である。

酸化防止剤は使用される食品によっても2つに大別できる。トコフェロール類，BHT，アスコルビン酸パルミチン酸エステルなどのように，油脂や油脂を多く含む食品に使用される脂溶性酸化防止剤と，L-アスコルビン酸，エリソルビン酸，亜硫酸塩類などのように，果実や野菜の加工品や油脂をあまり含まない食品に使用される水溶性酸化防止剤である。亜硫酸塩類は果実酒や乾燥果実の変質防止，褐変防止に使用される。

6.5.10　防カビ剤（防ばい剤，防黴剤）

防カビ剤は，日本国内で使用される他の食品添加物とは異なり，輸入品に使用されている食品添加物である。かんきつ類やバナナなどの輸入果実では，長期間の輸送，貯蔵の過程でカビが発生しないように，輸出国で収穫後（ポストハーベスト）に果実の表皮に防カビ剤を使用したり，貯蔵運搬用容器の中に入れる紙片に防カビ剤を染み込ませて使用したりしている。海外ではポストハーベスト農薬として扱われるが，日本では食品衛生法によって収穫後の農薬処理が認められていないので，防カビ剤は食品添加物として規制されている。イマザリル，オルトフェニルフェノール，オルトフェニルフェノールナトリウム，ジフェニル，チアベンダゾールが日本で許可されている。対象食品や残存上限値などの使用基準が設定されている。

6.5.11　殺菌料

微生物を殺して食品が腐るのを防ぐ目的に使用される食品添加物である。多くの殺菌料は漂白効果をあわせもっており，酸化型漂白剤としても使用されている。殺菌料には塩素系（次亜塩素酸ナトリウム，次亜塩素酸水など）と過酸化水素系とがある。

高度サラシ粉以外の殺菌料・漂白剤には使用基準が設定されている。高度サラシ粉には使用基準が設定されていないが，食品に使用されることはまれである。次亜塩素酸ナトリウムは，ごまに使用できないことを除けば，広い

範囲の食品および食品製造設備の殺菌・漂白に使われている。過酸化水素はかずのこの漂白に利用されるほか，食品製造設備や食品容器の殺菌消毒などに利用される。次亜塩素酸水は塩酸または食塩水を電解することにより得られる次亜塩素酸を主成分とする水溶液であるが，次亜塩素酸水を製造する装置が販売されている。

6.5.12 増粘安定剤（増粘剤，安定剤，ゲル化剤または糊料）

食品の粘度の増強，乳化分散の安定化，ゲル化などの機能をもち，食品の食感を向上させるために使われる（表6.5）。増粘安定剤は種類によって物性が異なるので，製造する加工食品に応じて，加工でんぷん類*（でんぷんに化学処理を施したもの），果実由来のペクチン，微生物由来のキサンタンガム，植物種子由来のグァーガム，カロブビーンガム，タマリンドシードガム，植物樹液由来のアラビアガム，海藻由来のカラギナン類，アルギン酸類など多くの種類が使用されている。

*「食品衛生法に基づく添加物の表示について」（消費者庁通知）では「加工でんぷん」の名称が規定されている。食品添加物の品目名と簡略名では，（例：リン酸架橋デンプン）「デンプン」が用いられている。一方，JAS法に基づく食品品質表示では「でん粉」，「加工でん粉」の表記が用いられている。このように，省庁が異なると，法令により表記が異なることがある。

6.5.13 乳化剤

食品に乳化，分散，浸透，洗浄，起泡（泡立て），消泡，離型（食品製造工程で，機械や器具への付着を防ぐ）などの目的で使用される添加物である。用途は非常に広い。グリセリン脂肪酸エステル（いわゆるモノグリセリド），ショ糖脂肪酸エステル，ソルビタン脂肪酸エステル，レシチン，ポリソルベートなど多くの種類が使用されている。乳化剤は，界面活性剤の働きをもつ分子であり，ひとつの分子構造の中に親水性部分と疎水性部分の両方をもつことが特徴である。機能を高めるために，複数の乳化剤を組み合わせて使われることも多い。添加物表示では，一括名「乳化剤」と表示されることが一般的である。

6.5.14 栄養強化剤

栄養強化，つまり，加工食品に栄養成分を補充，強化し，栄養価を高めることを目的とした添加物である。ビタミン類，ミネラル類，アミノ酸類に分類できる。アミノ酸類としては，必須アミノ酸または準必須アミノ酸が対象となっている。

保健機能食品のひとつである栄養機能食品［栄養素（ビタミン・ミネラル）の補給のために利用される食品で，栄養素の機能を表示するものをいう］に配合する栄養成分として，ミネラル5種類（亜鉛，カルシウム，鉄，銅，マグネシウム），ビタミン12種類（ナイアシン，パントテン酸，ビオチン，ビタミンA，ビタミンB_1，ビタミンB_2，ビタミンB_6，ビタミンB_{12}，ビタミンC，ビタミンD，ビタミンE，葉酸）とビタ

表6.5 増粘安定剤の機能

1) 食品に粘稠性を与える
2) 食品の水分を保持する
3) 食品成分の分離，沈殿を防ぐ 　ドレッシングやアイスクリームの乳化を安定化させる 　乳飲料中の乳タンパク質の分離を防ぐ 　氷菓，冷菓類で氷と乳成分の分離を防ぐ
4) 食品をゲル化させる（ゲル状食品）
5) 氷菓，冷菓類で氷の成長を抑える

ミンA前駆体であるβ-カロテンが認められている。栄養機能成分としてのカプセル，錠剤形態の栄養機能食品に配合するミネラル類，ビタミン類は，食品添加物製品を配合原料に使用することが規定されている。

栄養強化剤は，調製粉乳の配合成分，栄養・スポーツドリンクなどの飲料の配合成分，栄養機能食品の栄養成分，菓子，米，麦，パン，麺類などへの栄養強化成分などに使われている。

6.6 過去の違反食品添加物事例
6.6.1 健康被害事例
過去に起こった食品添加物による健康被害事例を表6.6に示す。幸いなことに，1990年以降は食品添加物による健康被害報告はない。

6.6.2 規格基準違反事例
食品添加物の規格基準違反は，大別して，① 未許可添加物の使用，② 未許可食品への使用，③ 過剰量使用，④ 表示違反が挙げられる。違反品は食品衛生法違反なので，健康被害のおそれがない場合であっても，厚生労働省，消費者庁や都道府県による回収命令などの行政処分または食品等事業者による自主回収，廃棄処分が行われる。厚生労働省食品安全部および都道府県等食品衛生主管部（局）が食品回収情報を公表している。検疫所におけるモニタリング検査で違反となった食品等の回収情報も公表されている。

(1) 未許可添加物の使用事例
国内の食品製造企業が未許可添加物を使用する事例は近年ほとんどないが，輸入品では起こっている。国際的に安全性が確認され，世界的に使用が認められているが，日本では使用が認められていない食品添加物が輸入食品に検出されたために，その食品が輸入禁止や回収・廃棄処分になる例がよくある。そのような食品添加物のひとつとして，酸化防止剤 *tert* -ブチルヒドロキノン（TBHQ）がある。

コラム26　中国料理店症候群（CRS）

L-グルタミン酸ナトリウムの摂取による中国料理店症候群（CRS）が指摘されたことがあった。L-グルタミン酸ナトリウムを空腹時に大量に摂取したとき，感受性の強い人に，灼熱感，顔面圧迫感，頭痛などの症状が現れるというものであった。多くの研究が行われたが，2重盲検法による検討結果などから，4g程度以下のグルタミン酸ナトリウム摂取では症状との関連は認められないことが示された。グルタミン酸ナトリウムは昆布の「うまみ」成分であり，適量使用すると，昆布だしをとらなくても昆布のうまみをつけられる。便利で有用な調味料であるが，5～10gという大過剰に使用すると，「まずい味」「気分が悪くなる」症状が現れても不思議ではない。すべての化学物質は，摂取量・曝露量が多ければ毒性を示す。酸素や水も例外ではない。毒性は曝露量で決まる。適量では有効であっても，過剰では副作用や毒性を示す。

表 6.6　過去に起こった食品添加物による健康被害事例

1.	森永ヒ素ミルク事件（1955 年）
	・森永乳業が製造した粉ミルクに不純物として多量のヒ素が混入。死者 130 名以上，被害者 1 万人以上。
	・食品添加物（pH 調整剤）として使用されたリン酸塩の純度が悪く，多量のヒ素が混入していたことが原因。
	・これを契機に，食品添加物行政の大改革。食品添加物の品質規格書（食品添加物公定書）を世界で最初に発刊（1960 年）
2.	ズルチン（現在は不許可の合成甘味料，1968 年指定削除）による中毒
	・幼児が 5g をなめて死亡（1947 年）
	・今川焼きを作るときに小麦粉と間違えて使用したために，15 人が中毒（1950 年）
	・ぼた餅に誤って大量に使用したために，6 人が中毒（1966 年）
3.	ニコチン酸を多量に添加した食肉を調理して食べて副作用
	・日本各地で，皮膚のかゆみやじんま疹様症状の健康被害（1980 ～ 87 年頃）
	・肉の鮮度をごまかすために，ニコチン酸（色調調整剤）を食肉に大量に添加して販売したために，肉を食べた人にニコチン酸の副作用が現れた
	・ニコチン酸を食肉や鮮魚介類に使用することを禁止（1982 年）後も，違法使用が続いた
4.	1990 年以降は食品添加物による健康被害報告はない

出所）西島基弘：食品添加物は敵？味方？，丸善第 6 章　食品添加物の安全性

　国内で過去に社会問題になった事例のひとつとして，未許可添加物である一酸化炭素で魚の切り身や刺身を処理して赤身（血合い）の部分の色を鮮やかにする事例があり，回収や廃棄処分された。赤身に含まれるミオグロビンの酸化が進むとメトミオグロビンとなり暗褐色になるが，一酸化炭素がミオグロビンに結合するとメトミオグロビン生成が抑制されるので，いつまでも鮮紅色を保たれることを利用したものである。

コラム 27　食品添加物規制の国際的な不整合が招いた大事件

　2002（平成 14）年に，食品添加物規制に関する国際的な不整合が原因となった社会的事件が起きた。酸化防止剤 TBHQ が中国と台湾で製造されて輸入された複数の食品に検出され，回収・廃棄処分が続いた。TBHQ は米国，台湾など諸外国で使用が認められているが，日本と EU では使用が認められていなかったためであった。その年にはさらに，複数の日本企業が製造した香料製剤に日本では使用が認められていない香料化合物が配合されていることが発覚したが，この香料製剤を多くの食品製造企業が使用していたため，それらを使用していた食品を大量に自主回収するという社会的大事件になった。さらに，輸入食塩に固結防止剤であるフェロシアン化物が使用されていることが明らかになった。フェロシアン化物は食塩の固結防止剤として欧米を含めて世界的に使用が認められていたが，日本では使用が認められていなかった。食塩は基本的な調味料であることから，フェロシアン化物を含む食塩や塩を使用した輸入加工食品の広範な回収が相次ぐことが懸念された。そこで，厚生労働省はフェロシアン化物を緊急指定するとともに，国際的に安全性が確認され，かつ汎用されているものの，日本では使用が認められていない食品添加物（食品香料を含む）を，国が積極的に指定手続きを進めることになった。

(2) 未許可食品への使用事例

国内の食品製造企業が未許可食品に使用する事例はほとんどないが、輸入品では起こっている。たとえば、保存料である安息香酸は使用できる食品と使用量の上限が規定されているが、日本で認められていない食品に使用した輸入食品は輸入禁止や回収・廃棄処分になっている。

国内で過去に社会問題になった事例のひとつとして、リン酸水溶液にサツマイモを浸けて皮の赤みを強くすることや、リン酸水溶液に皮をむいたレンコンや里芋を浸けて褐色にならないようにすることが行われた事例があった。消費者をあざむく行為であるため、生鮮野菜類に発色、漂白を目的として食品添加物（リン酸およびリン酸塩も含む）を使用することは禁止されている。

コラム28　食品添加物によるアレルギー

食品添加物の製造原料が食物アレルギーの原因となる特定原材料および特定原材料に準ずるものである場合には、添加物名に続けて（～由来）または（～を含む）と表記するのが原則である。食品香料も、特定原材料由来たんぱく質を含むと考えられる場合には、アレルギー表示がされる。

食品添加物がアレルギー反応に類似した反応を起こす例が報告されている。たとえば、酸化防止剤・保存料である亜硫酸または亜硫酸塩と着色料である食用黄色4号（タートラジン）が喘息やじんま疹の症状を誘発または増悪させる場合があるとの報告がある。

2012年には、コチニール色素を含む食品によるアレルギー症状の注意喚起が消費者庁から出されている。コチニール色素とは、エンジムシ（中南米原産の昆虫）から得られた、カルミン酸を主成分とする赤色の着色料である。食品、医薬品、医薬部外品、化粧品に、日本を含めて世界各地で使用されている添加物である。製品には、「コチニール色素」「コチニール」「カルミン」「カルミン酸」などの名称で表示されている。国内外のアレルギー症例としては、コチニール色素を含む化粧品の使用や食品の摂取により、かゆみ、じんま疹、発疹、呼吸困難などのアレルギー症状を示した事例報告がある。また、赤色の色素を含む化粧品の使用によりかゆみを覚えていた女性がコチニール色素を含む食品を摂取したところ、呼吸困難を伴う重篤なアレルギー反応を示した事例報告もある。色素化合物自体の安全性は高いが、純度の低いコチニール色素製品に不純物として残る虫由来のたんぱく質がアレルギーを引き起こす。口紅、アイシャドウ、ほほ紅などの化粧品に配合されたコチニール色素中のたんぱく質が皮膚から吸収されることで感作（生体が抗原と接触することにより、生体が抗原に対して免疫応答しやすい状態になること）され、その後はコチニール色素を含む食品を摂取して食物アレルギー症状を起こすと推測されている。この発症パターンは、小麦加水分解物を配合した「茶のしずく」石けんによる小麦アレルギーと同様な発症メカニズムである。なお、コチニール色素によるアレルギーは、広く使われてきた物質の割に発生数は少なく、アレルギーの中ではまれな部類と考えられている。

日本の食品添加物製造企業ではアレルギーの原因となるたんぱく質を減らした低アレルゲン化コチニール色素製品を開発・販売しているが、海外から輸入された低純度コチニール色素製品を国内企業が使用する場合や低純度コチニール色素が使用された製品が輸入される場合はある。コチニール色素が原因と疑われるアレルギー症状を感じた場合には専門医を受診するとともに、製品の使用や摂取を速やかにやめることが必要である。

(3) 過剰量使用事例

国内の食品製造企業が製造する食品での事例はほとんどないし，たまにあっても基準値をわずかに超えた事例である．輸入品では，二酸化硫黄（酸化防止剤，漂白剤）の過量残存など，過剰量使用事例が認められる．

(4) 表示違反事例

表示違反で多いのが記載漏れである．

食品表示は複数の法律で規制されており，複雑でわかりにくい（食品添加物の食品への表示方法については，9.3.4 を参照）．

輸入食品では，外国語の表示があっても日本語の表示がないと表示違反になる．使用した食品添加物は記載するのが原則であるが，例外的に食品に表示をしなくてもよい食品添加物がある（加工助剤，キャリーオーバ，栄養強化目的での使用）．食品添加物の規制は世界各国でそれぞれ行っているため，表示基準の国際的整合化が図られてきているが，国によって規定が異なる場合もある．

【演習問題】

問1 食品添加物に関する記述である．正しいのはどれか．（2008年国家試験）
(1) 食品添加物は，食品衛生法において，合成添加物，天然添加物，天然香料，一般飲食物添加物の4種類に分類される．
(2) FAO/WHO 合同食品添加物専門家委員会では，食品添加物の有効性評価を行っている．
(3) 許容1日摂取量（ADI）は，ヒトが1年間毎日摂取し続けても何ら影響の現れない量である．
(4) ADIは，ヒトの体重1kgあたりの1日摂取量で表わされる．
(5) ADIは，最小毒性量を100で除して算出される．
　　解答　(4)

問2 食品添加物に関する記述である．正しいものの組合せはどれか．
（2011年国家試験）
a　ブチルヒドロキシトルエン（BHT）は，防カビ剤である．
b　L-アスコルビン酸は，清涼飲料水の酸化防止に使用が認められている．
c　次亜塩素酸ナトリウムは，野菜の消毒に使用が認められている．
d　ソルビン酸カリウムは，漂白剤として使用が認められている．
　(1) aとb　(2) aとc　(3) aとd　(4) bとc　(5) cとd
　　解答　(4)

問3 食品添加物の表示に関する記述である．正しいものの組合せはどれか．
（2011年国家試験追試）
a　一般に食品として飲食に供されているものを添加物として使用した場合は，表示が免除される．
b　栄養強化の目的で使用される食品添加物については，表示が免除される．
c　容器包装の面積が30cm^{2}以下の場合は，食品添加物名の表示を省略できる．

d 原料に含まれている保存料についても，その原料を使用した製品に表示する義務がある。

(1) aとb　(2) aとc　(3) aとd　(4) bとc　(5) cとd

解答 （4）

問4 食品衛生法に基づく食品添加物に関する記述である。正しいのはどれか。2つ選べ。　　　　　　　　　　　　　　　　　　　（2013年国家試験）

(1) 食品添加物の指定は，消費者庁長官が行う。
(2) 一般飲食物添加物は，食品添加物に含まれる。
(3) 既存添加物は，指定添加物に含まれる。
(4) 天然由来の化合物は，指定添加物に含まれる。
(5) 天然香料は，指定添加物に含まれる。

解答 （2），（4）

【参考資料】 食品添加物に関するもの

1) 厚生労働省の食品（食品添加物も含まれる）に関する施策情報（厚生労働省）
http://www.mhlw.go.jp/stf/seisakunitsuite/bunya/kenkou_iryou/shokuhin/index.html

2) 食品添加物の法規制に関する各種情報（日本食品化学研究振興財団）
http://www.ffcr.or.jp/
食品添加物のリスト，規格基準，指定に関する指針，安全性評価資料，表示に関する資料などが公開されている。食品添加物に関する厚生労働省の通知も公開されている。

3) 食品添加物業界団体による情報
日本食品添加物協会：http://www.jafa.gr.jp/
日本香料工業会：http://www.jffma-jp.org/

4) 食品安全委員会
http://www.fsc.go.jp/
食品の安全性評価に関するさまざまな情報（食品添加物に関する情報も含む）が公開されている。「食品の安全性に関する用語集」も有用である。

5) 食品添加物関連情報webガイド（国立医薬品食品衛生研究所）
http://www.nihs.go.jp/hse/food-info/chemical/link-fdad.html

6) 食品衛生法
http://law.e-gov.go.jp/htmldata/S22/S22HO233.html

7　食品衛生管理

　最近，食品の安全性に対する消費者の意識が，今までになく高まってきている。1996年7月に起きた**腸管出血性大腸菌O157による一連の集団食中毒事件**，また，1995年に施行された**製造物責任（PL）法**[1]によって製品に対する企業の責任はますます重いものとなっている。さらに，**2002年の中国産冷凍野菜残留農薬基準違反**や国内でも**無登録農薬の使用**，2003年にはBSE（Bovine Spongiform Encephalopathy：牛海綿状脳症）による米国産牛肉の輸入禁止等があった。近年では，**ノロウイルスによる食中毒事件**，**アレルギー物質による食中毒の増加**や2013年9月，**ホテル・レストラン等での食材偽装・誤認表示事件**がみられた。

　こうした社会環境の中で，食品製造・調理にかかわる企業においては，**食品の安全・品質・衛生・安心を確保**するための手段を早急に講じなければならなくなってきた。

　このような背景の中で行政では，1995（平成7）年5月に食品衛生法の改正で，HACCP（ハザード分析重要管理点：Hazard Analysis Critical Control Point）の考え方に基づいた**「総合衛生管理製造過程による製造の承認制度」**が創設（対象品目：乳・乳製品，清涼飲料水，魚肉練り製品，食肉製品，容器包装詰加圧加熱殺菌食品）され，また，**都道府県でも自治体認証HACCPを推進**している。

　一方，グローバルでは，すでにHACCPの実施を義務づけている国もあり，Codexの食品衛生一般原則[2]の付属文書[3]にHACCPシステムとその適用のためのガイドラインが注目され，また，ISO 22000：2005（食品安全マネジメントシ

コラム29　中国産冷凍野菜残留農薬基準違反と農薬による「食品テロ」

　2002年，中国産冷凍ホウレンソウからクロロピリホスが相次いで検出され，大きな社会問題になりました。その後，一時的に中国からの冷凍野菜などが輸入ストップあるいは減少しました。日中両国間で，栽培管理体制，工場管理体制などについて，調査・確認し，双方がさまざまな取り組みを進め，2004年4月以降は改善されてきました。しかし，2007年12月，千葉県で中国製冷凍餃子で農薬である「メタミドホス」による中毒事件が発生しました。この事件は，農薬が検出されましたが，高濃度であるため残留農薬違反ではなく，意図的に混入されたものと考えられます。この事件を契機に，「食品テロ」という言葉が使われるようになりました。

　その後，2013年12月には，日本の大手冷凍食品メーカーの関連会社が製造する複数の調理冷凍食品から「マラチオン」による中毒が発生しました。この事件は，中国製冷凍餃子と同様，農薬が高濃度であるため意図的に混入された事例です。

7 食品衛生管理

ステムーフードチェーンの組織に対する要求事項)[4]やFSSC 22000＊（Food Safety System Certification)[5]の中にHACCPシステムが組み込まれていることから国内外の取引に関係なく，食品関連企業にとっては，HACCPの導入は，緊急の課題となっている。さらに，わが国でも，欧米と同じようにHACCPを義務化する動きがある。

＊FSSC 22000（Food Safety System Certification) 食品安全認証財団（The Foundation of Food Safety Certification）が，ISO 22000と英国規格協会（BSI）のPAS 220（食品製造における食品安全のための前提条件プログラム）を組み合わせたスキームであるFSSC 22000を開発した。この財団は，2004年オランダで設立された。

7.1 HACCP（hazard analysis critical control point）の概念

7.1.1 HACCP（ハザード分析重要管理点）とは

食品の安全性の確保については，以前からさまざまな対策が講じられてきたが，**腸管出血性大腸菌O157食中毒の多発**（堺市学童給食下痢症事件：1996年）以降，その対策手法としてもっとも注目を集めているのがHACCPに基づく衛生管理手法の導入である。

HACCPは，**1960年代に米国航空宇宙局（NASA）で宇宙食の安全性確保のために開発**された食品の衛生管理システム[6]である。現在では，食品製造の安全システムとしてグローバル化されている。すなわち，HACCPは次のように定義することができる。

① 食品の安全性を確保するために，**食品の生産から消費（農場から食卓まで）に関係するすべての段階において，**

② その対象となる食品のあらゆる健康（安全・品質・品質・衛生・情報・表示なども含む）**ハザードを事前に予測し，**

③ 予測されたハザードに対して，その対象食品が及ぼす**ハザードの可能性を特定し，**

④ 科学的根拠に基づいて，その予測される健康ハザードを防止するための**コントロール方法を決定し，**

⑤ コントロールの方法が適切であるかどうかを，**モニタリング（監視）により検証**していこうという考え方である。

⑥ また，適正に管理されなかった

表7.1　12手順・7原則の概要

HACCP準備の段階およびHACCP 7原則	HACCP関連文書類
HACCP準備の段階	
手順1　HACCPチームの編成（組織）	組織図，指揮系統図など
手順2　製品の記述	製品説明書
手順3　意図される使用方法の確認	製品説明書
手順4　製造工程一覧図，施設の図面および標準作業手順書の作成	製造または加工の工程に関する文書，施設の図面
手順5　手順4の文書などの現場での確認	上記作成した文書の現場との整合性の確認後，修正文書を作成
HACCP 7原則	
手順6（原則1）ハザード分析	ハザードの原因となる物質の特定等に関する文書，ハザードの発生を防止するための措置に関する文書
手順7（原則2）重要管理点の設定	ハザードの原因となる物質の特定等に関する文書，ハザードの発生を防止するための措置に関する文書
手順8（原則3）許容限界基準の設定	ハザードの発生を防止するための措置に関する文書，製品等の試験の成績に関する資料
手順9（原則4）モニタリング方法の設定	ハザードの発生を防止するための措置に関する文書，製品等の試験の成績に関する資料
手順10（原則5）改善措置の設定	改善措置の方法に関する文書
手順11（原則6）検証方法の設定	検証（監査）に関する文書
手順12（原則7）記録の維持・管理方法の設定	記録に関する文書
その他（PRP）	衛生管理の方法に関する文書

場合に**予測されるハザードを事前に想定**し，それに対応できる**改善措置を
あらかじめ設定**しておき，

⑦ それら（モニタリング結果や改善措置方法など）の**文書化や記録を保管**する一
連のシステムである。

なお，この一連のシステムであるHACCP12手順・7原則とそれに対応す
る文書類を**表7.1**に記載した。

7.1.2　HACCPシステムの構築

(1)　HACCPの目的

HACCPとは，食品の安全性（安全・品質・品質・衛生・情報・表示なども
含む）を確保する**科学的・合理的・効果的な手法**ということができる。この手
法を導入することが「**安心**」につながり，具体的には，「**食品ごと，施設（工
場）ごと，工程ごと，製法ごとに異なる**」ハザードを制御し，事前に事故を防
止するシステムである。一見難しそうだが，**HA（ハザード分析）とCCP（重要
管理点）**の2つに区分して考えるとわかりやすい。HACCPは安全な食品の
生産を確保するための予防システムである。たとえば，牛乳では，生乳にど
のような病原菌が存在するのかを調査・分析することが「ハザード分析
（HA）」に当たり，加熱殺菌によってその病原菌を除去することが「重要管
理点（CCP）」に該当する。しかし，HACCP導入にあたっては，**食品安全の
ための前提条件プログラム**（PRP：Pre-requisite Programs：**一般的衛生管理プログ
ラム**ともいわれている。以下PRPと略）を実施することが重要である。PRP
については，7.1.3食品安全のための前提条件プログラム（PRP）で記述する。

(2)　HACCPの対象

食品の安全・品質・衛生および安心対策というと，工場を対象としたもの
と考えられている。しかし，工場だけで対策を実施しても，原材料や流通・
販売・消費といった段階（**サプライチェーン**）での**取扱い**が悪ければ，食品ト
ータルとしての安全を確保することはできない。そこでHACCPでは，そ
の対象を「**農場から食事まで（From Farm to Table）**」としている。つまり，食
品の製造に関係するすべての段階を対象としている。

これまで，わが国では，食中毒，規格基準違反，品質不良などの法的責任
は，製造者・輸入者などの最終製品供給者の責任とされていた。しかし，
HACCPでは，各々の段階で責任を明確にしたうえで，安全性などを高めてい
こうという考えである。

(3)　HACCPの12手順・7原則

HACCPは，食品の安全・品質・衛生を体系的に，システムとして確保し
ていこうという考え方である。この基本的な考え方を実現するための「**しく
み**」が，「**12手順・7原則**」である（**表7.1**）。手順1から手順5は，「ハザード

分析（HA）のための事前準備と情報収集のための活動」であり，手順6から手順12の7つが「HACCPの7原則」である。以下にその概要を説明する。

手順1～5）は，次の通りである。

手順1：HACCPチームの編成

製品について専門技術や知識などを有する者でチームを構成する。そのような専門家が社内にいない場合などは，他の情報源の利用や外部のコンサルタントなどを活用するのもひとつの方法である。

手順2：製品の記述

HACCPを適用しようとする製品について，その組成に関する情報や保存条件などを含めて詳細に記述しなければならない。

手順3：意図される使用方法の確認

製品の意図される使用方法や用途を十分に予測し，対応を考えなければならない。たとえば，保育所や老人ホームなどの調理施設の場合であれば，腸管出血性大腸菌O157に影響を受けやすい人（ハイリスク層）が多いことも考慮しておく必要がある。

手順4：製造工程一覧図，施設の図面および標準作業手順書の作成

これらの図面や文書は，HACCPチームによって作成される。作成する際には，作業区域内の各施設や工程について，それが食品の安全・衛生に関係するかどうかを分析する。この場合あるひとつの工程だけを分析するのではなく，その前後の工程について検討する必要がある。

標準作業手順書（SOP：Standard Operating Procedures）については，各企業によって様式や作業方法が異なるので，その作業の手順が明確になるように作成することが重要である。また，SOPの中で衛生上，とくに重要な手順を**衛生標準作業手順**（SSOP：Sanitation Standard Operating Procedures）として作成しておくことも重要である。これらの手順文書作成には，機械・器具等の取扱説明書が参考になる。

手順5：手順4の文書などの現場での確認（ウオークスルー）*

HACCPチームは，製造工程一覧図，施設の図面，SOP，SSOP等に記載したすべての施設と工程等の内容が，現場の実状と同じであるかどうかを実際の作業工程で確認する。現状と異なる場合には，修正しなければならない。

次に，HACCPプランを作成するための基本となる手順（HACCPの7原則）は，手順6から12である。以下はその概要である。

原則1（手順6）：ハザード分析（Hazard Analysis）

原材料（農・水・畜産物およびその加工品や副原材料等）の生産，食品の製造・加工および最終消費に至る**あらゆる段階における潜在的なハザードを明らかにする**ことが大切である。それらのハザードが**発生する可能性について**解析（ハ

*ウオークスルー　工場監査などで工場の建物構造や工程中の機械や従業員の動線などを観察し，工場で決められたルールのとおり作業等がなされているかを確認すること。

表7.2 食品によるハザードとは

ハザードの分類	ハザードの内容	具体例
生物学的ハザード	食品中の病原細菌，ウイルス，寄生虫の感染。またはそれらが体内で産生する毒素による健康被害	腸炎ビブリオなどの食中毒菌，腸管出血性大腸菌O157等の感染症
化学的ハザード	食品中に含まれる化学物質による疾病，麻痺，または慢性毒性の健康被害	残留農薬，ポストハーベスト農薬，食品添加物，残留抗生物質，抗菌性物質，自然毒（動植物毒）
物理的ハザード	食品中に含まれる異物の物理的な作用による健康被害	硬質（危険）異物（金属，ガラス片等），軟質（不快）異物（毛髪，昆虫等）

ザードの列挙およびその発生頻度と重篤性など）し，**制御するための防止措置を明確**にする。食品によるハザードを**表7.2**に記載する。

原則2（手順7）：重要管理点（CCP：Critical Control Point）の設定

ハザードを除去し，その発生の可能性を最小限に抑えるために，確かなデータなどに基づいて**管理すべき場所**（point），**手順**（procedure），**作業段階**（operational step）等を**重要管理点**（CCP）として設定する。たとえば，微生物的被害から食品を守る場合，加工中の加熱・冷却の温度が重要な管理ポイントになる。つまり，この場合には，加熱・冷却の温度と時間を測定することが，重要管理点（CCP）となる。重要管理点は，原材料の生産および製造に含まれるすべての過程のハザードを対象とする。

原則3：許容限界（管理）基準値（CL：Critical Limit）の設定

重要管理点が適正に管理されていることを確認するために，適合しなければならない**許容限界基準値**を具体的に設定する。

原則4：モニタリング（Monitoring）方法の設定

重要管理点の管理状態をモニタリングするために，計画的なサンプリングおよび測定または観察システムを確立する。

原則5：改善措置（Corrective Action）の設定

モニタリングによって，特定の重要管理点が許容限界基準値から逸脱した場合にとるべき改善措置を定めておくことが重要である。

原則6：検証（Verification）方法の設定

HACCPが有効に機能しているかどうかを確認するための検証方法（試験・検査法を含む）を事前に確立する。

原則7：記録の維持・管理（Record keeping）方法の設定

上記1～6の原則ならびにその適用にかかわるすべての手段の文書・記録類の維持・管理（保管）システムを確立し，監査を受ける場合は，主に，原則7で作成された文書・記録類および手順5でのウオークスルーで修正された文書（手順書など）と現場との整合性が監査されることが多い。

表7.3 食品等事業者が実施すべき管理運営基準に関する指針[7]

管理運営基準に関する指針（ガイドライン）
第1　農林水産物の採取における衛生管理
第2　食品取扱施設等における衛生管理 　1　一般事項　　　　　　　　　2　施設の衛生管理 　3　食品取扱設備等の衛生管理　4　そ族及び昆虫対策 　5　廃棄物および排水の取扱い　6　食品等の取扱い 　7　使用水等の管理　　　　　　8　食品衛生責任者の設置 　9　記録の作成及び保存　　　　10　回収・廃棄 　11　管理運営要領の作成　　　　12　検食の実施　　　　13　情報の提供
第3　食品取扱施設等における食品取扱者等の衛生管理
第4　食品取扱施設等における食品取扱者等に対する教育訓練
第5　運搬
第6　販売
第7　表示

7.1.3　食品安全のための前提条件プログラム（PRP）

PRPとは，HACCPを導入する前に，あらかじめ準備しておくべきプログラム（PRP）のことである。わが国では，食品衛生法（第50条）に基づき**食品等事業者が実施すべき管理運営基準に関する指針（ガイドライン）**[7]や食品衛生法（第51条）に基づいた**営業施設基準の準則**[8]がある。これはCodexの**食品衛生一般原則**[2]と整合性が図られており，これらは，食品衛生法（第50条・第51条）に基づき各都道府県で条例を策定することになっている。なお，ガイドライン[7]の概要は**表7.3**の通りである。

HACCPでは，主に製造工程を管理の対象としているのに対して，PRPでは，製造工程の整備，洗浄・殺菌，保守・点検にかかわる事項やハザードの原因となる物質の汚染・混入を防止する措置等を管理の対象としている。以下に**表7.3**の概要を説明する。

(1)　第1　農林水産物の採取における衛生管理

食品事故に起因するものの中で原料由来によるものが多い。したがって，原料の取扱いや従事者の衛生管理等，いわゆる，適正農業規範（GAP）を遵守することを求めている。基本的には，農林水産物（畜産物も含む）由来のハザード原因物質である，①じん埃，土壌または汚水による汚染防止および廃棄物，有毒物質等の適切な管理，②農薬，動物用医薬品，飼料，肥料，糞便等からの汚染防止，③そ族，昆虫，化学物質，異物，微生物等による汚染防止，④食品の腐敗，変敗等の防止などを適切に管理することを求めている。

(2)　第2　食品取扱施設等における衛生管理

1) 一般事項

一般事項では，日常点検を含む衛生管理を計画的に実施。施設設備，機械

器具の構造および材質，食品の特性などを顧慮し，適切な清掃・洗浄・消毒方法等の手順書を作成。適切な清掃・洗浄・消毒方法等の有効性の評価。生産能力等に応じた適切な受注管理の実施等を求めている。

2) 施設の衛生管理

施設の衛生管理の対象としては，① 施設を定期的に清掃し，清潔保持，② 不必要な物品の除去，③ 適切な採光，照明および換気，温度および湿度等の保持，④ 工場の出入り口・扉などの開放厳禁，⑤ 排水溝，トイレ等の定期的清掃等がメンテナンスの対象となる。

3) 食品取扱設備等の衛生管理

食品取扱設備等の衛生管理の対象としては，① 機械器具およびそれらのモニタリング機器類は，必要に応じて，洗浄・殺菌し，異物混入・洗剤の混入などの防止，② モニタリングの記録と保管，③ 洗浄剤・殺菌剤などの適切な使用と保管，④ 清掃機材などの洗浄と定位置管理，⑤ 適切な手洗い設備の設置，⑥ 洗浄設備の清潔性等が求められている。

4) そ族および昆虫対策

そ族・昆虫の防除および駆除については，施設外の対策と施設内の対策，それに施設内への侵入防止対策に分けられる。基本的には，施設内でのそ族・昆虫の餌になる「食品残さ」の管理が重要である。一般に防虫・防そ作業は専門業者に委託することが多いが，これらの業者が施行する時の立会いや作業内容をチェックする必要がある。

5) 廃棄物および排水の取扱い

廃棄物，とくに食品廃棄物の衛生管理は，原則として，冷蔵保管施設（専用冷蔵庫）にて保管し，廃棄物処理業者に依頼する必要がある。食品廃棄物がそ族・昆虫の発生源および微生物の増殖による汚染源になることが多い。

調理現場内での排水については，二重釜等からの大量の処理排水と排水溝への排水能力のバランスや処理排水が床面に流れることが二次汚染の原因となる。また，地中配管（とくにビニル樹脂配管）された排水と同じく地中配管された上水との近接配管（交差および上下並行配管）は避けるべきである。とくに，地中配管は，上下水道配管に関係なく，ジョイント部の接合不良による漏れや混入による汚染になることがある。さらに，工場排水処理施設が，工場に隣接していたり，風上に設置されると風が強い時には，排水処理槽の飛沫（水滴・水泡等）により，工場内への微生物汚染や原料・製品への汚染になる場合がある。

6) 食品等の取扱い

食品等の取扱いについては，① 原材料仕入れにおける発注書および仕様書に基づく受入れ点検と納入先選定基準に基づいた納入先からの仕入れであ

ることの確認，② 原料は先入れ・先出しを実施し，前処理後，適切に温度管理された保管庫（冷蔵・冷凍庫・蘇生庫等）に保管，③ 添加物および特定原材料の適正保管・使用，④ 加工工程に有害生物および物質等が残存しないこと，⑤ 食品の特性に基づいて適切な加工・包装等を行うこと，⑥ 冷却・加熱・乾燥・添加物の使用・真空調理またはガス置換等の工程管理には配慮すること，⑦ 食品の相互汚染を防止するための対策を講じること，⑧ 食品の加工において，有害生物および物質の汚染と異物混入の防止，ロット管理，製品（原料）説明書の作成，アレルギー物質混入およびコンタミネーションの防止，自主検査の実施等を求めている。

7）使用水等の管理

使用水の衛生管理には，その使用水が湧き水，地下水，水道水，原水からタンクに貯水される場合等が考えられる。基本的には，湧き水，地下水，原水からの貯水等は塩素殺菌する必要がある。日常管理としては，塩素濃度の**測定とその記録**が必要である。近年は，ほとんどみられないが湧き水（沢水・自噴水等）を使用しているところがある。これらは，自然災害（大雨・台風・地震等）により，水質の影響を受けやすいことの認識が必要である。

食品関係では，使用水の他に直接，食品に接する氷を使用する場合がある。たとえば，飲用適の水以外の飲用不適の水や海水氷，塩水氷等は，その水源を確認し，飲用適の水を使用すること。また，食品工場等では，温水あるいは蒸気が使用される。ボイラーから直接，温水や蒸気が供給される場合，清缶剤・配管錆等により食品の変色などの原因になることがある。クリーン蒸気（例：二重釜など）を使用することが必要である。

8）食品衛生責任者の設置

食品衛生責任者は，食品衛生法第48条で営業者にその設置を義務づけている。ただし，食品衛生管理者設置の営業者（食肉製品製造業等）を除く。

9）記録の作成および保存

「衛生標準作業手順」(SSOP)を作成し，それに基づいて作業を行い，その記録をするという一連の作業が工場内の安全・衛生管理を進めていくうえできわめて重要となる。PRPを職場に導入することによって，仕事の進め方が面倒になるという感覚がどうしても起こりがちである。とくに，作業記録を取ることは，工程がひとつ増えることにもなり，一面，効率が悪くなると感じる。しかし，作業の記録を記載することは，自分がマニュアルに従って正しい仕事の進め方をしているという証明になる。また，その記録は最終的にはお客様に対する「品質保証書」にもなる。このように総合的に考えれば，多少仕事が複雑になっても，そのメリットは十分あるという自覚が必要である。HACCPでは，とくにこの「記録をつける」ということが重要である。

10）回収・廃棄

食品衛生上の問題が発生した場合，事前に，回収・廃棄等の手順を作成し，社内および社外苦情が発生した時には，事前に定めた手順に従って，回収・廃棄等ができるように準備しておくことが大切である。

11）管理運営要領の作成

施設および食品の取扱い等に係る衛生上の管理運営要領（マニュアル等）を作成し，食品取扱者および関係者に周知徹底しなければならない。また，定期的に製品検査やふき取り検査等を実施し，施設の衛生状態を確認することにより，管理運営要領の効果を検証し，必要に応じその内容を見直すことができる。

12）検食の実施

検食は，原材料，調理済み食品ごとに，48時間以上検食を保存する。また，検食は製品の配送先，配送時刻および配送量も記録して保存する。

13）情報の提供

消費者に対して安全性の情報提供および健康被害が発生した時には保健所等に速やかに報告すること。

(3) 第3 食品取扱施設等における食品取扱者等の衛生管理

従業員の衛生管理は，従業員自身の健康管理等が求められる。具体的には，始業時の健康チェックや食中毒などにかかるような食品（たとえば，ノロウイルスの原因になるとされる「生牡蠣」の喫食等）を食べていないか，定期健康診断を受診しているか，手洗い・うがいなどが習慣づけられているか，服装は清潔であるか，また，服装規定などが遵守されているかなどについてチェックする必要がある。PRPを確実に実施していくためには，現場で食品の製造に従事する従業員の衛生に対する意識の向上が重要である。具体的には，「上司からの指示・命令を確実に守り，必要に応じて記録し，異常があれば報告する（ほう・れん・そう：報告・連絡・相談）*」ことを習慣づけることが大切である。

(4) 第4 食品取扱施設等における食品取扱者等に対する教育訓練

食品等事業者，食品衛生管理者または食品衛生責任者は，製造，加工，調理，販売等が衛生的に行われるように食品取扱者および関係者に対し，食品等の衛生的な取扱方法，食品等の汚染防止の方法など食品衛生上必要な事項に関する衛生教育を行わなければならない。管理栄養士や栄養士は専門職として，衛生教育を指導する立場にある。

通常の衛生管理に従事する人や洗剤・添加物等化学物質を取り扱う人等に対して，その安全な取扱いについての教育訓練を実施し，教育訓練の効果について定期的に評価し，必要に応じそのプログラムを修正する必要がある。

---

*ほう・れん・そう：報告・連絡・相談　ほう・れん・そうとは，報告・連絡・相談のことである。組織に所属する者としての基本的，かつ，最低限のコミュニケーションである。これを怠ると人間関係でのヒビや最悪，製品事故の原因になることがある。近年はこれに加えて記録の重要性が求められている。

(5) 第5 運　　搬

食品の運搬に用いる車両，コンテナ等は，食品や容器包装を汚染するようなものであってはならない。また，食品専用の車両，コンテナ等を使用し，容易に洗浄，消毒ができる構造のものを使用し，常に清潔にし，補修を行うことなどにより適切な状態を維持しなければならない。また，複数食品，あるいは食品以外の商品と混載する場合には，それぞれの食品の特性や食品以外の商品からの汚染・移染（着臭等）を防止するため，混載運搬や保管を避けるか，必要に応じ，適切な容器に入れるなど汚染・移染（着臭等）の原因となる食品や食品以外の商品（芳香剤等）と区分けしなければならない。その他，運搬中の温度，湿度その他の状態の記録，配送時間が長時間に及ばないよう配送ルートなど配送時間の管理記録を確認しなければならない。とくに，弁当等にあっては，消費期限（時間）を考慮した配送をするなど適切な運搬方法および時間等の記録確認が必要である。

(6) 第6 販　　売

販売は，販売量を見込んだ仕入れを行うなど適正な販売や直接日光にさらしたり，長時間不適切な温度で販売したりすることのないよう衛生管理に注意することが必要である。

(7) 第7 表　　示

食品の表示は，食品衛生法やJAS法（農林物資の規格化及び品質表示の適正化に関する法律）等に基づき適正な表示を行なわなければならない。しかし，現在，食品表示一元化（食品表示法）が検討されている。この一元化とは，食品衛生法（第19条：食品，添加物，器具又は容器包装の表示基準の制定），JAS法（第19条第5章13項から16項：品質表示等の適正化），健康増進法（第31条：栄養表示基準）の表示部分を一元化する方向にある。新しい食品表示法は消費者庁の所管になり，食品表示法は2013（平成25）年6月28日に公布された。詳細については，第9章食品表示と規格基準を参考のこと。

7.1.4 食品加工場でのHACCPの適用

食品加工場におけるHACCPの適用は，基本的にはPRPの整備が基本となるが，業種・業態によっては，PRPとHACCPとのウエイトが異なることがある。たとえば，牛乳やレトルト食品製造のような装置産業企業のPRPは，機械・器具の保守管理メンテナンスが重要であり，その保守管理メンテナンスに不具合が発生すれば，大量あるいはロット事故に繋がる危険性がある。それを管理する最後の手段がHACCPによる殺菌温度・時間と冷却温度・時間である（CCP）。一方，惣菜・弁当のように工程でのバッチ連続や手作業が多く，機械化あるいは自動化されていない業種は，それぞれの機械・器具の洗浄・殺菌と共に，5S（「整理」「整頓」「清掃」「清潔」「しつけ」）

> **コラム30　ターゲット微生物**
>
> 　調理缶詰等の低酸性缶詰のターゲット微生物は，ボツリヌス芽胞菌（AおよびB型）の耐熱性で，120℃，4分以上が殺菌条件となっている。果実缶詰ではpHが低く，糖度（シロップ）が高いので，細菌の増殖は低い。したがって，この場合のターゲット微生物は酵母であり，殺菌条件は70~80℃，20分前後となる。調理食品の場合は，サルモネラ属菌や腸管出血性大腸菌がターゲット微生物とされるので，大量調理施設衛生管理マニュアルでは，75℃，1分以上とされる（ノロウイルスを除く）。

や「ヒト（従業員）」「モノ（食品，製造容器等）」からの汚染が問題になるケースがある。とくに，大量調理施設では，食品の加熱・冷却および調理機械器具の洗浄・殺菌（PRP）と共に，現場に5Sを導入（PRP）することが重要となり，HACCPの適用と共に，「食品等事業者が実施すべき管理運営基準に関する指針（ガイドライン）[7]の遵守が求められる。また，加工場のHACCPにおけるCCP管理において，調理加熱と殺菌加熱がある。この場合，食品の特性（品質，消費および賞味期限等）や**ターゲット微生物**により，調理加熱か，殺菌加熱かを判断することになる。しかし，調理加熱の多くは，微生物を殺菌する要素もあるので加熱後の取扱いでの二次汚染が食中毒や腐敗の原因になることが多い。したがって，それぞれの加工条件によって管理手段（CCPまたはPRP管理）が異なることから，他の条件（温度，賞味期限等）をも考慮して管理手段を決定することが重要である。

7.1.5　HACCPの必要性と導入メリット

　食品の重要な価値には「**安全・衛生**」「**品質**」「**価格**」の3つがある。中でも，もっとも重視されているのが「**安全・衛生**」である。「安全・衛生」を確保するには，**食品製造現場における整合性，不具合，透明性，記録**が重要になる。**透明性は信頼性**であり，記録は品質保証書になる。HACCPは「食品安全・衛生」を求めているが，その背景に整合性，不具合，透明性，記録を求めていることを忘れてはならない。

　1996年7月に大阪府堺市で起きた学童給食による集団食中毒をはじめとする一連の腸管出血性大腸菌O157による被害を契機に，さらなる食品の安全・衛生の大切さが再認識されている。その結果，食品関連企業は，**食品の安全性の確保**とともにその**安全性の証明**や**自覚を持った従業員の育成（教育・訓練など）**が求められている。しかし，いくら安全・衛生対策を十二分に講じていても，消費者や取引先にそれが伝わらなければ，信用を得ることはできない。その点，**記録を重視するHACCP**を導入すれば，重要管理点（CCP）の連続的なモニタリングの記録や改善措置の記録などによって，第三者に対しても科学的根拠をもとに安全性をアピールすることができる。このように，安全性の証明という点から考えてみても，HACCPの導入は，たいへん有効であるとい

える。

一方，自覚をもった従業員の育成では，食品の安全・衛生に直接影響を与えるのは，それを取り扱う現場の従業員である。安全な食品を提供するためには，**注意深い作業やケアレスミスの防止**，「ほう・れん・そう（**報告・連絡・相談**）」や5S*の徹底等といった日々の活動が重要な項目となる。これらはいずれも，**従業員の取組み姿勢や意識に依存**している項目である。すなわち，安全性の確保のためには，従業員一人ひとりが「**食品の安全を確保するのは自分たちである**」という高い意識をもって仕事に取り組んでいくことが大切になる。

*5S 整理・整頓・清掃・清潔・躾（しつけ）のことをいう。4S（整理・整頓・清掃・清潔）は，それぞれの職場で維持することが重要であり，躾（しつけ）は，決められたルール・手順を正しく守る習慣をつけることである。

7.1.6 ISO 22000（ISO, GMP, GAP, GHP）

(1) 安全とは

一般的な安全規格には，ISO/IEC Guide 51：1999（安全面－安全面を規格に含めるための指針）がある。このガイド規格は，「絶対安全はない」こと，「許容できる安全の確保」と「許容できない安全の排除」が記載されている。また，ISOの基本規格として，ISO 9001：2000（品質マネジメント規格），ISO 14000：2004（環境マネジメント規格），ISO 22000：2005（食品安全マネジメント規格）の3つの規格があるが，ここでは，ISO 22000（食品安全マネジメント規格）について述べる。

(2) ISO 22000：2005（食品安全マネジメント規格）

ISO 22000 は，大量調理施設，院外調理施設等の食品製造施設や食品の容器包装製造施設等が，ISO 22000 認証を取得している。これらの認証や取得を検討している施設（企業など）の社員になれば，ISO 22000 に関係する教育・訓練や自己研修が求められる。**表7.4** は，ISO 22000 の関連規格である。

表7.5 は，ISO 22000 の規格要求事項の目次である。

この規格では，第4章は，食品安全マネジメントシステムの中で文書化に

表7.4 ISO 22000 関連規格[9]

規格番号	ISO 規格名称 JIS 規格名称
ISO 22000	食品安全マネジメントシステム―フードチェーンの組織に対する要求事項
ISO 22001	食品及び飲料産業における ISO 9001：2000 適用のための指針 ISO 15161 から変更予定
ISO/TS 22002-1	技術仕様書：食品安全のための前提条件プログラム―食品製造
ISO/TS 22002-2	技術仕様書：食品安全のための前提条件プログラム―ケータリング
ISO/TS 22002-3	技術仕様書：食品安全のための前提条件プログラム―農場
ISO/TS 22003	技術仕様書：食品安全マネジメントシステム―食品安全マネジメントシステムの認定及び認証機関に対する要求事項
ISO/TS 22004	技術仕様書：食品安全マネジメントシステム―ISO 22000 適用のための指針
ISO 22005	飼料及びフードチェーンにおけるトレーサビリティシステム設計及び実施のための一般原則及び基本要求事項
ISO 22006	品質マネジメントシステム―農作物に対する ISO 9001：2000 の適用の指針

表7.5 ISO 22000：2005（食品安全マネジメントシステム）規格要求事項目次[4]

序文	7. 安全な製品の計画及び実現
1. 適用範囲	7.1 一般
2. 引用規格	7.2 前提条件プログラム（PRP）
3. 用語及び定義	7.3 ハザード分析を可能にするための準備段階
4. 食品安全マネジメントシステム	
4.1 一般要求事項	7.4 ハザード分析
4.2 文書化に関する要求事項	7.5 オペレーション前提条件プログラム（PRP）の確立
5. 経営者の責任	
5.1 経営者のコミットメント	7.6 HACCPプランの作成
5.2 食品安全方針	7.7 PRP及びHACCPプランを規定する事前情報並びに文書の更新
5.3 食品安全マネジメントの計画	
5.4 責任及び権限	7.8 検証プラン
5.5 食品安全チームリーダー	7.9 トレーサビリティシステム
5.6 コミュニケーション	7.10 不適合の管理
5.7 緊急事態に対する備え及び対応	8. FSMSの妥当性確認，検証及び改善
5.8 マネジメントレビュー	8.1 一般
6. 資源の運用管理	8.2 管理手段の組み合わせの妥当性確認
6.1 資源の提供	8.3 モニタリング及び測定の管理
6.2 人的資源	8.4 FSMSの検証
6.3 インフラストラクチャー	8.5 改善
6.4 作業環境	

関する要求がある。第5章では，経営者の責任が明確にされ，第6章では，資源，とくに人的資源と作業環境についての要求がなされている。第7章では，HACCPプランの作成を要求し，第8章では，HACCPプランの妥当性確認，検証および継続的改善を要求している。従って，今後，食品関連に関わる管理栄養士などは，HACCPやISO 22000関連規格は，重要な学習課題になると思われる。さらに，ISO 22000の7.9にトレーサビリティシステムが規格要求事項としてある。また，ISO 22005は「飼料及びフードチェーンにおけるトレーサビリティシステム設計及び実施のための一般原則及び基本要求事項」として，認証規格の体裁を整えた規格がある。これらは，法律化された牛肉や米トレーサビリティの偽装表示に対応できることなどから「食品トレーサビリティシステムの構築」は「安全・安心」の保証として重要となるであろう。

(3) GMP（適正製造規範），GAP（適正農業規範），GHP（適正衛生規範）

表7.4のISO 22000関連規格の中で注目すべきは，**ISO/TS 22002シリーズ**である。ISO/TSのTSとは技術仕様書を意味し，現在，**食品製造**，**ケータリング**（2013年10月現在未翻訳），**農場**について規格化されている。これらは，一般にPRPあるいはGMP（Good Manufacturing Practice：適正製造規範），GAP（Good Agricultural Practice：適正農業規範），GHP（Good Hygiene Practice：適正衛生規範）等に該当する。今後は**水産養殖**が予定され，順次，具体的品目群について規格が発行されるものと思われる。

7.1.7　HACCPと品質管理（QC）―従来の検査との違い―

HACCPは，製品が完成してから品質検査を実施する従来の方法とは，全く異なった方法を用いて安全・衛生を確保する方法である。すなわち，従来の検査は，最終製品のサンプリング検査（**ファイナルチェック**）である。一方，ロスを避け，迅速な結果対応で，安全性を確保するために，HACCPでは原材料の生産から製品が消費者に届くまでの全工程で一貫した工程監視や管理（**プロセスチェック**）をすることによって，ハザードの発生を予防することができる。このような監視や管理を行うことによって，ロットの大きさにかかわらず，最小1個の単位から安全な製品を製造することができ，しかもそれを**体系的に保証することができるシステムがHACCP**である。

7.1.8　総合衛生管理製造過程，製造物責任法等

(1)　総合衛生管理製造過程（「丸総」と略）

総合衛生管理製造過程＝HACCPと考えて良いであろう。しかし，「丸総」は，「**原料の受入れから製品の出荷まで**」を対象にしている。HACCPでは，前述したように，「**農場から食卓まで**」がその対象である。「丸総」の承認制度については，厚生労働省のホームページ（www.mhlw.go.jp/topics/syokuchu/kanren/.../dl/001106-1.pdf）を参考にすること。

(2)　製造物責任（PL）法

1）製造物責任（PL）法の背景

製造物責任法（Product Liability：PL法）[1]は，1995年（平成6年）に施行された「**わずか6条の短い法律**」であるが，その意味するところは非常に大きなものがある。PL法の大きな特徴は「**企業に過失がなくても責任（無過失責任）が問われ，損害賠償をしなければならない**」ということである。PL法が導入された背景要因には，① **消費者の保護**，② **国際的調和**，③ **企業の自己責任原則**の3つがある。

① 消費者の保護については，「**1969年ケネディ大統領（消費者の権利保護に関する）特別教書（4つの権利：安全である権利，知らされる権利，選択する権利，意見を反映させる権利）**」をベースとした消費者運動が原動力になっている。

② 国際的調和については，欧米には既にPL法が存在していた。PL対策に経費をかけない日本は国際的な価格競争で有利であった。そうした意味で，日本のPL法は「国際的調和」，すなわち諸外国と足並みを揃え，同じ条件で「ものづくり」をするための方策という一面もある。

③ 企業の自己責任原則については，製品の安全に対する自主管理，すなわち自己責任が求められることである。企業の責任を厳しく追及するPL法は，企業の自己責任原則を確立し，安全で安心な製品を作ることが「企業の存続」にもつながっていくことになる。

2) PL法における責任形態

PL法ができるまでは，製品に対するメーカーの責任は，**民法（第415条 債務不履行による損害賠償，第570条 売主の瑕疵担保責任，第709条 損害賠償請求・慰謝料請求）**で規定されていた。しかし，民法とPL法では，責任の基準に大きな違いがある。すなわち，企業の責任基準が「**過失責任**」[*1]から「**欠陥責任**」[*2]へと変更になったことである。また，**製品の欠陥は，**「**製造上の欠陥**」「**設計上の欠陥**」[*3]「**指示警告上の欠陥**」の3つに分類され，このうち，「**設計上の欠陥**」の有無を**判断**する基準として，「**標準逸脱基準**」[*4]「**消費者期待基準**」[*5]「**危険・効用基準**」[*6]の3つに分けられた。

つまり，従来の民法では，消費者が製品によって何らかの損害を受けた場合，被害者である消費者が，メーカーの犯した過失およびその過失と損害との因果関係を証明しなければならない。しかし，PL法では，この被害者の立証責任を軽減（メーカーの過失を証明する必要が軽減）された。つまり，製品の欠陥と自分の受けた損害との因果関係さえ証明できれば，損害賠償を請求することができるようになった。これは，とりもなおさず消費者にとっては非常に有利なことだが，反対にメーカーにとってはたいへん厳しい変更となった。そのような状況の中で食品業界においては，HACCPの導入がその対策への重要な方策のひとつになっている。

3) 損害の範囲

日本のPL法では，**損害の範囲を人身的傷害と器物（財産物）損害**だけに限定しており，米国などで対象としている「**精神的傷害**」[*7]や「**懲罰的賠償**」[*8]などは含まれていない。「精神的傷害」とは，たとえば，食品に異物が混入していたためにショックを受け，それが原因で精神な負担や障害をうけた場合のことなどをいう。また，「懲罰的賠償」とは，事故が起きた場合等に，企業がその事実や原因を故意に隠した場合に問われる罪のことである。

7.2 食品工場（調理食品）における衛生管理

7.1項では，HACCPおよびPRP等を中心とした衛生管理について述べてきた。本節では，食品工場での調理食品について述べる。調理とは，あらゆる食品加工が含まれるが，ここではわかりやすくするためスーパーの**バックヤード**[*9]で実際に調理される「唐揚げ」について述べる。

店舗で取り扱う惣菜類については，食品の簡便化の波により，各社ともその開発に力を入れ，主力商品のひとつとなっている。ここでは，ある程度加工された原料を使用することを前提に，主力商品であり，比較的ハザード度の高いと思われる肉類のフライ物（唐揚げ等）をモデルに**調理食品HACCPプラン**[*10]を作成することとする。魚類や野菜のフライ類，あるいはコロッ

[*1] **過失責任** 被害者（消費者）が企業に過失があったと証明すれば損害賠償が請求できること。しかし，被害者が企業の過失責任を証明することは困難である。

[*2] **欠陥責任** 被害者（消費者）が商品を購入し，その商品の欠陥事実を証明すれば，企業に損害賠償が請求できること。被害者が企業に損害賠償を請求する場合，その責任を証明することが軽減された。

[*3] **設計上の欠陥** 製造物責任でいう欠陥とは，「当該製造物の特性，その通常予見される使用形態，その製造業者等が当該製造物を引き渡した時期その他の当該製造物に関わる事情を考慮して，当該製造物が通常有すべき安全性を欠いていること（第2条2項）」と定義されている。また，欠陥については，設計上の欠陥，製造上の欠陥，指示・警告の欠陥（設計四次の抗弁）に分類される。
その中で，設計上の欠陥とは，設計自体に問題があるために安全性を欠いた場合をいう。設計上の欠陥は，「標準逸脱基準」「消費者期待基準」「危険・効用基準」に分けられる。

[*4] **標準逸脱基準** 製造物がその標準となる設計や仕様から逸脱していることである。

[*5] **消費者期待基準** 社会一般に通常である知識を有する消費者が，予期する以上に当該製造物が危険なものであった場合に「欠陥」の存在が認められること。

[*6] **危険・効用基準** 製品が有する危険と効用を比較検討し，危険が効用を上回ったときに欠陥と見なすこと。

[*7] **精神的傷害** 日本では，あまり精神的障害に関しての損害賠償の評価は低い。しかし，人身的障害および器物（財産物）損害を受けたことによる精神障害に対する補償が，今後の課題となり，事故を起こした企業の負担が大きくなるものと思われる。

ケ類やロースト肉等においても，ほぼ同様の考え方で管理できるものと考える。また，調理食品等は，管理栄養士や栄養士の商品開発・試作業務の役割が大きく，今後，新たな活躍分野になると期待される。

7.2.1 唐揚げ類の特性

店内でフライ加工される肉類については，各種鶏の唐揚げ，トンカツ類等が代表的な品目である。これらの原料については，バッターやパン粉付けまで加工されたものが中心となっているが，一部バッター漬け等も行われているようである。基本的には，店内デリカ加工場での肉類の成形等の下処理加工は殆ど行われていないと思われる。下処理加工では，限定された厨房内での加熱前後の交差汚染の問題が大きくなり，食品工場にみられるようなワンフロアー加工でないことから交差汚染対策はむつかしいという認識が必要である。その対策としては，少なくとも成形された加工原料を使用すべきであるが，「安全」と「品質」の経済バランスや消費対象者嗜好も考慮する必要がある。また，調理後は20℃以下程度もしくは常温が一般的である。ある程度の菌の増殖があることは前提で，調理後，喫食時間に注意が必要である。

肉類加工品における食中毒は，サルモネラ属菌，カンピロバクター・ジュジュニ/コリおよび病原大腸菌によるものが代表的である。とくに加工鶏肉からはカンピロバクター・ジュジュニが多く検出され，これが大規模な食中毒をたびたび引き起こしている。これらは加熱によって死滅するため，十分な加熱および原料での増殖防止，そして加熱後の二次汚染対策が重要である。

また事例としては少ないが，フライでは小麦粉等を使用するため，セレウス菌についても注意が必要となる。セレウス菌などは芽胞形成菌であり，耐熱性があるため，とくに，バッター液の温度管理が重要である。

唐揚げ類における加熱（フライ工程）については，調理加熱としての意味合いが強いが，比較的加熱の管理が可能な食材であり，殺菌加熱としても捉えることができる。ただし，原料が不良であれば，耐熱性細菌等生存の可能性が高くなるため，前提として食材の低温管理が重要である。これらは，魚類等のフライについても同様である。

唐揚げ類は，加熱処理した惣菜であり，「弁当及びそうざいの衛生規範」[10]では，一般生菌数10万/g以下，大腸菌 陰性，黄色ブドウ球菌 陰性が望ましいとあるが，実際に管理するうえでは，大腸菌群 陰性を目標とするのが妥当であろう。いずれにしても，消費期限内の微生物の消長を把握し，仕様設計の妥当性を確認しておく必要がある。

肉類に起因するハザードとしては他に，残留抗生物質や残留農薬，さらにはVRE（バンコマイシン耐性腸球菌）等の汚染も問題となった。その対策としては，原料履歴の把握をすることである。

---

*8 懲罰的賠償　日本では懲罰的賠償という概念はあまりない。しかし，グローバル化の波の中で，企業が故意に偽証し，事実を曲げたことが判明すれば，懲罰的賠償の概念が適用される可能性が高い。懲罰的賠償や精神的障害は，組織社会の成熟とともに適用されてくるものと推察される。

*9 バックヤード　スーパーなどで店内での食品加工場をバックヤードという。また，ドライ食品や日用品などを販売エリア以外で商品保管している場所もバックヤードという。

*10 調理食品HACCPプラン　本書では，従来のHACCPプラン作成と同様に，調理食品の唐揚げを単品の概念で紹介した。しかし，複合調理食品（給食など）の調理現場は，数種類の原材料および単品製品を複数加工し，ある時間内に盛り付け提供するものである。したがって，HACCPの概念が理解できた後，工程ごと，時間軸で複合調理食品の加工工程を整理し，フローで管理するのではなく，複合調理食品全体を工程ごとで管理することに挑戦願いたい。

表7.6　唐揚げ類の加工における衛生上のポイント（例）

No	衛生管理のポイント
1	加熱（フライ）が微生物制御上重要となる。中心まで十分に加熱できるような条件の設定が必要である。また、フライヤーへの投入量等により、加熱バラツキがでやすい。"加熱"の判断基準とともに、投入量等の規定も必要である。
2	加熱前の食材は汚染されていることを前提に、交差汚染の防止対策を徹底しておくこと。
3	加熱による"殺菌"を過信せず、食材の低温管理、副原料の保管管理を徹底すること。
4	フライ油の管理。酸化度による基準化とチェックおよび日常のろ過等による管理が必要である。
5	加工場の清潔維持。油を使用するため加工室が汚れやすいこと。

表7.7　唐揚げ類に関する大手小売業各社の管理基準

項　目		A社	B社	C社	D社
微生物基準	一般生菌数	10^4/g 以下	10^5/g 未満	10^4/g 未満	10^5/g 以下
	大腸菌群	－	300/g 未満	陰性	陰性
	大腸菌	陰性	陰性	－	－
	黄色ブドウ球菌	陰性	陰性	陰性	陰性
	サルモネラ	陰性	－	－	－

揚げ物については、フライ油の劣化もハザードの要因となる。油は酸化によりさまざまな有害物質に変化し、これが食中毒を引き起こす。変敗油脂を使用したために食中毒が起きる事例は少ないが、商品価値を著しく低下させる要因ともなる。油の酸化は、酸素との接触、温度、汚れ等により進む。酸化の進行を防ぐためには、使用後の油の密閉容器への移し替えや冷却、ろ過等の方法があるがバックヤードでは難しい。だが少なくとも「ろ過」と「酸化度」の確認程度は必要である。**表7.6**で「唐揚げ類の加工における衛生上のポイント」を示す。

7.2.2　唐揚げ類の衛生基準

唐揚げ類についても、焼魚同様、「弁当及びそうざいの衛生規範」がベースとなる。参考に、大手小売業各社の管理基準を**表7.7**に示す。

7.2.3　施設設備基準

施設設備基準については、7.1項で述べているので、ここでは、唐揚げ類の特異的な部分を中心に述べる。

(1)　作業区分

デリカの調理場においては、揚げ物や和え物等の惣菜類および寿司、弁当類の米飯等を加工することが多く、揚げ物等の惣菜加工室と、米飯の加工室に分けられていることが多い。したがって、これらの二次汚染防止の視点からの作業区分を検討することが重要である。少量多品種加工のバックヤード加工場で、惣菜工場のように区分することは現実的ではないかもしれないが、今後デリカでの加工品目は多様化するものと考えられ、店内での加工度が高

まる可能性は高い。炊飯や煮物等の加工も増加することが予想される。そうした場合，現在のような作業区分の考え方では対応しきれなくなると考えられる。品目による区分ではなく，工場の作業区分（工程）の考え方に準じ，下処理室，加熱室，盛付および包装室として区分することも今後検討すべきである。

(2) 作業動線と人の区分

原料と加熱品との交差汚染の防止がポイントとなる。限られたスペース内で原料から加熱～放冷～包装とワンウエイの流れの作業動線をつくることが重要である。それに対応した人の配置や作業手順を定める必要がある。

(3) 唐揚げ類加工施設設備設計

施設設備基準に対応する加工施設設備設計が重要である。限定された加工場での設計には，現実の作業との関係での衛生的な厨房設計の工夫が必要である。唐揚げ類を例とした加工施設設備設計でのポイント項目は，下記の通りである。

① フライ加工室の基本設計，② フライ加工室の基本構造（参考文献参照），③ 吸排気設備，④ 空調設備，⑤ フライヤー設備，⑥ 加工器具および作業設備，⑦ 原料用冷凍冷蔵庫，⑧ 原料保管庫，⑨ 洗浄設備等。

(4) 唐揚げ類加工作業における衛生管理事項

ここでは，入荷から販売の各段階における主な管理のポイントの項目について述べる。

1) 作業場の衛生管理

とくに汚れやすい作業場，ゴキブリ等の生息場所，施設や設備の劣化，フライヤー，換気フードおよびその作業周辺の徹底清掃，1ヵ月や3ヵ月の単位で定期的な徹底清掃等。

2) 原料肉の取扱い

プリフライ原料，衣つけの原料，成形肉等の冷蔵・冷凍原料の先入れ・先出し，長期間の冷蔵・冷凍保管は品質の低下，入出庫時の日付確認，先入れ・先出しがしやすい保管方法の規定，リーチイン冷凍冷蔵庫の開閉管理等。

3) 冷凍庫内の整理整頓と在庫管理

冷凍庫内の整理整頓・定位保管を徹底，日頃からの在庫管理等。

4) 原料肉の解凍

原則冷蔵庫解凍とすべきである。再凍結の禁止，流水解凍の場合の温度管理等。

5) 調味液漬け込み

調味液への漬け込みは冷蔵庫内で行う，使用期限を明確に定めておき日付を明示，調味液は使い切りとする。

6）副原料の管理

特に粉類は虫の発生を招きやすい，清潔で蓋付きの専用容器に保管，保管方法を規定。

7）加熱（フライ）前原料の低温管理

フライのため準備された原材料は冷蔵庫保管管理，加熱時に必要量だけ取り出すルール。

8）加熱（フライ）

フライは殺菌工程，中心まで十分な加熱，加熱条件を設定：油温，投入量，揚げ時間，揚げ上がりの状態。

9）揚げ油の管理

油の酸化は商品価値に大きく影響，油脂による食中毒の原因，油の酸化度のチェック，油のろ過，入荷油は冷暗所で保管。

10）加熱以降の汚染対策

加熱前後品の交差汚染対策，作業者の衛生管理，陳列・販売時の衛生管理，セルフ販売時の衛生管理，対面販売・セルフ販売時の器具の衛生管理，器具・設備の保全，冷凍冷蔵庫の点検と清掃，空調機の定期点検，清掃等。

以上の項目などについて，それぞれの施設の中で具体的検討を実施する必要がある。

表 7.8 原料・製品説明書

文書名・No	
作成日	
責任部署	

項　　目	説　　明
製品名及び種類	鶏唐揚（骨なし）
原料名称及び入荷形態	・プリフライ冷凍原料（○○ミート）100個入り包装（ダンボール入り） ・成形済み冷凍原料（中国）200個入り包装（ダンボール入り）
原料肉の特性・規格	・微生物基準：生菌数・大腸菌・黄色ブドウ球菌・サルモネラ ・抗生物質，合成抗菌剤　　・官能基準　　・サイズ，重量 品質保持期間：製造日より1年間　　保存温度：−18℃以下
揚げ油の特性・規格	菜種油100％（△△精油） ・AV・POV基準　　・色調・官能基準 品質保持期間：製造日より1年間　　保存温度：冷暗所に保存
バタープレミックスの特性・規格	プレミックス配合：（別紙仕様書） 品質保持期間：製造日より1年間　　保存温度：常温
製品の特性・規格	官能・外観基準 微生物基準：生菌数・大腸菌群・黄色ブドウ球菌・サルモネラ 品温：17℃以下
消費期限	消費期限D（製造日）＋0
販売条件	加工日売りきり，販売許容時間：製造より6時間　　販売温度：17℃
喫食方法	そのまま，または加温
包装形態	発泡トレイ・ポリオレフィン系ラップ
その他	

7 食品衛生管理

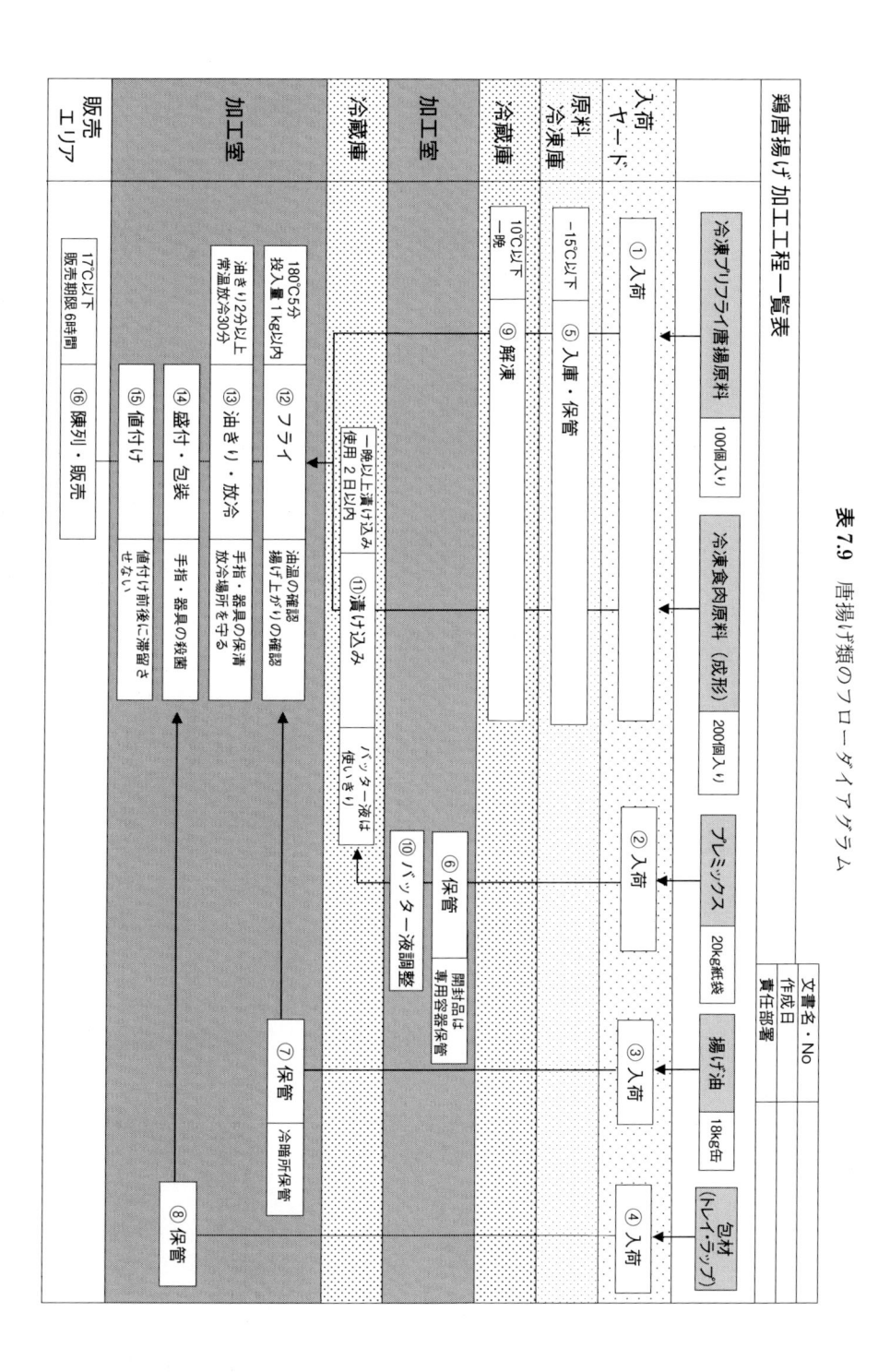

表7.9 唐揚げ類のフローダイアグラム

文書名・No	
作成日	
責任部署	

鶏唐揚げ加工工程一覧表

エリア	工程	原料：冷凍プリフライ唐揚原料 100個入り	原料：冷凍食肉原料（成形）200個入り	原料：プレミックス 20kg紙袋	原料：揚げ油 18kg缶	包材（トレイ・ラップ）
入荷ヤード		① 入荷	② 入荷	③ 入荷	③ 入荷	④ 入荷
原料冷凍庫 −15℃以下		⑤ 入庫・保管				
原料冷蔵庫 10℃以下 一晩				⑥ 保管 開封品は専用容器保管	⑦ 保管 冷暗所保管	⑧ 保管 値付け前後に滞留させない
加工室		⑨ 解凍	⑪ 漬け込み 一晩以上漬け込み 使用2日以内	⑩ バッター液調整 バッター液は使いきり		
加工室	⑫ フライ 180℃5分 投入量1kg以内					
	⑬ 油きり・放冷 油きり2分以上 常温放冷30分	油温の確認 揚げ上がりの確認				
	⑭ 盛付・包装	手指・器具の保清 放冷場所を守る				
	⑮ 値付け	手指・器具の殺菌				
販売エリア 17℃以下 販売期限6時間	⑯ 陳列・販売	値付け前後に滞留させない				

7.2.4 鶏の唐揚げ類のHACCPプランの作成

ここでは，鶏の唐揚げのHACCPプランをモデルとして取り上げる。トンカツや天ぷら等についてもほぼ同様にプラン作成ができる。また，7.1節でHACCPプランについて説明しているので，以下に唐揚げ類についてHACCPプラン基本文書（**表7.8** 原料・製品説明書，**表7.9** フローダイアグラム，

表7.10 ハザード分析結果表（1）

文書名・No	
作成日	
責任部署	

製品名：鶏唐揚げ

区分	工程	危害原因物質	発生要因	重篤性	発生	防止措置
原料由来	冷凍プリフライ原料	◇生物学的 病原微生物，腐敗微生物の増殖 病原微生物の汚染 ◇化学的 抗生物質，農薬の残留 ◇物理的 異物混入	・物流，保管温度管理不良による微生物の増殖 ・原料肉由来・製造業者の管理不良 ・原料肉由来・製造業者の管理不良 ・原料肉由来・製造業者の管理不良	◎ ◎ ◎ ○	△ ○ ○ ○	原料品質管理 ・取引先業者の選定 ・品質管理規格基準の取り決め ・物流温度管理 ・入荷原料の定期チェック 入荷（使用時）検品
	冷凍食肉原料（成形）	◇生物学的 病原微生物，腐敗微生物の増殖 病原微生物の汚染 ◇化学的 抗生物質，農薬の残留 ◇物理的 異物混入	・物流，保管温度，期間管理不良による微生物の増殖 ・原料肉由来・製造業者の管理不良 ・原料肉由来・製造業者の管理不良 ・原料肉由来・製造業者の管理不良	◎ ◎ ◎ ○	△ ○ ○ ○	原料品質管理 ・取引先業者の選定 ・品質管理規格基準の取り決め ・物流温度管理 ・入荷原料の定期チェック 入荷（使用時）検品
	プレミックス	◇生物学的 病原微生物の汚染 ◇化学的 有害化学物質等の混入 ◇物理的 異物混入	・原料由来・製造業者の管理不良 ・製造業者の管理不良 ・製造業者の管理不良	◎ ◎ ○	△ △ △	原料品質管理 ・取引先業者の選定 ・品質管理規格基準の取り決め
	揚げ油	◇生物学的　なし ◇化学的 酸化による有害化学物質の生成 有害化学物質等の混入 ◇物理的　なし	・保管期間管理不良・製造業者の管理不良 ・製造業者の管理不良	○ ○	△ △	原料品質管理 ・取引先業者の選定 ・品質管理規格基準の取り決め
	包材	◇生物学的　なし ◇化学的 有害化学物質等の混入 ◇物理的 異物混入	・仕様不良・製造業者の管理不良 ・製造業者の管理不良・包装不良による混入	○ ○	△ △	原料品質管理 ・取引先業者の選定 ・品質管理規格基準の取り決め
入荷・先入れ先出し	No 5 原料肉の入庫保管（冷凍）	◇生物学的 病原微生物，腐敗微生物の増殖 ◇化学的　なし ◇物理的　なし	・入荷から受け入れまでの時間経過による温度上昇 ・保管温度の異常による微生物の増殖	○ ○	△ △	すみやかな入庫 保管用冷凍庫の温度管理 先入れ先出し
	No 6 プレミックス	◇生物学的 病原微生物の増殖，汚染 ◇化学的　なし ◇物理的 異物混入	・保管中管理不良による微生物の増殖，汚染 ・保管中管理不良による昆虫侵入，その他異物混入	◎ ○	△ ○	開封原料の管理 先入れ先出し・保管場所の区分 防虫防鼠対策
	No 7 揚げ油の入荷保管	◇生物学的　なし ◇化学的 酸化による有害化学物質の生成 ◇物理的　なし	・保管温度，期間等の不良	○	○	冷暗所での保管 先入れ先出し
	No 8 包材の入荷保管	◇生物学的 病原微生物の汚染 ◇化学的　なし ◇物理的 異物混入	・鼠族昆虫を媒介とした汚染 ・外部環境からの汚染 ・保管中管理不良による昆虫，その他異物の付着	○ ○ ○	○ ○ ○	防虫防鼠対策 保管場所の区分 先入れ先出し，蓋やカバーなどによる防護

表 7.10 ハザード分析結果表の一部，**表 7.11** 鶏唐揚げCCP判断表，**表 7.12** フライ加工衛生管理プログラム整備リスト，**表 7.13** 鶏唐揚げCCP整理表（漬け込み工程），**表 7.14** フライ加工巡回チェックリスト）の事例文書を参考に記載する。

表 7.11 鶏唐揚げCCP判断表

文書名・No	
作成日	
責任部署	

工程	確認された危害の原因	Q1 一般的衛生管理プログラムで解決できるか？ →Yes: No：Q1～ →No：Q2	Q2 確認された危害に対する防止措置はあるか？ →Yes：Q2 →No：安全のためにこの段階で制御が必要か？ →No：CCPではない →Yes：工程等の変更後再度Q1～	Q3 この工程は発生する恐れのある危害を許容レベルを超えるまでに低下させるか？ Yes：CCPである No：Q3～	Q4 確認された危害が許容レベルを超えてまたは増加する可能性があるか？ Yes：Q4～ No：CCPではない	Q5 以降の工程において当該危害を除去または許容レベルまで低下させるか？ Yes：CCPではない No：CCPである	判断
No.1 漬け込み	微生物の残存	No	Yes	No	Yes		CCP 2 (No 1)
	微生物の増殖	No	Yes	Yes			CCP 1 (No 2)
No.2 フライ	揚げ油の酸化	No	No	Yes	No		CCP 2 (No 3)

表7.12 フライ加工衛生管理プログラム整備リスト

【1／2】

文書名・No
作成日
責任部署

整備すべき手順書		規定すべき内容	頻度	衛生管理プログラム 整備マニュアル	モニタリング	検証方法
フライヤー管理	油の管理	酸化チェック基準、手順書、新油の保管管理 等	毎日	フライヤー管理マニュアル		（CCPとして規定）
	油の交換	ろ過の手法・交換手順 等	−		−	−
	フライヤー保全	日々の清掃・温度点検・定期点検 等	−		−	点検記録の確認（年2回）
換気フード	清掃・点検	オイルフィルター、フード等の清掃・点検	週1回	換気フード管理マニュアル	清掃後チェック	定期巡回（月1回）
	保全	ファン等の定期点検	年2回		−	点検記録の確認（年2回）
加工室定期清掃		特に油汚れの著しい部分の清掃 フライヤー周辺の清掃	週1回	定期清掃マニュアル	清掃後チェック	定期巡回（月1回）
		日頃手の届かない部分の清掃・床 壁上部・天井・冷蔵庫裏・照明等	月1回		清掃後チェック	定期巡回（月1回）
洗浄・殺菌	加工室	床・壁下部・排水溝・グリストラップ等の洗浄殺菌	作業終了時	フライ室洗浄マニュアル	作業終了時	モニタリング記録確認（月1回） 定期巡回
	作業台	一作業毎・作業終了時の作業台上の洗浄殺菌	一作業終了時	作業台洗浄マニュアル	作業終了時	定期巡回（月1回）
	器具	一作業毎・作業終了時の各器具類の洗浄殺菌	一作業終了時	器具洗浄マニュアル	開始時 作業終了時	モニタリング記録確認 （月1回） 定期拭き取り検査
	ふきん	ふきんの取り扱い、洗浄殺菌	作業毎	ふきん取扱マニュアル	開始時	モニタリング記録確認・定期巡回（月1）
	冷凍・冷蔵庫	冷蔵庫内部、外部の洗浄	週1回	機器洗浄マニュアル	清掃後チェック	モニタリング記録確認・定期巡回（月1）
入庫保管		原料形態毎の作業手順と衛生上の保管区分	−	原料入荷マニュアル	作業終了時	モニタリング記録確認・定期巡回（月1）
加工作業	バッター液調整	品目毎の作業手順と衛生上のポイント	−		−	
	解凍・漬け込み	作業手順・温度・作業者衛生 等 取扱い・品目別作業手順と衛生上のポイント	−			（CCPとして規定）
	フライ	品目別フライ基準	−	フライ加工マニュアル		（CCPとして規定）
	放冷・盛付・包装	作業手順と衛生上のポイント 取扱い・温度・作業者衛生 等	−			モニタリング記録確認（月1回） 定期巡回
	値付け・陳列	作業手順と衛生上のポイント 取扱い・温度・日付・表示 等	−			モニタリング記録確認（月1回） 定期巡回
販売	セルフ・対面	作業手順と衛生上のポイント 販売方法、器具の衛生・取り扱い 等	−	セルフ販売マニュアル	作業前日付チェック 販売中点検	定期巡回（月1回）
従業員衛生		服装、更衣規定、手洗い規定 マスク、手袋着用規定、健康管理	−	個人衛生管理マニュアル	作業前検便	モニタリング記録確認（月1回） 定期巡回

7　食品衛生管理

表7.13　鶏唐揚げ CCP 整理表

文書名・No	
作成日	
責任部署	

CCPNO 及び危害に関連する工程	CCP2 No.1　　⑪漬け込み工程
危害因子	・微生物の増殖
危害の発生要因	・漬け込み保管期間の超過，保管温度の異常 ・バッター液の使い回し
管理基準	・漬け込み温度：10℃以下 ・漬け込み期間及び使用期限：一晩以上漬け込み，3日以内に使用 ・1バッチ ○kg以下　・バッター液は漬け込み毎調整
モニタリング方法	・冷蔵庫温度チェック（3回/日） ・使用時，漬け込み日を確認　　担当者：フライ担当者 ・バッター調整，漬け込み時，日付，量，バッター調整の記録の確認 担当者：加工場責任者
改善措置	冷蔵庫温度に異常があったら，品温を測定し10℃以下であれば使用。10℃以上の場合，温度異常の時間を調査し本部と検討し決定 使用期限をオーバーしているものは廃棄 漬け込み記録に異常があれば担当者に確認。漬け込み液の使い回しがあれば廃棄。1バッチ量が多ければ調整
検証方法	モニタリング記録の確認：記録の特定 製品の抜き取り検査（微生物検査） （月1回　ランダムサンプリングした5店舗で実施）
記　録	フライ加工チェック表　　巡回チェック表　　製品検査報告書

表7.14　フライ加工　巡回チェックリスト

巡回日時：　年　月　日（　：　～　：　） 実施者：	・実施日：毎月第○△曜日　午前作業中 ・実施者：運営チームメンバー		
目　的	項　目	チェック	内　容
記録の確認 ・フライ加工 C/L ・フライ温度 C/L ・保全 C/L ・保全記録	記録・確認に漏れ等ないか		
	管理基準の逸脱が3回以上起った項目はないか		
	記録は正しく保管されているか		
CCP 作業確認	AV チェックは規定の方法で行なっているか試験紙の保管状況		
	揚げ上がりの内部チェックは規定の方法で行なっているか		
	揚げ上がり品温： 品名－ 品温－　　　　℃		
フライ加工現場チェック	冷凍冷蔵庫内の管理		
	フライヤー周辺・換気フードの清掃		
	床の油汚れの状態		
	包材の保管場所と保管状態		
	手洗い器及び備品の管理		
	作業者の衛生状況		
	作業室温度（実測）：　　℃		
	扉の開放はないか		
	油・副原料の保管状況		
	鼠族昆虫の侵入の形跡はないか		
	器具は所定のものを使用しているか		
	食材の常温放置はないか		
	加熱品と原料等との汚染はないか		
	漬込み品に日付は明記されているか		
	作業中の殺菌液の使用		
	～包装～値付け～陳列時，必要以上の滞留はないか		
	カート等に汚れはないか		
	清掃用具の衛生状態・保管		
	薬剤の種類とその保管管理		
	その他衛生上問題はないか		
巡回結果及び今後の対策：			店長

記録様式No

7.3 家庭における衛生管理

家庭における衛生管理は，子どもの健康，親子の健康に繋がるものであり，また，家庭で衛生管理をしつけられていると食品関係に勤務した時の5Sのひとつである躾にも影響する。したがって，家庭の衛生管理教育は重要である。

7.3.1 手洗い

"食品衛生は手洗いに始まり手洗いに終わる"といわれるほど，手洗いは重要である。効果ある手洗いのポイントを次にあげる。

(1) 手洗いの効果

微生物は肉眼ではみえない。みた目の汚れ具合ではなく，みえない微生物までをも洗い流すことが大切である。**写真7.1**は手洗い前および手洗い後の手の付着菌である。手洗い方法によってその効果は異なることもある。

(2) 洗い残しのしやすい部位

家庭では，何気なく手洗いを行いがちであり，意外と洗えていない部位も多い。手洗いを「しそこないやすい」部位を意識して洗うことが衛生的な手洗いにつながる。**写真7.2**は手洗いを「しそこないやすい」部位を示したものである。写真を参考に手洗い方法の見直しを検討することも必要である。

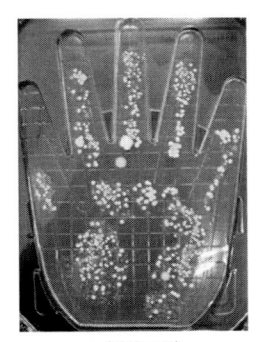

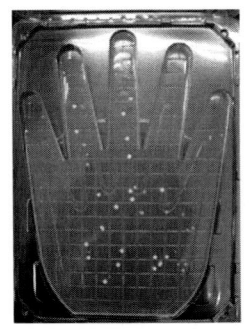

(3) 爪の長さ

手洗いの効果を高める要素のひとつに，爪を短く切ることがあげられる。爪の成長は約10日で1ミリ伸びるといわれており，約3ミリ伸びた爪10本の細菌数は約340万個ともいわれている（**表7.15**参照）。

"伸びたら爪を切る"というより，"伸びると落ち着かない"というくらい習慣化できると理想的である。

7.3.2 手洗いの方法

水洗いだけでは，手のしわの奥に入り込んだ微生物が浮き上がり，かえって食品を汚染させてしまうこともある。"**写真7.2** 手洗いを「しそこないやすい」部位"を意識し，洗剤を使った衛生手洗いの実践が重要である（**写真7.3**参照）。

また，手洗い後の水分のふき取りも注意

〈手洗い前〉　〈手洗い後〉
写真7.1 手洗い前および手洗い後の手の付着菌
出所）大阪あべの辻調理師専門学校・辻製菓専門学校

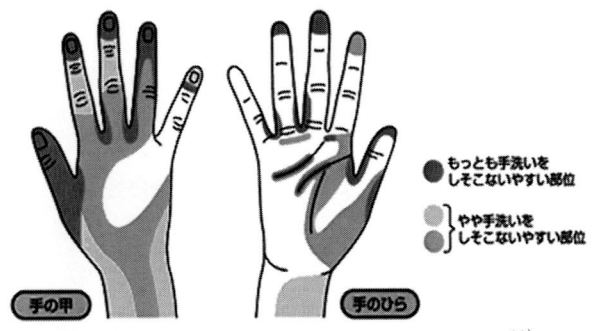

写真7.2 手洗いを「しそこないやすい」部位[11]

表7.15 切り取った爪の量と細菌数[12]

爪の量（両手） 爪の伸び具合	細菌数（個数）
0.01g（約0.5mm）	4,200
0.03g（約1.5mm）	53,000
0.05g（約2.0mm）	630,000
0.08g（約3.0mm）	3,400,000

が必要である。微生物で汚染されたタオルでふき取ってしまえば，せっかく綺麗に洗った手をタオルで再び汚染しかねない。使い捨てのペーパーの使用が望ましいが，家庭でタオルを用いる場合は，常に乾燥した状態で用いることを心がけ，タオルの交換頻度も適宜検討することが重要である。

また，家庭での手洗いを行うタイミング[13]として，① 食事を作る前と調理中，② 食事をする前，③ 症状のある人を看病する前後，④ 鼻をかんだとき，⑤ 咳やくしゃみをした時などが望ましいとされる。目に見えない微生物を洗い流すには，適切なタイミングの手洗いと，正しい方法での手洗いが重要である。

7.3.3 手洗いの重要性

従来，手洗いは，細菌性食中毒防止の視点から重要であるとされてきた。しかし，近年は，ノロウイルスによる食中毒の増加およびインフルエンザの流行などの予防対策として手洗いが重要視されている。したがって，食事前，外出から帰宅後の手洗い，うがいなどが重要となる。

7.3.4 調理器具の取扱い

料理や菓子を作るには，それを作るに必要な器具を用いる必要がある。しかし，これら器具が汚れていれば，当然のことながら食品を汚染しかねない。器具の洗浄ポイントを次にあげる。

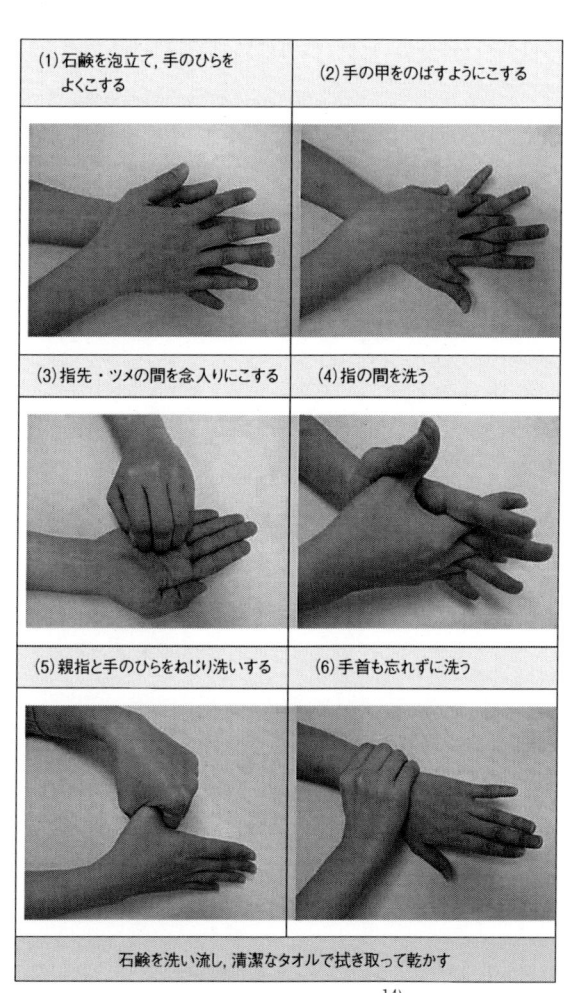

(1) 石鹸を泡立て，手のひらをよくこする
(2) 手の甲をのばすようにこする
(3) 指先・ツメの間を念入りにこする
(4) 指の間を洗う
(5) 親指と手のひらをねじり洗いする
(6) 手首も忘れずに洗う

石鹸を洗い流し，清潔なタオルで拭き取って乾かす

写真7.3 手洗い手順[14]

> **コラム31　まな板などの変色**
>
> 　まな板の変色には，赤変，黄変，紫変などがある。これらの多くは，食品中（とくに生鮮食品）に存在する低温細菌が産生する色素であることは述べた。この色素はプラスチック樹脂などと反応し，樹脂の内部に浸透する。これは，樹脂製まな板だけでなく，家庭の中にある食品容器などに発生することもある。工場では，食肉工場のビニールカーテンが，食肉中に存在するセラチア菌（霊菌）による血色（赤色）変化がみられた。

(1)　まな板

　まな板は包丁を使うことにより，表面に無数の傷が生じる。その傷の中には栄養分と共に，微生物も入り込みやすくなる。また，食材の色も沈着しやすくなり，変色の原因にもつながる。プラスチック製の場合，洗浄・殺菌が不十分で，かつ，乾燥などの保管状態が悪いと微生物が産生する色素によって変色する（黄，紫，ピンク色など）。この色素はプラスチックの中に浸透するので，絶えずまな板を清潔保持する必要がある。したがって，定期的に次亜塩素酸ナトリウム溶液等で殺菌，漂白すると良い。また，まな板の素材にかかわらず，常に乾燥した状態で保管するのが望ましい。

(2)　ざる，ボウル，バット

　ざるは，網目の部分に汚れがたまりやすいため，意識して洗浄する。古くなると網目が破れることがあり，けがの原因にもつながる。傷は，黄色ブドウ球菌による事故を引き起こす恐れもあるため，破れたざるは使用しない。ざる，ボウル，バット共に，持ち手の返しの部分に汚れがたまりやすいため，その部分を意識して洗浄することが重要である。

(3)　包　丁

　器具の洗浄で意外とおざなりになりやすいのが包丁である。刃の部分は容易に洗浄しやすいが，汚れがたまりやすいのは，刃と持ち手をつなぐ，"こみ"の部分である。ここを意識して洗浄すると共に，切り替えのない一体型の包丁を使用するのも良い。

(4)　木製品（巻きす，へら，半ぎりなど）

　木製品は水分を吸収しやすく，カビが生えやすい。洗浄後はしっかり乾燥して保管する。また，"半ぎり"などは，水に長時間浸漬すると，変形することもあるので注意が必要である。漆器は，変色などするため漂白剤の使用を避ける。

(5)　スポンジ，たわし

　スポンジやたわしは，本来，器具や食器を洗浄するために使用するものであるが，それら自体が栄養分で汚れ，微生物が増殖し，かえって器具や食器を汚染させてしまうこともある。使用後は，スポンジ，たわし自体をしっか

7　食品衛生管理

り洗浄し，水分をきって保管すると良い。

7.3.5　加　　熱

卵に代表的なサルモネラ，鶏に代表的なカンピロバクター，生肉等に代表的な腸管出血性大腸菌等の食中毒菌は少量で発症することもあり，特に**ハイリスク層***である乳幼児や高齢者では死に至ることもあるため，取扱いに注意が必要である。しかし，これらの食中毒菌は，熱に弱い菌であるため加熱で殺すことができる。そのため加熱が予防法のひとつであることもまた事実である。

***ハイリスク層**　ある特定ハザード原因物質（複数も含む）に対して，特異的に健康被害を生じること。例：アレルギー患者，幼児・高齢者など。

ただし，加熱といっても，表面，中心の温度上昇の程度には時間差があるため，中心までしっかりと安全な温度，時間に達するよう加熱することが必要である。一方，土壌菌として代表的なウェルシュ菌等の芽胞を形成する熱に強い菌は，通常の加熱では予防困難なため，次に述べる 7.3.6 の冷却での予防とするか，食品の加熱時間の間隔をあけて 2～3 回行い，耐熱性が弱い発芽した栄養細胞の状態で加熱を施し，菌を死滅させる**間欠滅菌の方法**がある（図 7.2 参照）。

また，加熱済みの食品は，熱に弱い菌が死滅し，食品内の菌数はきわめて少なくなっている。この状態で二次汚染を受け，さらに加熱後の冷却が悪い場合は，食品に付着・残存した微生物は増殖する。したがって，二次汚染防止（未加熱のものとは区分など）や加熱後の冷却（冷却保管など）には十分留意する必要がある。

7.3.6　冷　　却

細菌には増殖するのに必要な 3 条件として，栄養分，温度，水分がある。このうち温度は，細菌の種類によって増殖に適した温度域が異なり，低温菌，中温菌，高温菌に大別される。食中毒菌の多くは中温菌であるため，この中温菌の最適発育温度である 30～40℃ をいかに早く通過させ，冷却することができるかが細菌を増殖させずに冷却，保管するポイントとなる。

これを"急速冷却"といい，30 分以内に中心温度を 20℃ 以下※に冷却することとされている（60 分以内中心温度 10℃ 以下，90 分以内中心温度 3℃ 以下も同様）。

冷却方法として，タンブルチラーやブラストチラーといった冷却専用の機器を用いることもあるが，家庭においては，小分け

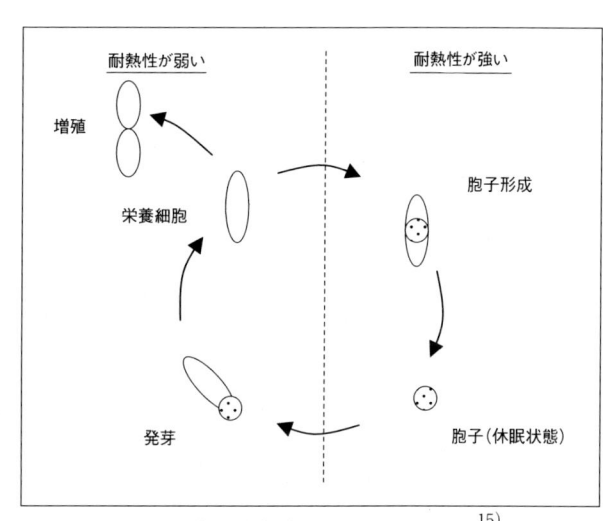

図 7.1　胞子形成菌のライフサイクル[15]

にして氷あるいは氷水に浸漬するなどして冷却すると良い。

7.3.7　細菌性食中毒予防3原則

細菌性食中毒を予防する一般的な原則は，"つけない，ふやさない，殺菌する"の3つである。この3つの原則を十分に配慮することで食中毒予防につながる。ただしこれは，食品中で増殖する細菌に適用されるものであり，ウイルスには必ずしも合致しない。ウイルスは生きた細胞内でしか増殖しないため，"増やさない"は適用できず，3つの条件のうち，"つけない""殺菌する"が有効となる。

(1)　つけない（清潔）

食品や器具，施設に細菌やウイルスをつけない，持ち込まない，といった一次予防である。手洗い，手袋着用，爪や装飾品などの身だしなみ，健康管理，害虫駆除等がこれにあたる。

(2)　ふやさない（迅速，温度管理）

食品には一般に**微生物**が存在する。増殖条件が整えば，それらは増殖をはじめ，必要な菌量に達すると食中毒を引き起こす。必要な菌量に達する前に迅速に喫食することが望ましい（調理製造後2時間以内）。

また，大半の食中毒菌が増殖できない温度域で保存することも有効である。低温で保存する冷蔵（10℃以下），高温で保存する温蔵（65℃以上）が有効とされるが，低温で増殖できる菌もあるため，いずれにせよ，できるだけ早く喫食するのが望ましい。

(3)　殺菌する（加熱）

前述のとおり，熱に弱い菌は加熱することで死滅する。しかしながら，その存在は肉眼ではみえないため，菌の死滅も確認することができない。

一般に加熱に有効な温度と時間は，中心温度75℃1分以上とされるが，食材によって，有効な温度，時間が異なる場合があるので，注意が必要である（ノロウイルスは中心温度85～90℃90秒間以上が有効[16]）。

7.4　食品のトレーサビリティとフードチェーン

近年の食品事故（健康被害や食品偽装表示など）では，食品製造事業者だけの責任問題ではなく，フードチェーン全体（農場，原料，物流，保管など）での問題点が，最終製品に影響を及ぼす事例が増えている。マスコミには健康被害もさることながら食品偽装が大きく取り上げられ，企業倒産や経営者の退陣などの事態に発展している。

7.4.1　牛トレーサビリティ法

牛トレーサビリティ法の正式名称は，「**牛の個体識別のための情報の管理及び伝達に関する特別措置法**（法律第72号：平成25年6月11日）」である。BSE（牛

海綿状脳症）は，日本で2001年9月に発症以来33頭発症（2007年7月現在）した。このBSE事件を契機に輸入肉を国産肉として販売した事件が多発したため牛トレーサビリティ法が公布された。

牛トレーサビリティ法では，①国内で生まれた全ての牛と輸入牛に個体識別番号を印字（耳標装着），②肉牛の場合，出生・肥育・と殺・解体処理までデータベース化，③精肉加工肉に個体識別番号などが表示され，仕入れ相手先などが帳簿に記録，④追跡・訴求が可能になるシステムである。

7.4.2 米トレーサビリティ法

米トレーサビリティ法の正式名称は，「**米穀等の取引等に係る情報の記録及び産地情報の伝達に関する法律について**（法律第26号，平成21年4月24日）」である。この法律は，食用とできない（カビ，マイコトキシン等の検出）工業用加工米（糊等に加工）や家畜飼料米を食用米に混入させた事件を契機に策定された。産地偽装等の調査にこの法律に基づく記録などの提出が求められる。2013年に輸入米・加工米の混入および産地偽装米が，大手スーパーに長期間納品されていた事実が明らかになった。今後，トレーサビリティに基づく監査の必要性と流通記録重要性が再認識された。

7.4.3 今後のトレーサビリティの重要性

現在，食品のトレーサビリティは，牛肉と米穀のみであるが，2013年9月，三重県四日市の米穀問屋での輸入米・加工米混入産地偽装表示事件や同年10月のホテル・レストランチェーン等の食材メニュー偽装・誤表示事件等は，**不当景品類及び不当表示防止法**（略称：**景品表示法**）の第4条第1項第1号（優良誤認表示の禁止）違反になると思われる。さらに，2013年12月に大手冷凍食品メーカーの関連会社の特定工場で製造された調理冷凍食品（複数アイテム）に大量の「マラチオン」が混入されていた事件が発生した。この事件は，2002年に発生した中国製冷凍食品（餃子）事件での「メタミドホス」混入と同様な事件である。これらの事件は，食品トレーサビリティシステムの導入とその監査やISO 22005規格（飼料及びフードチェーンにおけるトレーサビリティシステムの設計及び実施のための一般原則及び基本要求事項）を遵守することにより，事前対応あるいは防止，さらには，事故発生後の対応策が立案できたと思われる。今後は，産地や品種等の偽装食品の疑惑に対応するため

コラム32　企業のホワイトリスト化

一般にブラック企業という言葉がある。ブラック企業を取引から排除できてもそれ以外の企業がホワイト企業であるという保証はない。したがって，ホワイト企業であることをこれらの認証取得によって担保できるという考え方である。たとえば，食品の場合，食品の安全性の担保でなく，食品を製造する組織の「しくみ」が安全な食品を製造するシステムであることの認証である。

に ISO 22005 規格等の認証を受けることにより，**企業のホワイトリスト化**の中での取引先の選別が行われるものと思われる。

7.5　水道法と水質管理

水道法に基づく水質管理は重要な管理項目である。多くの食品工場は水道水を使用しているが，工場で使用する水が多い場合は，工場内に貯水タンク

表 7.16　水道法第 4 条の規定に基づく水質基準に関する省令（50 項目）

項　目	基準値	項　目	基準値
一般細菌	1mL の検水で形成される集落数が 100 以下	総トリハロメタン	0.1mg/L 以下
大腸菌	検出されないこと	トリクロロ酢酸	0.2mg/L 以下
カドミウム及びその化合物	カドミウムの量に関して，0.003mg/L 以下	ブロモジクロロメタン	0.03mg/L 以下
水銀及びその化合物	水銀の量に関して，0.0005mg/L 以下	ブロモホルム	0.09mg/L 以下
セレン及びその化合物	セレンの量に関して，0.01mg/L 以下	ホルムアルデヒド	0.08mg/L 以下
鉛及びその化合物	鉛の量に関して，0.01mg/L 以下	亜鉛及びその化合物	亜鉛の量に関して，1.0mg/L 以下
ヒ素及びその化合物	ヒ素の量に関して，0.01mg/L 以下	アルミニウム及びその化合物	アルミニウムの量に関して，0.2mg/L 以下
六価クロム化合物	六価クロムの量に関して，0.05mg/L 以下	鉄及びその化合物	鉄の量に関して，0.3mg/L 以下
シアン化物イオン及び塩化シアン	シアンの量に関して，0.01mg/L 以下	銅及びその化合物	銅の量に関して，1.0mg/L 以下
硝酸態窒素及び亜硝酸態窒素	10mg/L 以下	ナトリウム及びその化合物	ナトリウムの量に関して，200mg/L 以下
フッ素及びその化合物	フッ素の量に関して，0.8mg/L 以下	マンガン及びその化合物	マンガンの量に関して，0.05mg/L 以下
ホウ素及びその化合物	ホウ素の量に関して，1.0mg/L 以下	塩化物イオン	200mg/L 以下
四塩化炭素	0.002mg/L 以下	カルシウム，マグネシウム等（硬度）	300mg/L 以下
1,4-ジオキサン	0.05mg/L 以下	蒸発残留物	500mg/L 以下
シス-1,2-ジクロロエチレン及びトランス-1,2-ジクロロエチレン	0.04mg/L 以下	陰イオン界面活性剤	0.2mg/L 以下
ジクロロメタン	0.02mg/L 以下	ジェオスミン	0.00001mg/L 以下
テトラクロロエチレン	0.01mg/L 以下	2-メチルイソボルネオール	0.00001mg/L 以下
トリクロロエチレン	0.01mg/L 以下	非イオン界面活性剤	0.02mg/L 以下
ベンゼン	0.01mg/L 以下	フェノール類	フェノールの量に換算して，0.005mg/L 以下
塩素酸	0.6mg/L 以下	有機物（全有機炭素（TOC）の量）	3mg/L 以下
クロロ酢酸	0.02mg/L 以下	pH 値	5.8 以上 8.6 以下
クロロホルム	0.06mg/L 以下	味	異常でないこと
ジクロロ酢酸	0.04mg/L 以下	臭気	異常でないこと
ジブロモクロロメタン	0.1mg/L 以下	色度	5 度以下
臭素酸	0.01mg/L 以下	濁度	2 度以下

出所）水道基準に関する省令（厚生労働省令，第 101 号，平成 15 年 5 月 30 日）

を設置し一時保管している。この貯水槽は年1回洗浄し，貯水槽中の水の水質検査を行う義務がある。したがって，工場等での使用水は，水道法に基づいた**水質基準50項目**（水質基準に適合し，検査が義務：**表7.16**参照）を遵守する必要がある。その他に**水質管理目標設定27項目**（今後，水道水中で検出される可能性があるもの等，水質管理において留意する必要がある項目），**要検討48項目**（今後，必要な情報・知見の収集に努めていくべき項目）がある。一方，水道法では「**大腸菌陰性**」であるが厚生労働省（告知370号）では，「飲用適な水」に対し，「**大腸菌群陰性及び遊離残留塩素を0.1mg/L以上保持すること**」が義務づけられている。

水道法による基準と食品衛生法（告知370号）による基準の違いを認識し，工場で使用する「飲用適の水」には，塩素滴定装置等を設置するなど，塩素濃度および大腸菌群等の基準遵守が必要である。

【演習問題】

HACCP関連

問1 次のHACCPを定義した文章の（　）の中に入る，最も適切な言葉の組合せを1つ選びなさい。

　　HACCPとは，食品の（①）を確保するために，食品の生産から（②）に関係するすべての段階において，対象となる食品のあらゆる（③）を事前に予測し，それに対して，その対象食品が及ぼす危害の可能性を特定し，（④）に基づいて，その予測される（③）を防止するためのコントロール方法を決定し，それが適切であるかどうかを，（⑤）によって適正に管理していこうという考え方である。

a. ①安全性　②消費　③健康危害　④科学的根拠　⑤モニタリング
b. ①品質　②出荷　③品質危害　④マニュアル　⑤記録
c. ①安全性　②出荷　③健康危害　④科学的根拠　⑤記録
d. ①衛生　②消費　③健康危害　④経験則　⑤モニタリング
e. ①価格　②流通　③コスト　④ロス　⑤記録

解答　a

問2 危害に関する説明として，適切なものを1つ選びなさい。

a. 危害は，生物学的，化学的，人的の3種類に分類される。
b. 農産原材料の危害として挙げられる残留農薬は，化学的危害である。
c. 重篤性は高いが頻度の低い危害は，特に危害として挙げる必要はない。
d. 厚焼き卵の製造で，卵の危害原因物質としてサルモネラ菌が考えられるが，加熱工程で死滅するので，特に危害として挙げる必要はない。
e. 1つの危害に対して，複数の発生要因が考えられる場合は，その中で危害の重篤性の高いものだけを挙げる。

解答　b

問3 焼き魚の加熱調理工程において，重要管理点の管理基準に達していない場合の措置である。

正しいのはどれか。1つ選べ。　　　　　　　　　　　　　　　（2010年国家試験）
　(1) 廃棄する。
　(2) 検食用とする。
　(3) 基準に達するまで加熱する。
　(4) 温蔵庫で保管する。
　(5) 急速冷却する。

解答　(3) 再生可能と判断された場合。再生不可と判断されれば (1)
　　　　状況判断が難しく，回答が二つになることがある。（問題として不適）

問4 水道法に基づく水質基準に関する記述である。正しいのはどれか。1つ選べ。
　　　　　　　　　　　　　　　　　　　　　　　　　　　　　　（2012年国家試験）
　(1) 生物化学的酸素要求量（BOD）についての基準値が定められている。
　(2) pHについての基準値が定められている。
　(3) 一般細菌数は，「検出されないこと」となっている。
　(4) 水銀は，「検出されないこと」となっている。
　(5) トリハロメタンは，「検出されないこと」となっている。

解答　(2)

問5 総合衛生管理に缶する記述である。正しいのはどれか。1つ選べ。
　(1) 総合衛生管理製造過程の承認は，内閣総理大臣が行う。
　(2) 総合衛生管理製造過程には，HACCPシステムが組み込まれている。
　(3) HACCPシステムでは，管理基準から逸脱した場合の措置は対象外である。
　(4) コーデックス（Codex）委員会は，国際標準化機構（ISO）の下部組織である。
　(5) ISO14000シリーズは，「食品安全マネジメントシステム―フードチェーンに関わる組織に対する要求事項」の国際規格である。

解答　(2)

【注】
1) 製造物責任（PL）法：平成6年7月1日，法律第85号
2) Codexの食品衛生一般原則：CAC/RCP 1-1969 Rev. 3-1997
3) Codexの食品衛生一般原則の付属文書：Annex to CAC/RCP 1-1969 Rev. 4-2003
4) ISO 22000 食品安全マネジメントシステム―フードチェーンの組織に対する要求事項，日本規格協会 (2005)
5) 宮沢公栄・日佐和夫監訳，豊福肇訳，第三者審査登録機関　オーディス編：対訳 FSSC 22000，鶏卵肉情報センター（2012）
6) 河端俊治・春田三佐夫編：HACCP これからの食品工場の自主衛生管理，中央法規出版（1992）
7) 食品事業者が実施すべき管理運営基準に関する指針（ガイドライン），食安発第0227012号，平成20年4月22日改正
8) 営業施設基準の準則，衛環発第43号の別添：昭和32年9月9日
9) 食品関係文書研究会編：食品業関係モデル文例・書式集（追録版），p166ノ49，新日本法規出版（2006）

10) 弁当及びそうざいの衛生規範について，昭和54年6月29日，環食第161号（平成7年改正）およびセントラルキッチン／カミサリー・システムの衛生規範について，昭和61年1月29日衛食第6号（平成5年改正）
11) Taylor L. J.: *An evaluation of handwashing techniques*-1. Nursing Times **12**, 54-55 (1978)
12) 西田博：身近な食品衛生150訓，46-47，中央法規（1980）
13) アメリカ疾病予防管理センター（CDC）　http://www.cdc.gov/　(2013.12.5)
14) 東京都感染症情報センター：手を洗いましょう（手洗い手順）
　　http://idsc.tokyo-eiken.go.jp/diseases/flu/hand/　(2013.12.5)
15) 藤井建夫：微生物制御の基礎知識，110，中央法規（1997）
16) 「大量調理施設衛生管理マニュアル」平成9年3月24日，衛食第85号，最終改正：平成25年10月22日，食安発1022第10号

【参考文献】
日本工業技術振興協会「食品流通におけるHACCP協議会」バックヤードHACCP構築研究分科会編：バックヤードHACCPモデルガイド調査研究報告書，日本工業技術振興協会「食品流通におけるHACCP協議会」（2002）

8 特定給食施設（病院内（外））における衛生管理

8.1 衛生管理の目的

*健康増進法 国民の健康の増進の総合的な推進に関し基本的な事項を定めるとともに，国民の栄養の改善その他の国民の健康の増進を図るための措置を講じ，もって国民保健の向上を図ることを目的とする。

特定給食施設とは，**健康増進法***では，「特定かつ多数の者に対して，継続的に食事を供給する施設のうち栄養管理が必要なものとして厚生労働省令で定めるものをいう（第20条第1項）」としており，さらに**健康増進法施行規則**により，法第20条第1項の厚生労働省令で定める施設は，継続的に1回100食以上又は1日250食以上の食事を供給する施設を特定給食施設としている（第5条）。特定給食施設は学校，病院，老人福祉施設，児童福祉施設，社会福祉施設，事業所，寄宿舎等が含まれる。

病院給食には，「医学的管理の下で行われる栄養・食事療法」および「入院生活を快適にするための食事」の2つの役割がある。しかしながら，給食対象者が各種疾患をもった患者であることから，各種の食品媒介病原体（細菌やウイルス等）に対して感受性が高く，少量の病原体の摂取で感染が成立し，重症化しやすい。病院給食は，朝，昼，夜の3回提供され，献立数も多く，調理工程が複雑になり，二次汚染を起こす危険性が高いのでより高度な衛生管理が必要である。食品の安全性を確保し食中毒などの事故を予防するためには，人，食物はもちろんのこと施設・設備，調理過程などを含めた衛生管理体制を整備・確立しなければならない。

8.1.1 食中毒発生状況

2003～2012（平成15～24）年の期間に病院施設における食中毒が73件発生し，その原因物質別内訳は，ノロウイルス34件，サルモネラ属菌19件，ウェルシュ菌16件，腸管出血性大腸菌1件，カンピロバクター1件，セレウス菌1件，その他細菌1件である（**表8.1**）。

8.1.2 危害要因

食中毒は食品や飲料水を媒介する感染症であり，細菌，ウイルス，寄生虫などの微生物性食中毒，動物や植物に由来する自然毒食中毒に分別される（詳細は「第3章食中毒」参照）。

細菌では，サルモネラ属菌，ウェルシュ菌，ブドウ球菌，腸管出血性大腸菌，その他病原性大腸菌，カンピロバクター，セレウス菌，腸炎ビブリオなどに加えて，食品や飲料水を媒介することが知られている赤痢菌，コレラ菌

8 特定給食施設（病院内（外））における衛生管理

表8.1 病院給食による食中毒の原因物質（2003-2012）

原因物質名	平成（年度）										計
	15	16	17	18	19	20	21	22	23	24	
サルモネラ属菌	3	4	3	1	2	1	2	3			19
ウェルシュ菌	2	3	3	3	1	1	1	1		1	16
腸管出血性大腸菌								1			1
カンピロバクター	1										1
セレウス菌				1							1
その他細菌			1								1
ノロウイルス	3	4	1	10	6		5	2	1	2	34
計	9	11	8	15	9	2	8	6	2	3	73

出所）厚生労働省食中毒統計より作成

および腸チフス菌などがある。ウイルスでは，ノロウイルス，A型肝炎ウイルスやロタウイルスなどがある。寄生虫では，クリプトスポリジウムやサイクロスポラの他にクドア・セプテンプンクタータやサルコシスティス・フェアリーなどの原虫も食水系感染症の病原体として注目されている。国内での発生は少ないがリステリア・モノサイトゲネスや連鎖球菌なども食水系感染症の病原体である。これら微生物以外では赤身魚等を原因食品とするヒスタミン食中毒，食物アレルギーによるアナフィラキシーショックにも注意が必要である。食中毒原因物質以外でも食品の安全性に影響を及ぼす要因として，軟質・硬質の異物，昆虫などの異物があげられる。

コラム33　衛生管理の徹底

食中毒予防の基本は，菌を"つけない，増やさない，殺す"である。そのため，原材料の受入れから調理，喫食までの保管方法，全ての工程から危害を分析し，必要な箇所の管理を行うことで，食中毒が起こらないように対策をとることが必要である。給食施設等における食中毒を予防するために，HACCPの概念に基づいた食品の衛生管理とコーデックスの食品中のウイルス制御のガイドラインを取り入れた加熱調理が求められている。原材料の受入れは適切に行いトレーサビリティができる条件を整える。加熱調理食品は中心部が75℃で1分間以上（二枚貝等ノロウイルスの汚染のおそれがある場合は85～90℃で90秒間以上）加熱する。調理場の適切なゾーニング・ドライシステムおよび調理器具の使い分けにより，加熱調理後の食品および非加熱調理食品の二次汚染防止を徹底する。冷蔵・冷凍など原材料および調理後喫食までの食品の温度管理を徹底する。

8.1.3　重要管理事項

特定給食施設の衛生管理は「**大量調理施設衛生管理マニュアル**」*（1997（平成9）年3月24日付衛食第85号，最終改正：2013（平成25）年10月22日食安発1022第10号）に遵守した衛生管理を図ることが必要である。

*大量調理施設衛生管理マニュアル　集団給食施設などの大量調理施設における食中毒予防のための重要管理事項。

大量調理施設衛生管理マニュアルでは「同一メニューを1回300食以上または1日750食以上を提供する調理施設に適用する」としているが，病院給食ではより厳しい衛生管理が求められることから食数に関係なく，マニュアルの趣旨を踏まえた衛生管理を行うべきである。

　大量調理施設衛生管理マニュアルではHACCPの考え方に基づき，食品の納入から配食に至る調理過程の中で起こりうる危害を極力少なくするため調理過程における重要管理事項が示されている。調理過程における重要管理事項として，①原材料受入れおよび下処理段階における管理を徹底すること。②加熱調理食品については，中心部まで十分加熱し，食中毒菌等（ウイルスを含む。以下同じ）を死滅させること。③加熱調理後の食品および非加熱調理食品の二次汚染防止を徹底すること。④食中毒菌が付着した場合に菌の増殖を防ぐため，原材料および調理後の食品の温度管理を徹底すること等の4点が示され，給食施設では衛生管理体制を確立し，これら重要管理事項について点検・記録を行うとともに必要な改善措置を講じなければならない。

8.2　衛生管理体制

　給食施設での食中毒の発生要因は食品納入業者や調理従事者等の関係者の不注意・人為的ミスによるものが多く含まれている。給食施設での食中毒を未然に防ぐためには，給食関係者への衛生管理および衛生教育が重要である。そのため給食施設の運営管理責任者（以下「責任者」）は，施設の衛生管理に関する責任者（以下「衛生管理者」）を指名し，衛生管理体制を整備しなければならない。施設ごとに衛生管理マニュアルや衛生点検表を作成および再検討を行い衛生の向上に努める。危機管理体制とマニュアルを整備し，病院内での食中毒発生時に，ヒトからヒトへの二次感染の防止，患者への給食確保等迅速に対応できる体制を構築しておく必要がある。

8.2.1　食品納入業者

　衛生的な食材を仕入れるために品質管理の確かな業者を選定し，納入業者に対して衛生管理の啓発につとめ，それを遵守させる。食品納入業者の選定には，納入される食品の品質や取扱いに十分な知識および経験がある，保健所の衛生監視結果が良好である，食品衛生の知識が十分であり食品を清潔に取り扱っている，輸送中の温度管理を確実に行っている業者を選定する必要がある。納入された原材料は衛生管理者が検収場において点検を行い，その結果を<u>1年間保管する</u>。食品納入業者は，病院給食の意義，役割を理解し**食品等事業者の責務**＊（食品衛生法第3条）を遵守すること。

8.2.2　調理従事者

　責任者は，衛生管理者および調理従事者等に対して衛生管理および食中毒

＊**食品等事業者の責務**　食品等事業者の自主管理を促進するという観点から，事業者は自らの責任において販売食品等の安全性を確保するため，さまざまな取組みを行うよう努めなければならない。

防止に関する研修に参加させるなど必要な知識・技術の徹底を図り，衛生管理に関する知識と意識を高めることが必要である。その内容としては，調理従事者としての責務と衛生管理，主な食中毒や感染症の種類と特徴などの基礎知識，給食における食中毒防止対策としての衛生管理の基礎知識，調理工程上の衛生管理などがあげられる。

食中毒原因物質には感染者の糞便中に病原体が排出されるものや手荒れや傷などに病原体が定着しているものが含まれている。調理従事者等がこれら病原体で施設や給食を汚染させないためにも日常の健康管理が重要である。調理従事者等を含む職員は定期的な健康診断および月1回以上の検便検査（赤痢菌，サルモネラ〈チフス菌，パラチフス菌を含む〉，腸管出血性大腸菌の検査）を受け陰性でなければならない。また，必要に応じて10月から3月（ノロウイルスの流行期）にはノロウイルスの検査を含めることが望ましい。

毎日の調理従事者の健康管理では，健康状態を個人別に記録し，嘔吐，下痢，発熱などの症状があった時，手指等に化膿創があった時は調理に従事させてはならない。また，下痢または嘔吐の症状のある調理従事者等については医療機関を受診させ感染性疾患の有無を確認する必要がある。さらに，日常の衛生管理では，① 身体・服装はつねに清潔であることを心がける。② 爪は短く切り，マニュキアはつけない。③ 指輪，ネックレス，イヤリング，ヘアピン，時計等はつけない。④ 調理作業中は毎日清潔な，専用の作業衣，髪の毛を完全におおう帽子，マスク，前掛け等を着用する。⑤ 作業区域ごとに履き物を交換する。⑥ 用便時には作業衣，帽子，マスクを脱いで専用のトイレを使用する。⑦ 発熱，腹痛，下痢などの症状がある場合は責任者に申し出て適切な措置をとる。⑧ 手指に化膿創がある場合は食品の取扱いや調理に従事しない。⑨ 適切な時期に手洗いを実施するなどの点検が必要である。

8.3　食品の衛生管理

原材料の受入れから調理，喫食までの保管方法，すべての工程から危害を分析し，必要な箇所の管理を行うことで食中毒を防止する対策を行うことが重要である。原材料および検食は，食中毒発生時に原因究明の試料となるため，適切に採取され保存されている必要がある。

8.3.1　原材料受入れ時の衛生管理

原材料は，缶詰，乾物，調味料等常温保存可能な物を除き，食肉類，魚介類，野菜類等の生鮮食品については1回で使い切る量を調理当日に仕入れる。保存性の高い食品（貯蔵食品，冷凍食品など）についても計画的に購入量を決める。

原材料は，品名，仕入元の名称および所在地，生産者（製造または加工者を含む）の名称および所在地，ロットが確認できる情報（年月日表示またはロット番号）並びに仕入れ年月日を記録し<u>1年間保管する</u>。また，原材料について納入業者が定期的に実施する微生物および理化学検査の結果を提出させ，<u>1年間保管する</u>。その結果については（保健所に相談するなどして）原材料として不適と判断した場合には，納入業者の変更等適切な措置を講ずることが必要である。原材料の納入時には，調理従事者等が必ず立ち合い，注文についての数量の確認以外に，検収場で品質，鮮度，品温，異物混入の有無等につき点検を行い，<u>その結果を記録する</u>（原材料の取扱い等点検表）。納入業者は，履き物を履き替え検収を受けるが，調理場へは立ち入らせてはならない。納入された原材料は，外部からの病原菌汚染を考慮し検収場で段ボール箱や運搬用の包装等を取り除き食肉類，魚介類，野菜類等の食材の分類ごとに区分し，原材料専用の保管場に適切な温度で保管できる保管設備で保存する。生鮮食肉類や魚類などそれぞれ専用の衛生的なふた付き容器に入れ替え，使用時まで必ず冷蔵庫で保存し，原材料の相互汚染および細菌の増殖を防止する。

　原材料は購入した状態（洗浄・消毒を行わない）の食品を食品ごとに50g程度ずつ密閉できる清潔な容器（ビニール袋等）に入れて<u>−20℃以下で2週間以上保存する</u>。

　検収場・下処理場では，食品に付着している泥やほこりなどの異物や有害微生物をできるだけ減らし，野菜類は皮や芯，種など料理に使用しない部分を除去し，衛生的で食味の好ましい状態に処理した食品を調理場に搬入する。

　魚類は飲用適の流水中でよく洗い流し，内臓や骨などを取り除いた後専用の容器に入れて調理場に搬入する。

8.4　調理過程の衛生管理

　原材料等は食品衛生法上の取扱いに注意する。作業区域を明確に区別し，調理過程別に作業スペースを区分する。食品および移動性の調理器具並びに容器の取扱いは，跳ね水を防止するため床面から60cm以上の場所で行う。加熱調理食品は中心部が十分（<u>75℃で1分間以上〈二枚貝等ノロウイルスの汚染のおそれがある場合は85〜90℃で90秒間以上〉</u>等）加熱する。食肉や魚肉の前日調理はウェルシュ菌の増殖の危険性があることから，当日調理する。

8.4.1　下処理場の衛生管理

　一般的に病原微生物は，生肉，生魚介類，生卵等に広く分布しており汚染源となる危険性が高い。納入されたこれらの食材，これら食材の入れられた包装材・容器，食材からのドリップ，取り扱った手指らからの二次汚染防止対策が必要である。また，洗浄等により食材に付着している病原微生物数を

減じたうえで食材を調理場に搬入する。

　下処理を必要とする食材は，汚染度の低い食材から食材ごとに分別処理するよう作業工程を工夫し，食品の相互汚染を防止する。包丁，まな板，ざるなどの器具・容器は下処理場専用とし，肉類，魚類，野菜類，それぞれ専用とし見分けがつくように目印をつける。また加熱調理用食材，非加熱用食材に用いるシンクを別に設置する。

　野菜および果物を加熱せずに食事に提供する場合には飲用適の流水で3回以上水洗いし，中性洗剤で洗浄した後，流水で十分すすぎ洗いを行った後，調理場に搬入し，必要に応じて殺菌を行った後，流水で十分すすぎ洗いを行う。

　下処理室では専用のエプロン，履物を着用する。作業が変わる時には下処理場の手洗い設備で手洗いを行い，消毒用アルコールなどで消毒する。

8.4.2　調理場の衛生管理

　調理場では，下処理された食材を加熱等の調理工程によりさらに病原微生物数を発症菌量以下に減らす。加熱調理後は**耐熱性芽胞***を形成するウェルシュ菌やセレウス菌は発症菌量以下に減じられた細菌が再び増殖できないよう温度管理が必要である。加熱調理食品は，月に1回校正された中心温度計を用いて中心温度を測定し，中心部が75℃で1分間以上（二枚貝等ノロウイルスの汚染のおそれがある場合は85～90℃で90秒間以上）加熱されていることを確認し温度と時間を記録する。加熱調理後，食品を冷却する場合には，食中毒菌の発育至適温度帯（20～50℃）の時間を可能な限り短くする（30分以内に中心温度20℃付近とする）。冷却開始時刻，冷却終了時刻を記録する。調理終了後の盛付け，配膳，供食までの時間をできるだけ短くする。供食まで30分以内の場合は調理終了時刻を記録する。供食まで30分以上の場合は，①温かい状態で提供される食品については，調理終了後速やかに保温食缶に移し保存し移し替えた時刻を記録する，②その他の食品については，調理終了後提供するまで10℃以下で保存し，保冷設備への搬入時刻，保冷設備内温度，保冷設備からの搬出時刻を記録する，のいずれかの対処をとる。配送過程では保冷または保温設備のある運搬車を用いるなど，10℃以下または65℃以上の適切な温度管理の下で配送し，配送時刻の記録を行う。

　調理場では専用の履物，エプロンを着用し，包丁，まな板，ざる等は調理場専用とする。調理従事者は作業が変わる時には必ず手洗い設備で手洗いを行い，消毒用アルコールなどで消毒する。

　サラダ・和え物や果物等は，二次汚染を完全に防止するために調理場内に隔壁を設け調理作業を行う。

8.4.3　検食の保存

　検食は，調理後に料理のできばえ，栄養，衛生，嗜好的観点からその内容

***耐熱性芽胞**　ウェルシュ菌やセレウス菌は，生育環境が悪化すると通常の加熱調理では死滅しない芽胞という固い殻の構造物を作って休眠状態になり，適切な環境になると発芽し活発に増殖する。

を検食簿に記録するとともに，調理済み食品を食品ごとに50g程度ずつ密閉できる清潔な容器（ビニール袋等）に入れて−20℃以下で2週間以上保存する。保存した原材料および検食は，食中毒発生時に原因究明の試料となるため，食品ごとに採取し，相互汚染しないように個別に密閉して保存されている必要がある。

8.5　施設・設備

給食施設では，対象者が安全で満足できる食事を大量かつ一定時間で調理・提供しなくてはならない。そのためには施設・設備が機能的に整備され，提供する食数に見合った調理従事者が配置され安全な労働条件の下で作業ができ，食材の受入れから調理，配膳，喫食までの一連の作業が能率的に行われ，衛生的な状態を維持できなくてはならない。そのためには，**ドライシステム***を積極的に取り入れなくてはならない。細菌の増殖を抑え，労働環境を維持するため，施設は十分な換気を行い高温多湿を避け，とくに調理場は湿度80％以下，温度25℃以下に保つことが必要である。

*ドライシステム（dry floor system）　常に床を乾いた状態に保つことにより，床面からのはね水や細菌やカビ等の繁殖を抑え衛生的であり，湿度が低く抑えられることから労働環境も向上する。

8.5.1　施設設備の整備

給食施設は，隔壁等により汚水溜や廃棄物集積場などから完全に区別され，床は洗浄消毒が容易かつ防水の材料で作られること，施設の出入り口および窓は極力閉めておくとともに，出入り口にはエアーカーテン・自動ドア等，窓には網戸を設置しネズミや昆虫の侵入を防止することが必要である。さらに，天井，内壁は清掃しやすい構造・材料を用いる。

施設は汚染作業区域と非汚染作業区域に明確に区別する。汚染作業区域には検収場，原材料保管場所，下処理場が含まれる。調理場は非汚染作業区域とし，さらに準清潔作業区域として調理室と清潔作業区域として放冷・調製場，調理済み食品の保管場に区分する。各区域は固定し，それぞれを壁で区画する，床面を色別する，境界にテープを貼るなどして明確に区分する。

汚染度の高い区域から低い区域に汚染を持ち込まないようにするため，手洗いおよび履物の交換を行う。このため各作業区域の入り口手前には，手洗い設備，履物交換スペースを設置する。手洗い設備は，水はねのない大きさと深さの手洗い器，コック・ハンドル等を直接手で操作しなくてよい自動水栓と温水給湯の設置が望ましい。調理作業中，魚類や肉類など生ものを調理する調理機器周辺にも手洗い設備を設けることが望ましい。

調理機器の配置や器具・容器の保管場所は作業動線を考慮し，非汚染作業区域と汚染作業区域の行き来をなくすよう適切な場所に適切な数を配置する，全ての移動できる器具・容器等を衛生的に保管できる設備を設置する。ドライシステムを積極的に導入し，シンク等の排水は床等に飛散することがない

よう直接排水溝に排水する。

便所は，調理場等から3m以上離れた場所に食品を取り扱う場所と隔壁により区分された調理従事者専用の便所を設置する。便所には専用の手洗い設備と専用の履物を設置する。調理衣，帽子等を脱衣するスペースを個室以外の場所に設ける。

8.5.2 施設設備の管理

施設設備は常に清潔でなければならない。施設設備は必要に応じて補修を行う。施設の清掃は全ての食品が調理場内から完全に搬出された後に実施する。施設の床面（排水溝を含む），内壁のうち床面から1mまでの部分および手指の触れる場所は1日に1回以上，施設の天井および内壁の床面から1m以上の部分は1月に1回以上清掃し，必要に応じて，洗浄・消毒を行う。

ネズミ，昆虫等の発生状況を1月に1回以上巡回点検を行い，ネズミ，昆虫の駆除を半年に1回以上（発生を確認した場合はその都度）実施し，その実施記録を1年間保管する。

8.5.3 使用水の衛生管理

使用水は飲用適の水を使用する。一般に水道水は水道法により管理する水であることから，水そのものの衛生上の問題はなく使用できる。しかし受水槽を経由する場合は，その管理と年1回以上の水質検査と専門の業者による清掃が必要である（清掃証明書は1年間保管）。水道事業法で供給される水以外の井戸水等の水を使用する場合には，専門の検査機関において年2回以上水質検査を行い飲用適であることを確認する（検査結果は1年間保管する）。給水管への下水の混入，受水槽への微生物汚染などを考慮し，給水の色，濁り，匂い，異物や遊離残留塩素濃度（0.1mg/L以上）を毎日確認し記録する。

8.6 施設・設備の洗浄・消毒

設備・器具の洗浄・消毒は，全ての食品が搬出された状態で行う。施設は調理作業終了ごとの清掃と，1日の作業終了後の徹底した清掃を行い，常に清潔な状態で作業開始できるようにする。

調理台，ガス台，シンク，配膳台，冷蔵設備，冷凍設備，その他大型調理設備の洗浄は，それぞれの設備に合った洗浄方法をマニュアル化し，常に清潔に保持する必要がある。

調理器具は作業区分別および食品別に専用のものを必要数用意し，使用後は調理用シンクとは区別された場所で40℃前後の微温水で水洗いした後，洗剤を用いて洗浄，洗剤を40℃前後の微温水でよく洗い流した後，殺菌後保管する。ミキサー等分解できる調理器具は分解後洗浄殺菌を行う。熱湯殺菌では80℃で5分間以上，薬液殺菌では200ppm次亜塩素酸ナトリウムに5

分間以上浸漬する。熱風消毒保管庫を用いる場合は80℃30分間処理する。ふきん、タオル等は100℃で5分間以上煮沸殺菌する。包丁・まな板等を紫外線殺菌保管庫で殺菌する場合は、水分を取り除いた後、紫外線が確実に照射されるよう詰めすぎない、不要品を置かないよう注意し、1時間以上保管する。

食器は耐熱性および消毒に耐え、食品衛生上有害成分を含まず、洗浄しやすい形状の物を用いる。給食を提供した食器類の洗浄は、調理用シンクとは区別された場所で行う。残滓を取り除いた後、微温水に20〜30分間浸漬し、予備洗浄後、食器洗浄機で洗浄する。洗浄後の食器は、熱風消毒保管庫で80℃30分間処理する。食器の衛生状態を確認するために、定期的にでんぷん、たんぱく質、脂肪、洗剤等の残留物に関する定性試験を行うことが望ましい。

8.7 院外調理[*1]

病院での食事提供は、患者の病態に応じた治療食であり、おいしく安全に調理され、患者の健康回復に欠かせないものである。**医療法施行規則の一部改正**（1996（平成8）年3月26日）にともない、病院外の調理加工施設でも適切に衛生管理が行われ、栄養面、衛生面で安全性が確保されている場合、病院における患者等への食事の提供業務が認められた。

院外調理においてもHACCP方式を採用し、病院内での調理と同等の衛生管理下で調理されなければならない。院外調理の調理後食品の運搬時の衛生面から調理方式は、**クックチル**[*2]、**クックフリーズ**[*3]、**クックサーブ**[*4]および**真空調理**[*5]の4つの方式が認められている。食事の運搬は、食中毒菌等の増殖を防ぐため低温（10℃以下）もしくは高温（65℃以上）で運搬することが必要であることから、クックサーブを行う場合は、食材の加熱調理後、冷蔵または冷凍せずに運搬し速やかに提供することを前提としているため、加熱調理後30分以内に供食できるよう院外調理施設と病院が近接している必要がある。

病院内の給食施設、病院外の調理加工施設、いずれの施設においても調理を行う場合には栄養士・管理栄養士の配置が義務付けられている。病院の担当者は、院外調理施設担当者と十分協議し、院内調理と同様の食事を患者に提供する。

【演習問題】

問1 「大量調理施設衛生管理マニュアル（2013（平成25）年改正）」における器具等の洗浄・殺菌マニュアルに従って作業を行った。正しいものの組合せはどれか。

(2011年国家試験)

[*1] **院外調理** 病院で患者に提供される食事を、その医療施設以外の施設で調理する方法。

[*2] **クックチル** 加熱調理した食品を急速冷却し冷凍で運搬・保管し、提供時に再加熱する調理法。

[*3] **クックフリーズ** 加熱調理した食品を急速に冷凍し冷凍で運搬・保管し、提供時に再加熱する調理法。

[*4] **クックサーブ** 加熱調理した食品を冷凍または冷蔵せずに運搬し提供する調理法。

[*5] **真空調理** 食材を真空包装したうえで低温にて加熱調理後、急速に冷却または冷凍して冷蔵または冷凍で運搬・保管し、提供時に再加熱する調理法。

a　調理機械の部品を，80℃で6分間殺菌した。
　　b　調理台を，60％アルコールの噴霧で殺菌した。
　　c　へらを，80℃で7分間殺菌した。
　　d　ふきんを，80℃で3分間殺菌した。
1) aとc
2) bとc
3) cとd
4) aとb
5) aとd

解答　1)

問2　「大量調理施設衛生管理マニュアル（2013（平成25）年改正）」における衛生管理体制で，衛生管理者の任務と位置づけられている職務に関する記述である。正しいのはどれか。　　　　　　　　　　　　　　　　　　（2011年国家試験）
1)「調理施設の点検表」に基づく点検作業を行う。
2) 調理従事者に，衛生管理に必要な知識・技術の徹底を図る。
3) 調理従事者に，定期的な健康診断を受けさせる。
4) 調理従事者の手指に化膿創があるときは，調理作業に従事させない。
5) 納入業者に，食材の微生物検査の結果の提示を定期的に求める。

解答　1)

問3　院外調理の工程と温度管理の組合せである。正しいのはどれか。1つ選べ。
　　　　　　　　　　　　　　　　　　　　　　　　　　　　　　（2012年国家試験）
(1) 野菜の煮物の加熱 ―――――― 中心温度65℃，1分以上
(2) クラムチャウダーの加熱 ――― 中心温度75℃，1分以上
(3) 豚汁の配送 ――――――――― 配送時間中，50℃以上
(4) 冷製サラダの配送 ―――――― 配送時間中，20℃以下
(5) ビーフシチューの再加熱 ――― 中心温度75℃，1分以上

解答　(5)

【参考文献】

文部科学省スポーツ・青少年局学校健康教育課
（http://www.mext.go.jp/a_menu/sports/syokuiku/index.htm）
「学校給食調理場における手洗いマニュアル（平成20年3月）」
「調理場における洗浄・消毒マニュアル PartⅠ（平成21年3月）」
「調理場における洗浄・消毒マニュアル PartⅡ（平成22年3月）」
「調理場における衛生管理&調理技術マニュアル」

【参考資料】

健康増進法，健康増進法施行規則
「大量調理施設衛生管理マニュアル」(1997（平成9）年3月24日付衛食第85号，最終改正：2013（平成25）年10月22日食安発1022第10号)
食品等事業者の責務（食品衛生法第3条）
医療法施行規則の一部改正（1996（平成8）年3月26日）

9　食品表示と規格基準

9.1　食品表示に関わる法律
9.1.1　食品表示に関する基本施策

　日々の食生活に必要な食品は，栄養素の補給のみならず，おいしさや積極的な健康増進など多機能を有する。

　また，現在消費者が摂取する食品のほとんどは外部から購入されるものであり，とくに近年は，あらかじめ包装された加工食品はじめ，弁当・惣菜等のいわゆる中食，さらにはレストラン等の外食の需要が伸びている。

　これら食品の摂取に当たっては，まずは安全であることが最優先の条件であることはいうまでもない。そのためには，生産～販売の各段階を通じて最終的に消費者に提供されるものが安全であることはもとより，消費段階においても安全性が確保される適切な取扱いが求められ，表示が重要な情報伝達媒体となっている。

　一方，安全性の確保と併せ，ニーズの多様化等に対応して，消費者の商品選択上の判断に影響を及ぼす重要な情報が提供されることも重要であると考えられる。

　すなわち，2004（平成16）年にそれまでの**消費者保護基本法**が**消費者基本法**に改正され，消費者は保護される者から自立した存在として捉えられるようになったが，自立を支援するために，同法の基本理念において消費者の権利が規定されている。具体的には，消費者の安全の確保のほか，「商品及び役務について消費者の自主的かつ合理的な選択の機会が確保され，消費者に対し必要な情報及び教育の機会が提供され，消費者の意見が消費者政策に反映され，並びに消費者に被害が生じた場合には適切かつ迅速に救済されることが消費者の権利であることを尊重するとともに，消費者が自らの利益の擁護及び増進のため自主的かつ合理的に行動することができるよう消費者の自立を支援することを基本として行われなければならない（第2条）」旨が示されている。表示の機能は，これら基本理念のほぼ全てと関わりがある。

　このうち食品の安全性確保に関しては，食品関連事業者の責務や消費者の役割を明記した**食品安全基本法**（2003（平成15）年制定）において，「食品の表示が食品の安全性の確保に関し重要な役割を果たしていることにかんがみ，食品の表示の制度の適切な運用の確保その他食品に関する情報を正確に伝達するために必要な措置が講じられなければならない（第18条）」旨が示されている。

また，2005（平成17）年に制定された**食育基本法**には7つの基本理念が規定されているが，そのひとつである「食育は，食に関する適切な判断力を養い，生涯にわたって健全な食生活を実現することにより，国民の心身の健康の増進と豊かな人間形成に資することを旨として，行われなければならない（第2条）」における「適正な判断力」には，食品表示の知識や理解も含まれることとなる。さらに，他の基本理念のうち，当然のことながら「子どもの食育における保護者，教育関係者等の役割（第5条）」および「食に関する体験活動と食育推進活動の実践（第6条）」の対象にも食品表示に関する内容が含まれる。

また，安全性に関しては，「食品の安全性をはじめとする食に関する幅広い情報の提供及びこれについての意見交換が，食に関する知識と理解を深め，国民の適切な食生活の実践に資する（第8条）」旨の基本理念が示されており，ここにおける「幅広い情報」のひとつとして，消費期限表示やアレルギー表示などが該当する。さらに，国の責務や地方公共団体の責務に加えて，これら食品表示に関するルールを含めた食育の推進には「教育関係者等及び農林漁業者等の責務」や「食品関連事業者等の責務」も明確に規定されている。

その他，食料，農業および農村に関する施策についての基本理念等を示した**食料・農業・農村基本法**（1999（平成11）年制定）においても，食料消費に関する施策の充実の観点から「国は，食料消費の改善及び農業資源の有効利用に資するため，健全な食生活に関する指針の策定，食料の消費に関する知識の普及及び情報の提供その他必要な施策を講ずるものとする（第16条第2項）」旨が規定されており，食品表示は「情報の提供」に位置づけられる。

また同条の「健全な食生活に関する指針」は，**食生活指針**として，2000（平成12）年に文部省（現文部科学省），厚生省（現厚生労働省）および農林水産省の3省で決定し，その推進について閣議決定されたが，そこには栄養士等が関わる食生活改善分野，学校での教員等が関係する教育分野，さらに食品産業分野および農林漁業分野の各分野における推進内容が記されている。

その中で，栄養士その他の食生活改善関係者を中心とする取組みとして，「適正な栄養・食生活に関する知識の普及」や「栄養成分表示の普及をはじめとした食環境の整備」が示されている。さらに，食品産業関係者を中心とする取組みとして，「エネルギー，栄養素等の情報の提供」が記されている。また，教員，学校栄養職員等を中心に家庭とも連携し，学校の教育活動を通じて発達段階に応じた食生活に関する指導を推進することも明記されており，いずれも食品表示に関連した内容である。

9.1.2 食品表示に関する個別法

9.1.1で記したように，食品の表示に関する法律には，いわゆる「親法（母

*1 食品衛生法 1947（昭和22）年12月に制定された。この法律は，食品の安全性の確保のために公衆衛生の見地から必要な規制その他の措置を講ずることにより，飲食に起因する衛生上の危害の発生を防止することで国民の健康の保護を図ることを目的としている。

*2 JAS法（農林物資の規格化及び品質表示の適正化に関する法律）1950（昭和25）年5月に制定された。適正かつ合理的な農林物資の規格を制定し，これを普及させることによって，農林物資の品質の改善，生産の合理化，取引の単純公正化および使用または消費の合理化を図るとともに，農林物資の品質に関する適正な表示を行わせることによって一般消費者の選択に役立つことで，農林物資の生産および流通の円滑化，消費者の需要に即した農業生産等の振興ならびに消費者の利益の保護に寄与することを目的としている。

*3 健康増進法 2002（平成14）年8月に制定された。この法律は，わが国における急速な高齢化の進展および疾病構造の変化に伴い，国民の健康の増進の重要性が著しく増大していることにかんがみ，国民の健康の増進の総合的な推進に関し基本的な事項を定めるとともに，国民の栄養の改善その他の国民の健康の増進を図るための措置を講ずることで国民保健の向上を図ることを目的としている。

法）」といわれる基本法とともに，「子法」に当たる個別法がある。

食品表示に関する個別法としては，9.2で示す**食品衛生法***1，**農林物資の規格化及び品質表示の適正化に関する法律（JAS法）***2，**健康増進法***3，**不当景品類及び不当表示防止法（景品表示法）**，**計量法**，**薬事法**等があるが，このうち食品一般を対象として，その内容に関する情報を提供させている法律は，食品衛生法，JAS法および健康増進法の3法であり，これら3法は，消費者への情報提供を促すため，表示の基準を定め，食品を供給する事業者に対し，特定の事項の表示を義務付け，あるいは事業者が任意に表示する際に遵守すべきことを定めている。

これらは，目的および所管省庁が異なっており，また法令により表示が義務付けられる具体的事項を個別にみると，とくに食品衛生法とJAS法の間には重複がみられるものがあるとともに，用語の使われ方も異なるものがあるなど，それまでの食品表示制度は，複雑で分かりにくいものとなっていた。

こうした背景のもと，2009（平成21）年9月に**消費者庁**が設置され，食品表示に関する法令に基づく表示基準の策定事務を同庁が一元的に所管することとなり，食品表示に関する法制度を一元化する環境が整ったことから，**食品表示一元化検討会**の検討を踏まえ，2013（平成25）年6月に**食品表示法**が制定された。

同法の目的は，食品に関する表示が食品を摂取する際の安全性の確保および自主的かつ合理的な食品の選択の機会の確保に関し重要な役割を果たしていることを前提としている。

具体的には，販売の用に供する食品に関する表示について，基準の策定その他の必要な事項を定めることによって，その適正を確保し，もって一般消費者の利益の増進を図るとともに，食品表示部分が削除された上記3法による措置（食品の供給サイドにおける対策）と相まって，国民の健康の保護および増進，食品の生産および流通の円滑化ならびに消費者の需要に即した食品の生産の振興に寄与することとなっている。

なお，同法の施行は，公布の日から起算して2年を超えない範囲内において政令で定める日からとなっている。

9.2 食品表示の種類

食品の表示は，主に「安全性（公衆衛生）」「品質」「健康増進」「品位」に関する情報を消費者に伝えるものである。

9.2.1 食品の表示と法律

安全にかかわる表示については**食品衛生法**，品質にかかわる表示については**JAS法**，健康にかかわる表示については**健康増進法**に基づき，表示事項や表示方法などが定められている。これら3法による表示基準は，2013年6

表9.1 法律の表示目的等と表示事項

法律		表示の目的	表示事項など
食品表示法	(食品衛生法)	衛生上の危害の発生の防止	名称, 食品添加物, アレルギー, 遺伝子組換え, 期限表示, 保存方法, 製造者等 など
	(JAS法)	品質の適正な表示	名称, 原材料名（食品添加物を含む）, 遺伝子組換え, 内容量, 期限表示, 保存方法, 製造者等, 原産地名等, 原料原産地 など
	(健康増進法)	国民の健康の増進	熱量, 栄養成分, 商品名, 原材料名, 許可を受けた表示の内容, 許可証票, 摂取方法 など
計量法		適正な計量の実施の確保	内容量, 表記者
景品表示法		消費者の利益の確保	優良・有利誤認表示の禁止
薬事法（医薬品等適正広告基準）		医薬品などの広告が虚偽・誇大にならないよう適正を図る	医薬品と誤認される効能効果表示の禁止（食品に医薬品的な効能効果の表示を行った場合, 未承認医薬品として取り扱われる）

月に制定された新法である**食品表示法**に基づいて策定される食品表示基準に移行されることになっている。食品表示法では，「食品を摂取する際の安全性および，一般消費者の自主的かつ合理的な食品選択の機会の確保」を目的としており，この目的に沿って内容が統合整理され，表示基準が一元化されることになった。また，食品表示法においては，「安全性」と「食品の選択に役立つ（品質や健康増進など）」情報の2つに分けて整理されており，「アレルゲン, 保存の方法, 消費期限」が安全性に関わる表示事項，「原材料, 添加物, 栄養成分の量および熱量, 原産国」が自主的かつ合理的に食品を選択するための表示事項として位置付けられている。

また，この他の食品に関わる表示として，**計量法**で計量の基準と併せて特定の商品に対し，内容量等の表示を定めている。

品位（ものの品質を客観的に一定の階層に区分するもの）にかかわる表示については，**景品表示法**で，公正な競争を確保し，消費者の利益を保護することを目的として，事業者が提供するすべての商品やサービスを対象に，優良誤認，有利誤認その他の不当な表示を禁止する規定を設けている。

なお，安全および健康にかかわる法律として**薬事法**では，食品と医薬品の区別を明確にし，医薬品的な効能効果を表示した食品は，未承認医薬品と見なし規制している。

9.3 食品の安全性と健康に関わる表示

9.3.1 アレルギー*表示（アレルゲン）

食物アレルギーは，命にもかかわる重篤な健康被害を引き起こす可能性があり，食品の安全性の確保のための重要な情報である。

(1) 食物アレルギーの発症機構と発生状況

食物アレルギーとは，特定の食物を摂取した後にアレルギー反応を介して

＊アレルギー（Allergy） ギリシャ語のallos（other, 変じた）とergo（action, 作用・能力）に由来する。オーストリアの小児科医ピルケ（Clemens Freiherr von Pirquet）が1906年発表した論文で，異物の侵入をうけたあとに, その異物に対する生体の反応性が変化することをアレルギーと，また，その異物（ヒトにおけるアレルギー性疾患もしくはアレルギー反応を引き起こす抗原物質）をアレルゲン（Allergen）とよんだことが始まりである。

皮膚・呼吸器・消化器あるいは全身性に生じる症状のことをいう。そのほとんどは食物に含まれるたんぱく質が原因で発症する。

日本小児アレルギー学会による食物アレルギー診療ガイドライン2012では，「食物によって引き起こされる抗原特異的な免疫学的機序を介して生体にとって不利益な症状が惹起される現象」と定義されている。

1）発症の機構

食物による不利益な反応とは，大きく毒性物質による反応（toxic reactions）と非毒性物質による反応（non-toxic reactions）とに分けられる。非毒性物質である食物に起因する反応には，図9.1に示すように免疫学的機序（免疫学的なしくみ）が関与する食物アレルギーと体質的に食物を消化できないことにより起こる食物不耐症がある。

このうち，食物アレルギーに関与する免疫学的機序は，IgE依存性反応（IgE-mediated reactions）と非IgE依存性反応（non-IgE-mediated reactions）に分類され，その多くは，前者のIgE依存性反応によるものとされる。

アレルギー症状は，体内に入ったアレルゲンが抗原となり，これに対してIgE抗体が作られることで，再び同じアレルゲンが体内に入ってきた際に，抗体が抗原に反応して，肥満細胞から化学伝達物質がでることにより，症状が引き起こされるものである。

2）食物アレルギーの発生状況

食物アレルギーによる症状は，皮膚（じんま疹や発赤，かゆみ），呼吸器（咳，くしゃみ，ゼーゼー，呼吸困難），消化器（腹痛，嘔吐），循環器（脈が速い，血圧低下），神経（活動性の変化，意識の変化）などで，もっとも多い症状は皮膚・粘膜症状である。

食後2時間以内に，じんま疹，咳，呼吸困難を起こす即時型アレルギー反応のなかで，じんま疹や腹痛などひとつの臓器にとどまらず，皮膚，呼吸器，消化器，循環器，神経など複数の臓器に症状が出現する状態を**アナフィラキシー***とよぶ。また，血圧低下や意識障害などのショック症状を伴う場合は，アナフィラキシーショックとよばれ，重篤な場合は生命をおびやかす危険な状態となる。

2011（平成23）年に行われた「何らかの食物を摂取後60分以内に発症して医療機関を受診したもの」を対象とした調査では，年齢による分布は0歳が34.2%ともっとも多く，1歳が20.3%，2歳が

*アナフィラキシー（Anaphylaxis）ラテン語のana（無）とphylaxis（防御）に由来する。1902年ポルティエ（Paul J. Portier）とリシェ（Charles Robert Richet）による，イソギンチャクの毒素を用いた免疫実験で，2回目に極少量の同じ毒素を注射することにより，イヌが呼吸困難などの激しい症状を起こして死に至ることを発見し，このような現象をアナフィラキシー（anaphylaxis：無防御）と命名した。

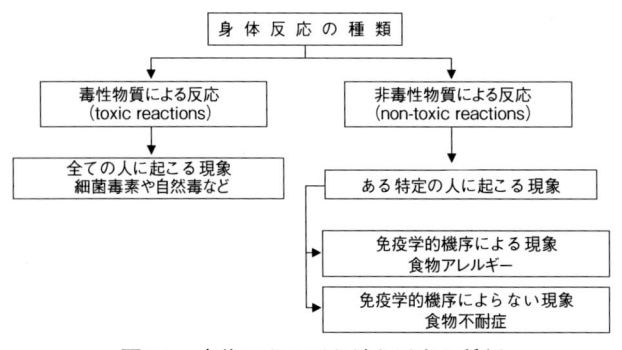

図9.1 食物による不利益な反応の種類

```
           身体反応の種類
          ┌──────┴──────┐
    毒性物質による反応      非毒性物質による反応
    （toxic reactions）    （non-toxic reactions）
          │                      │
    全ての人に起こる現象      ある特定の人に起こる現象
    細菌毒素や自然毒など            │
                          ┌────────┴────────┐
                    免疫学的機序による現象   免疫学的機序によらない現象
                       食物アレルギー            食物不耐症
```

10.1％と加齢にともない減少傾向を示し，10歳以下での症例が全体の90.1％を占めている（**図9.2**参照）。

原因食物別では，鶏卵39.0％，乳製品21.8％，小麦11.7％が患者数の上位1位～3位を占める。これに次いで症例の多いピーナッツ，果物，魚卵，甲殻類，木の実類，ソバ，魚類であり，上位10位までの症例を合わせると全体の95.3％を占める。

(2) アレルギーを起こす恐れのある食品と表示の方法

アレルギー表示は，食物アレルギーによる健康危害の発生を防止する観点から，2001（平成13）年に食品衛生法に基づき定められた（現在では，食品衛生法第19条第1項の規定に基づく表示の基準に関する内閣府令に移行している）。

1) 表示の対象

表示の対象となる原材料は，過去の健康危害などの程度や頻度を考慮して，

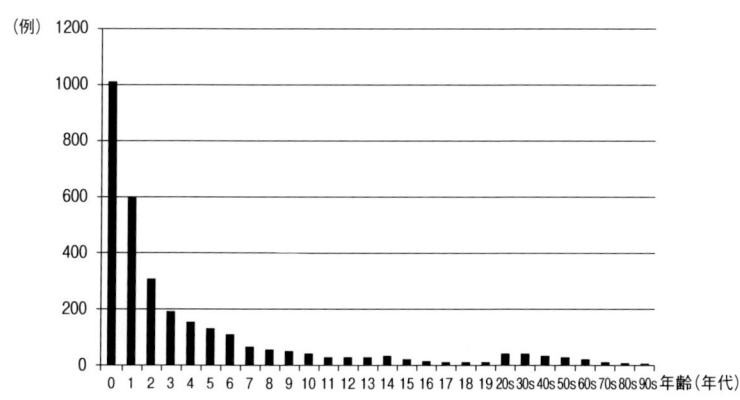

出所）平成24年度食品表示に関する試験検査「即時型食物アレルギーによる健康被害，及びアレルギー物質を含む食品に関する試験検査」（内閣府消費者委員会第23回食品表示部会2013年5月30日資料より引用
http://www.cao.go.jp/consumer/history/02/kabusoshiki/syokuhinhyouji/doc/130530_shiryou4.pdf

図9.2 年齢別即時的食物アレルギー患者数（総症例数2,954例）

表9.2 特定原材料等の分類

分類	特定原材料等の名称	理由	表示の義務
府令 7品目	卵，乳，小麦，えび，かに	発症件数が多い	義務
	そば，落花生	症状が重篤であり生命に関わるため特に留意が必要なもの（症状が重篤な割合が多いもの等）	
推奨 20品目	あわび，いか，いくら，オレンジ，カシューナッツ，キウイフルーツ，牛肉，くるみ，ごま，さけ，さば，大豆，鶏肉，バナナ，豚肉，まつたけ，もも，やまいも，りんご，ゼラチン*	過去に一定の頻度で発症件数が報告されたもの	推奨 （任意表示）

注）*ゼラチン：牛肉・豚肉由来であることが多く，これらは特定原材料に準ずるものであるため，既に牛肉，豚肉としての表示が必要であるが，パブリックコメントにおいて「ゼラチン」としての単独の表示を行うことへの要望が多く，専門家からの指摘も多いため，独立の項目を立てている。

表9.2で示すように表示を義務化する「特定原材料」と，通知で表示を奨励する「特定原材料に準ずるもの」の2つに分類し，これらをあわせたものを「**特定原材料等***」とよんでいる。

*特定原材料等　行政による食物アレルギーの実態調査および誘発物質の解明に関する研究をもとに，過去に一定の頻度で血圧低下，呼吸困難または意識障害等の重篤な健康危害がみられた症例から，その際に食した食品の中で明らかに特定された27品目の原材料が，アレルギー物質を含む「特定原材料等」として指定されている。

2）表示方法

表示方法には，個別表示と一括表示がある。

個別表示は，表示個々の原材料の直後にカッコ書きする方法であり，食物アレルギー患者にとって，詳細に情報が得られるため望ましい表示方法とされる。一括表示は，特定原材料等をまとめてカッコ書きで表示する方法である。

原則的な表示方法は次のように記載される。

・添加物以外の原材料の場合：	原材料名（○○を含む）
・添加物の場合：	物質名（○○由来）
・一括して表示する場合：	（原材料の一部に○○，△△を含む）

3）アレルギーの代替表記等

アレルギーの特定原材料等は，実際に食品を購入するアレルギー患者，保護者にアンケート調査を行い，自分でおやつを購入するアレルギーを持つ子どもでも読みとることができ，判断できる表記方法を基本として，次のような代替表記が認められている。

A　表記方法や言葉が違うが，特定原材料と同一であるということが理解できる表記
　例）【えび】→海老，エビ
　　　【卵】→玉子，たまご，エッグ，鶏卵

B　特定原材料名または代替表記を含んでいるため，これらを用いた食品であると理解できる表記
　例）【卵】→ハムエッグ，厚焼玉子，卵黄，卵白
　　　【小麦】→小麦粉，こむぎ胚芽
　　　【乳】→アイスクリーム，プロセスチーズ

C　特定原材料名または代替表記を含まないが，一般的に特定原材料を使った食品であることが予測できる表記
　例）【卵】→マヨネーズ，オムレツ，目玉焼き，親子丼
　　　【小麦】→パン，うどん
　　　【乳】→生クリーム，ヨーグルト，ラクトアイス，ミルク

D　CおよびDに掲げる表記を含むことにより，特定原材料を使った食品であることが予測できる表記
　例）【卵】→チーズオムレツ，からしマヨネーズ
　　　【小麦】→ロールパン，焼うどん

【乳】→フルーツヨーグルト，ミルクパン

4）表示が免除される例

アレルギー表示については，健康危害等の影響に配慮して**複合原材料**[*1]などに使用された副材料を省略する**キャリーオーバー**[*2]は認められないが，次の特定原材料の含有量がきわめて少ない場合や飲食により引き起こされる反応か他の原因で起こる反応かの判断が困難な場合についてのみ表示が免除される。

〈免除される例〉

- 数 μg/mL 濃度レベルまたは数 μg/g 含有レベルに満たない場合
- 酒精飲料（アルコール摂取時の反応とアレルギー反応を区別することがきわめて困難であるため）
- 香　料（実際にアレルギー疾患を引き起こしたという知見が乏しいため。ただし，香料製剤を使用している場合で，香気成分以外に特定原材料等を原料として製造された副剤を使用している際にはその表示をする必要がある）

9.3.2　期限表示（消費期限，賞味期限）および保存方法

期限表示[*3]は，食品の「安全性の確保」もしくは「選択に役立つ（品質）」に関わる表示事項である。

期限表示の種類には，**消費期限**と**賞味期限**の2つがあり，原則として，すべての**加工食品**[*4]にいずれかの表示が義務付けられている。

(1) 期限表示（消費期限，賞味期限）

1）「消費期限」と「賞味期限」の違い

期限表示に使用される消費期限と賞味期限の用語は，食品の劣化に関する特性により，次のように使い分けられている。

・消費期限（use by date）

品質が急速に劣化する食品に使用され，定められた方法で保存した場合において，腐敗，変敗その他の品質の劣化に伴い安全性を欠くこととなるおそ

---

*1 複合原材料　2種類以上の原材料からなる原材料のことをいう。たとえば，煮物に使用する原材料の醤油は「大豆，小麦，食塩」などの2種類以上の原料を使っているため複合原材料にあたる。表示は，複合原材料の名称の次に括弧書きで使用した原材料を表示するが，原材料が省略される場合もある。

*2 キャリーオーバー（carry-over）食品の原材料の製造または加工の過程において使用され，かつ，当該食品の製造または加工の過程において使用されない物であって，当該食品中には当該物が効果を発揮することができる量より少ない量しか含まれていないものをいう。

*3 期限表示　期限表示のうち，消費期限（use by date）は，食品の安全性を確保する観点からとくに重要な項目と位置付けられている。また，賞味期限（best-before）は，全ての品質の保持がされる期限を示し，あくまで摂取時期の目安として用いられる。廃棄等による社会的なコスト等も考慮し，「賞味期限が切れても直ちに食べられなくなる訳ではありません。」等の表示を追記することも推奨されている。

*4 加工食品　野菜や精肉，鮮魚をはじめとする生鮮食品などを原料として製造・加工される飲食品をいう。期限表示は，これらの加工食品に義務付けられているほか，食中毒予防の観点から包装した鶏卵，食肉，生かき，生食用の鮮魚介類（切り身またはむき身。ただし凍結させたものを除く）などに表示が義務付けられている。

図 9.3　賞味期限と消費期限のイメージ

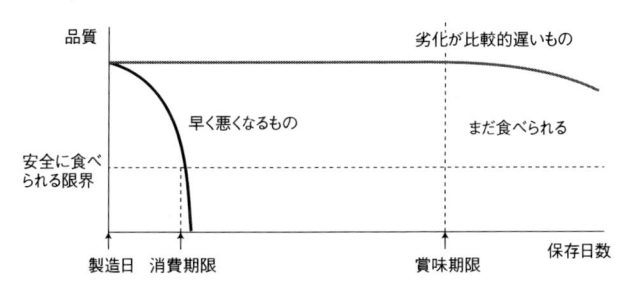

出所）農林水産省HP http://www.maff.go.jp/j/jas/hyoji/kigen.html

れがないと認められる期限を示す年月日のことである。

食品衛生上の問題が生じないと認められる期限であるため，この期限を過ぎたものを食べることは避けるべきである。

〈対象となる食品の例〉
弁当，調理パン，そうざい，生菓子類，食肉，生めん類など

・賞味期限（best-before）

品質劣化が比較的遅い食品に使用され，定められた方法で保存した場合において，期待されるすべての品質の保持が十分に可能であると認められる期限。すなわち，おいしく食べることができる期限をさす。

期限を超えた場合でも，品質が保持されていることがあり，必ずしもすぐに食べられないというわけではない。

〈対象となる食品の例〉
スナック菓子，即席めん類，缶詰，牛乳，乳製品など

なお，消費期限・賞味期限ともに，未開封の状態での期限を示すものであり，一度開封した食品については，環境（温度・湿度等），酸素，衛生状態などの影響を受け，開封前とは劣化に関わる挙動が異なるため，表示された期限にかかわらず，早めに食べることが推奨される。

したがって，消費期限は「安全性」に関する表示事項，賞味期限は「食品の選択に役立つ」表示事項に分類される。

2）期限表示の設定

期限の設定は，「食品等の特性」「品質変化の要因」「原材料の衛生状態」「製造・加工時の衛生管理の状態」「容器包装の形態」「保存状態」などのさまざまな要素に考慮して，**科学的・合理的な根拠**[*1]に基づいて設定することが求められる。したがって，その食品を一番よく知る製造業者，加工業者，販売業者，輸入業者が期限の設定および表示を行うことが原則とされる。

市場に出回る食品等は多岐にわたり，期限の設定に必要な検査もそれぞれの品目ごとに多様であると考えられることから，品目横断的な設定ルールのようなものは定められていない。ただし，一般的に消費期限を表示すべき食品等では，期限の設定に際して一般細菌，大腸菌群，食中毒菌等の微生物試験が必要であると考えられている。これらのうち，食品衛生法において成分規格および衛生指導基準等が定められている食品では，設定された検査項目の中でも，**保存期間中に変化する項目**[*2]の検査も必要とされる。また，賞味期限の設定に際しては，微生物試験，理化学試験，官能検査等の客観的な項目（指標）に基づく必要があるとされている。

(2) 保存方法

期限表示（消費期限・賞味期限）は，「未開封の状態」で，かつ，「表示さ

[*1] **科学的・合理的な根拠** 科学的・合理的な根拠として，理化学試験・微生物試験・官能試験などの結果があるが，個々の包装単位まで検査を実施すること等については，現実的に困難な状況が想定されることから，設定された期限に対して1未満の係数（安全係数）を考慮した期限を設定することが現実的とされている。

[*2] **保存期間中に変化する項目** 食品の品質劣化の指標となる項目のうち，保存中の温度などにより影響を受ける代表的な項目としては，理化学的な指標である油脂の「酸価」および「過酸化物価」などや，微生物的な指標となる「一般生菌数」「大腸菌群数」および「大腸菌数」などがある。

> **コラム 34　シアン化合物を含有する豆類の日付表示**
>
> 　食品の規格基準では，原則として豆類はシアン化合物が検出されてはならないこととされている。ただし，元来その成分としてシアン化合物を含有している「バター豆，ホワイト豆，サルタニ豆，サルタピア豆，ペギア豆，ライマ豆」について，生あんの原料として使用される場合のみ，食品衛生法により使用基準および製造基準を定め，生あんにシアン化合物が完全に残らないことを確保したうえで，豆 100g 中に含有するシアン化合物の量をシアン化水素（HCN）として，50mg 以下との基準を設けて規制し，その使用を認めている。
> 　これらのシアン化合物を含有する豆類では，流通および加工工程が重要となることから，管理上の観点で「期限表示」ではなく，「輸入年月日」で表示を行うこととされている。

れた保存方法に従って保存」された場合に，その食品が品質を保持できる期限である。これは，（1）2）期限表示の設定で記載したように，製造者が科学的・合理的に設定したものであり，この設定と，温度などの「保存方法（保存条件）」が異なる場合には，腐敗・変質の時期が変動する可能性があるため，表示した期限を担保できなくなる。

　したがって，安全性を確保するために「保存方法」を併せて表示することが必要である。

　また，食品衛生法により，衛生上の観点から「保存基準」として，保存温度が定められている食品については，この基準に沿った保存温度が，保存方法として表示される（9.6.2 保存基準参照）。

9.3.3　栄養表示（栄養成分の量および熱量）

　栄養表示については，健康増進法第 31 条に基づいて定められた**栄養表示基準**により，表示された内容が一定の基準を満たすことを義務づけられている。2014 年の時点では対象となる表示事項は未定で栄養表示を行うことは義務づけられていないが，食品表示法施行後おおむね 5 年以内の 2020 年をめどに，環境整備の状況を踏まえ，すべての加工食品，事業者（一部零細企業を除く）に対して表示が義務化される予定である。

（1）　栄養表示基準

　栄養表示基準は，消費者が食品を選択し，摂取するときに健康の増進に役立つ適切な情報が得られることを目指したものであり，販売する加工食品（生鮮食品を除くが，鶏卵は含む）の容器包装や添付文書に，日本語で栄養表示する場合や輸入した食品に日本語で栄養表示したものを販売する場合について適用される。

1）規制の対象となる栄養成分等*の範囲

　栄養成分や熱量に関する用語および表現には，日本語で表示した際に規制の対象となる範囲が次のように定められている。

　A．対象となる栄養成分等

*栄養成分等　表示の対象となる栄養成分等の範囲は，熱量（エネルギー，カロリー），たんぱく質，脂質，炭水化物の他，ミネラル 12 種類とビタミン 13 種類である。ポリフェノールやコラーゲンといった対象とならない成分を表示する場合は，これらの表示対象成分と線引きして表示を行う必要がある。

> - 熱量（エネルギー，カロリー），たんぱく質，脂質，炭水化物
> - ミネラル：亜鉛，カリウム，カルシウム，クロム，セレン，鉄，銅，ナトリウム，マグネシウム，マンガン，ヨウ素，リン
> - ビタミン：ナイアシン，パントテン酸，ビオチン，ビタミン A，ビタミン B_1，ビタミン B_2，ビタミン B_6，ビタミン B_{12}，ビタミン C，ビタミン D，ビタミン E，ビタミン K，葉酸

B．対象となる表現など

> - たんぱく質：別名称の「プロテイン，リジン」等のアミノ酸，「アミノ酸」という総称，「ペプチド」などの表現を含む
> - 脂　　　質：別名称の「脂肪」「ファット，オイル」「コレステロール，DHA，EPA」等の脂肪酸，「不飽和脂肪酸」などの表現を含む
> - 炭水化物：「糖質，糖類，糖」「ブドウ糖，果糖」等の単糖類，「ショ糖（砂糖・シュガー）」「乳糖」等の二糖類，「でんぷん」等の多糖類，「繊維」「食物繊維」などの表現を含む
> - ミネラル：総称のミネラル，カルシウムを「Ca」，鉄を「Fe」，ナトリウムを「Na」「食塩」「塩」などと表記したものを含む
> - ビタミン：ビタミン A を「VA」や総称の「ビタミン」，前駆体としての「β-カロテン」などの表現を含む
> - そ の 他：「果実繊維」「カルシウムイオン」「うす塩」「あま塩」「あさ塩」などの表現を含む

2）表示すべき事項および方法

A．必要な表示事項

- **当該食品の単位当たり**（販売される状態における可食部分の 100g もしくは 100mL または 1 食分など）
- **熱量，たんぱく質，脂質，炭水化物，ナトリウム**，を基本表示事項として，この順で記載し，その後，個別に表示を行いたい栄養成分について表示する。

B．使用する表示単位

- 「g」や「mg」など定められた質量単位で記載を行うこととされ，微量や割合（％）による表示は認められない。

C．表示箇所と文字の決まり

- 容器包装を開かないでも見える場所に明瞭に表示する。

D．表示量の誤差の許容範囲

- 表示値が誤差の許容範囲に収められる場合
  　一定量で表示した成分については，規定された分析方法において定めら

表示例
栄養成分表示（100g 当たり）

エネルギー	114kcal
たんぱく質	0.3g
脂質	1.8g
炭水化物	24.2g
ナトリウム	16mg
ビタミン C	120mg

れた誤差の許容範囲内に含まれていなければならない。また，下限値および上限値（○○〜○○g）で表示する場合は，その幅の中に含まれていなければならない。

・表示値が誤差の許容範囲に収まることが困難な場合

「この表示値は，目安です」「**推定値**[*1]」などと，合理的な方法により得られ，表示された値が定められた方法によって得られた値とは一致しない可能性があることを示す記載をするとともに，表示された値の設定の根拠資料を保管しなければならない。

3）強調表示の基準

たんぱく質，食物繊維などの特定の栄養成分等について「高」「含有」などを表示する場合や，熱量，脂質等について「無」「低」などを表示する場合に満たしていなければならない基準である。

強調表示の方法には，他の食品との比較による**相対表示**と，単にその食品についての含有量の多少を表示する**絶対表示**がある。

[*1] 推定値　消費者庁の行った栄養表示と実際の含有量に関する市場調査の結果，原材料に含まれる栄養成分量の違いが大きく影響するシンプルな調理加工食品において，かなりの確率で表示値の誤差許容範囲を超える食品が確認されたため，表示義務化に向け，許容範囲に収まることが困難な食品に対する表示方法として「推定値」による表示が設けられた。

表9.3　補給ができる旨の基準値
（ゼロ・低・減等**適切な摂取**[*2]ができる旨の表示を行う場合）

栄養成分	［第1欄］ 高い旨の表示をする場合は，次のいずれかの基準値以上であること		［第2欄］ 含む旨又は強化された旨の表示をする場合は，次のいずれかの基準値以上であること	
	食品100g当たり （　）内は，一般に飲用に供する液状の食品100ml当たりの場合	100kcal当たり	食品100g当たり （　）内は，一般に飲用に供する液状の食品100ml当たりの場合	100kcal当たり
たんぱく質	15g （7.5g）	7.5g	7.5g （3.8g）	3.8g
食物繊維	6g （3g）	3g	3g （1.5g）	1.5g
亜鉛	2.10mg （1.05mg）	0.70mg	1.05mg （0.53mg）	0.35mg
カルシウム	210mg （105mg）	70mg	105mg （53mg）	35mg
鉄	2.25mg （1.13mg）	0.75mg	1.13mg （0.56mg）	0.38mg
銅	0.18mg （0.09mg）	0.06mg	0.09mg （0.05mg）	0.03mg
マグネシウム	75mg （38mg）	25mg	38mg （19mg）	13mg
ナイアシン	3.3mg （1.7mg）	1.1mg	1.7mg （0.8mg）	0.6mg
パントテン酸	1.65mg （0.83mg）	0.55mg	0.83mg （0.41mg）	0.28mg
ビオチン	14μg （6.8μg）	4.5μg	6.8μg （3.4μg）	2.3μg
ビタミンA	135μg （68μg）	45μg	68μg （34μg）	23μg
ビタミンB_1	0.30mg （0.15mg）	0.10mg	0.15mg （0.08mg）	0.05mg
ビタミンB_2	0.33mg （0.17mg）	0.11mg	0.17mg （0.08mg）	0.06mg
ビタミンB_6	0.30mg （0.15mg）	0.10mg	0.15mg （0.08mg）	0.05mg
ビタミンB_{12}	0.60μg （0.30μg）	0.20μg	0.30μg （0.15μg）	0.10μg
ビタミンC	24mg （12mg）	8mg	12mg （6mg）	4mg
ビタミンD	1.50μg （0.75μg）	0.50μg	0.75μg （0.38μg）	0.25μg
ビタミンE	2.4mg (1.2mg)	0.8mg	1.2mg （0.6mg）	0.4mg
葉酸	60μg （30μg）	20μg	30μg （15μg）	10μg

出所）東京都福祉保健局「食品に栄養表示するときは…」

[*2] 適切な摂取　熱量，脂質，飽和脂肪酸，コレステロール，糖類，ナトリウムについては，国民の栄養摂取の状況からみて，その過剰な摂取が国民の健康の保持増進に影響を与えるものとなっている。これらの栄養成分等が少ないことを強調する表示を「適切な摂取ができる旨の表示」とよび，表示する場合の基準を設けている。

表9.4 適切な摂取ができる旨の基準値
(ゼロ・低・減等適切な摂取ができる旨の表示を行う場合)

栄養成分	[第1欄] 含まない旨の表示は次の基準値に満たないこと 食品100g当たり ( ) 内は一般に飲用に供する液状の食品100ml当たり	[第2欄] 低い旨の表示は次の基準値以下であること 食品100g当たり ( ) 内は一般に飲用に供する液状の食品100ml当たり
熱量	5kcal (5kcal)	40kcal (20kcal)
脂質	0.5g (0.5g)	3g (1.5g)
飽和脂肪酸	0.1g (0.1g)	1.5g (0.75g) かつ飽和脂肪酸由来エネルギーが全エネルギーの10%
コレステロール	5mg (5mg) かつ飽和脂肪酸の含有量＊ 1.5g (0.75g) かつ飽和脂肪酸のエネルギー量が10%＊ 「＊」は，1食分の量を15g以下と表示するものであって当該食品中の脂質の量のうち飽和脂肪酸の含有割合が15％以下で構成されているものを除く	20mg (10mg) かつ飽和脂肪酸の含有量＊ 1.5g (0.75g) かつ飽和脂肪酸のエネルギー量が10%＊ 「＊」は，1食分の量を15g以下と表示するものであって当該食品中の脂質の量のうち飽和脂肪酸の含有割合が15％以下で構成されているものを除く
糖類	0.5g (0.5g)	5g (2.5g)
ナトリウム	5mg (5mg)	120mg (120mg)

ドレッシングタイプ調味料（いわゆるノンオイルドレッシング）について，脂質を含まない旨の表示については「0.5g」を，当分の間「3g」とする。なお，「0.5g」を超えるものは，原材料として食用油脂を使用していない旨及び当該食品の脂質量の由来を明らかにする旨の表示を行うよう努める。
出所）東京都福祉保健局「食品に栄養表示するときは…」

〈相対表示〉
強化された旨：「○○％強化」「○○g増強」など 低減された旨：「○○％低減」「○○gカット」など

〈絶対表示〉
高い旨：「高」「多」「豊富」「リッチ」など 含む旨：「源」「供給」「含有」「入り」「使用」「添加」など 低い旨：「低」「ひかえめ」「少」「ライト」「ダイエット」など 含まない旨：「無」「ゼロ」「ノン」「レス」など

・相対表示をする場合は，基準に定める量以上に強化，低減されていること，比較対照となる食品名と強化，低減した割合，量を表示することが定められている。

相対表示の例：当社従来品「○○」に比べてカロリー50％カット

・高い旨，低い旨などの絶対表示をする場合は，定められた基準値を満たしている必要がある（**表9.3**および**表9.4**参照）。

絶対表示の例：ビタミンCを多く含む旨の表示をする場合，食品100g中24mgのビタミンCを含んでいる必要がある。

9.3.4 添加物表示

食品に使用される添加物（**食品添加物**）とは，食品衛生法により「食品の

表9.5 食品添加物の種類と使用目的

種類	使う目的	食品添加物の例
保存料	かびや細菌が増えるのを抑えて，食中毒を防ぐ	・ソルビン酸 ・安息香酸ナトリウム
防かび剤	かび発生を防ぐ	・オルトフェニルフェノール（OPP） ・チアベンダゾール（TBZ）
酸化防止剤	酸化を防ぎ，長く保存できるようにする	・ビタミンE ・ビタミンC
pH調整剤	食品のpHを調節して品質をよくする	・塩酸 ・水酸化カリウム
酸味料	食品に酸味を与える	・クエン酸 ・乳酸
甘味料	食品を甘くする	・アスパルテーム ・ステビア ・キシリトール
苦味料	食品に苦味を与える	・カフェイン
調味料	食品にうま味などを与え，味をととのえる	・グルタミン酸ナトリウム ・イノシン酸二ナトリウム
漂白剤	食品を漂白し，白く，きれいにする	・亜硫酸ナトリウム ・亜塩素酸ナトリウム
着色料	食品に色を着け，色調をととのえる	・赤色2号 ・クチナシ色素
発色剤	ハムやソーセージの色調をととのえる	・亜硝酸ナトリウム
光沢剤	食品に光沢を与える	・シェラック ・パラフィンワックス
糊料（増粘剤，安定剤，ゲル化剤）	食品になめらかさや粘り気を与えて，食品がくずれないようにする	・ペクチン ・カラギーナン
結着剤	肉の保水性を高めて肉片同士がくっつきやすくする	・リン酸塩（Na，K）
乳化剤	水と油が均一に混ざるようにする	・レシチン ・グリセリン脂肪酸エステル
膨張剤	ケーキなどをふっくらさせ，やわらかくする	・炭酸水素ナトリウム
香料	食品に香りを付ける	・オレンジ香料 ・バニリン ・酢酸イソアミル
イーストフード	パンを作るのに使うイーストによる発酵をたすける	・塩化アンモニウム
ガムベース	チューインガムの基材	・エステルガム ・チクル
かんすい	中華めんの食感，風味を出す	・炭酸ナトリウム
豆腐用凝固剤	豆腐を作るときに豆乳を固める	・塩化マグネシウム含有物（にがり） ・グルコノデルタラクトン

出所）農林水産省「食品添加物の種類と使う目的」を一部改変
http://www.maff.go.jp/j/fs/f_label/f_processed/add_type.html

製造の過程において又は食品の加工若しくは保存の目的で，食品に添加，混和，浸潤その他の方法によって使用するものをいう」と定義されている。

食品添加物の安全性については，**食品安全委員会**[*1]による評価を受け，人の健康を損なうおそれのない場合に限って，成分の規格や，使用の基準を定めたうえで使用が認められる。

(1) 食品添加物の使用目的

食品添加物の使用目的は，定義に記載されているとおり，食品の「加工」もしくは「保存」である。具体的な目的としては，「味・色・香りなどを付ける」「品質を変える・保つ」「腐りにくくする」「有害な物質ができるのを防ぐ」「栄養を強化する」などがある（**表9.5**参照）。

(2) 食品添加物の表示方法

原則として，食品を作るときに使われた食品添加物については，すべて表示することが定められている。また，添加物表示は「**物質名**」「**一括名**[*2]」「**用途名併記**[*3]」のいずれかで表示することとされる。

1) 物質名による表示

添加物表示は，原則として物質名で表示する。ただし，品名（名称および別名），簡略名，類別名で表示することもできる。

> 例：化学物質名　「L-アスコルビン酸ナトリウム」
> 　　簡略名　　　「ビタミンC」「V.C」

2) 一括名による表示

添加物表示は，物質名での表示が原則となるが，表9.6に示した14種類

*1 食品安全委員会　食品安全委員会とは，国民の健康の保護がもっとも重要であるという基本的認識のもと，食品を摂取することによる健康への悪影響について，科学的知見に基づき客観的かつ中立公正に評価を行う機関であり，食品安全基本法の制定に伴い，2003（平成15）年7月に内閣府に設置された。

*2 一括名　添加物表示は原則として物質名で表示するが，複数の物質を調合して作る香料のようなものについては，個々の成分を表示するより使用目的などを表示した方がわかりやすいため，使用目的や機能などを示した「一括名」で表示することが認められている。

*3 用途名併記　消費者が食品を選択するうえでとくに表示の必要性が高い，「甘味料」「着色料」「保存料」「増粘剤，安定剤，ゲル化剤または糊料」「酸化防止剤」「発色剤」「漂白剤」「防かび剤または防ばい剤」は，物質名と用途名をあわせて表示することとされている。

表9.6　一括名で表示できる14種類の用途

1	イーストフード
2	ガムベース
3	かんすい
4	苦味料
5	酵素
6	光沢剤
7	香料または合成香料
8	酸味料
9	軟化剤（チューインガム軟化剤）
10	調味料　　　　　　　　　　　調味料（アミノ酸），調味料（アミノ酸等） 注：その構成成分に応じて　　調味料（核酸），調味料（核酸等） 　　種類別を表示　　　　　　調味料（有機酸），調味料（有機酸等） 　　　　　　　　　　　　　　調味料（無機塩），調味料（無機塩等）
11	豆腐用凝固剤または凝固剤
12	乳化剤
13	水素イオン濃度調整剤またはpH調整剤
14	膨脹剤または膨張剤

表 9.7 物質名と併記が必要な 8 種類の用途

1	甘味料	
2	着色料	
3	保存料	
4	増粘剤 安定剤 ゲル化剤または糊料	・主として増粘の目的で使用される場合： 　→増粘剤または糊料 ・主として安定の目的で使用される場合： 　→安定剤または糊料 ・主としてゲル化の目的で使用する場合： 　→ゲル化剤または糊料
5	酸化防止剤	
6	発色剤	
7	漂白剤	
8	防かび剤または防ばい剤	

の定められた用途で使用する食品添加物については，使用する目的を表す「一括名」による表示が認められている。たとえば，香料のように使用目的が明確なもので，微量の物質を調合したものは，個々の物質全てを表示するよりも，一括名で「香料」と表示したほうが一般消費者に分かりやすいためである。

3) 用途名併記による表示

着色料や保存料などの**表 9.7** に示した 8 種類の用途の食品添加物については，消費者の選択に役立つ情報として，物質名に用途名を併せて表示する。

> 例：「保存料（ソルビン酸）」
> 　　「着色料（カラメル，カロテン）」
> 　　「甘味料（アスパルテーム・L-フェニルアラニン化合物）」*

注）*甘味料であるアスパルテームについては，フェニルケトン尿症者に対する注意喚起として，L-フェニルアラニン化合物である旨またはこれを含む旨の表示が義務づけられている。

(3) 表示が省略される食品添加物の注意

添加物表示する際に，「**栄養強化の目的で使用される添加物**」と，「**加工助剤**」「**キャリーオーバー**」に該当する添加物については，表示が免除されているため，添加物表示が省略される場合がある。

1) 栄養強化の目的で使用されるもの

栄養強化の目的で使用される「ビタミン類」「ミネラル類」「アミノ酸類」については，表示が免除される。ただし，栄養強化の目的で使用されるものと同じ添加物でも，栄養強化の目的以外で使用する場合には表示が免除されない。

> 例：「L-アスコルビン酸」を栄養強化の目的で使用→　表示免除
> 　　「L-アスコルビン酸」を酸化防止剤として使用→　表示する
> 　　　　　　　　　　　　　　　　　　　　　「酸化防止剤（V.C）」

また、栄養強化の目的で使用した添加物であっても、果実飲料などJAS法に基づく**個別の品質表示基準**[*1]で表示義務のあるものについては、表示が免除されない。

2) 加工助剤

食品の加工の際に添加されるもので次に該当する場合は、表示が免除される。

> A. 食品の完成前に除去されるもの
>   例：抽出溶剤であるヘキサン
> B. 最終的に食品に通常含まれる成分と同じになり、かつ、その成分量を増加させるものではないもの
>   例：水質を調整するための炭酸マグネシウム
> C. 最終的に食品中にごくわずかな量しか存在せず、その食品に影響を及ぼさないもの
>   例：消泡の目的で添加するシリコーン樹脂

3) キャリーオーバー

原材料の製造または加工の過程で使用され、その原材料を使用した食品の製造過程では使用されず、使用量が最終食品に添加物としての効果を発揮できる量より明らかに少ない場合は表示が免除される。

ただし、添加物を含む原材料が原型のまま存在する場合や、着色料、甘味料等のように、添加物の効果が視覚、味覚等の**五感に感知できる**[*2]場合にはキャリーオーバーとは扱われず、表示は免除されない。

〈キャリーオーバーとなるかの判断例〉

> ・保存料を含むしょうゆで煮物の味付けをした場合、保存料の含有量が少なく、煮物には効果を持たない。
>   → キャリーオーバー（表示不要）
> ・豆腐用凝固剤を使用した豆腐を麻婆豆腐に入れた場合、豆腐はそのまま原型を止めている。
>   → キャリーオーバーではない（表示が必要）
> ・着色料を使ったイチゴソースをクリームに使用した場合、最終製品にも色としての効果がある。
>   → キャリーオーバーではない（表示が必要）

9.3.5 その他の安全性に関わる注目すべき表示

(1) 乳児用規格適用食品の表示

福島第一原発の事故を受け、2012（平成24）年4月から施行された食品中の**放射性物質の新基準値**（規格基準：厚生労働省策定）では、**乳児用食品**[*3]に一般食品の100ベクレル/kgより低い基準値である50ベクレル/kgが適用さ

[*1] **個別の品質表示基準** 一般的な食品に対して、横断的な表示基準を定めた「生鮮食品品質表示基準」および「加工食品品質表示基準」の他に、それぞれにJAS規格が設けられるなど特性のある食品に対しては、その特性に合わせた個別の品質表示基準が定められている（2013（平成25）年12月現在、生鮮食品3基準、加工食品46基準）。

[*2] **五感に感知できる** 調味料、甘味料、着色料などのように、味、臭い、色などの五感に訴える添加物については、最終食品にも効果が残存しうると考えられているため、たとえ、原料由来の場合であってもキャリーオーバーとはならず、表示が必要とされている。

[*3] **乳児用食品**「乳児用調製粉乳（特別用途表示食品）」および、「乳幼児を対象とした調製粉乳（フォローアップミルク等の粉ミルクを含む）」「乳幼児向け飲料」「乳幼児用食品」「服薬補助ゼリー、栄養食品等用食品」など乳児（1歳未満）の飲食に供することを目的として販売するもの。

れた。

しかしながら、外見上消費者が乳児用食品の規格基準が適用される商品であるか否かを必ずしも判別することができないケースが想定されることから、消費者が食品を購入する際にその食品が「乳児用食品」または「一般食品」のいずれの基準が適用されるものかを判別したうえで商品選択ができるよう、厚生労働省の規格基準を踏まえて表示基準が定められた。

1) 表示方法

乳児用食品の規格基準が適用される食品には、乳児用規格適用食品である旨が次のように表示される。

〈表示例〉

- 乳児用規格適用食品
- 本品は（食品衛生法に基づく）乳児用食品の規格基準が適用される食品です。
- 乳児用食品の規格基準が適用される食品です。
- 本品は乳児用規格適用食品です。
- 乳児用規格適用食品です。
- 乳児用規格適用

なお、「乳児用規格食品」や「乳児用規格」などのように、「適用」という文言が入っていないものは表示することはできない。

2) 省略規定

乳児用規格適用食品であることが容易に判別できる「乳児用調製粉乳」「アレルゲン除去食品および無乳糖食品のうち、乳児（1歳未満）を対象としたいわゆる粉ミルク」「調製粉乳等（フォローアップミルク）」については、乳児用規格適用食品である旨の表示を省略することができる。

3) 紛らわしい表示の禁止

乳児用規格の対象ではない食品に「乳児用規格適用食品」である旨や「乳幼児用規格適用食品」「乳児用規格適合食品」などの紛らわしい表示をすることは禁止されている。

(2) 生食用食肉*（牛肉）の表示

2011（平成23）年4月に、飲食チェーン店でユッケなどの食肉を生食したことによる食中毒事件が発生し、小児など5名が死亡した。このような事件の再発を防止するため、2011（平成23）年10月に食品衛生法に基づき、生食用食肉（牛肉）の規格基準および表示基準が施行された。

1) 表示方法

生食用牛肉（内臓を除く）は、店舗で容器包装に入れずに提供・販売する場合、容器包装に入れて販売する場合ともに次の表示が必要となる。

*生食用食肉　牛レバー等の内臓を除く「ユッケ、タルタルステーキ、牛刺し、牛タタキ」などの食肉をいう。衛生基準通知によるトリミングでは微生物汚染を完全に除去することが困難なため、規格基準として肉塊の表面から1cm以上の深さを60℃で2分間以上加熱殺菌することが定められた。

A．店舗で容器包装に入れずに提供・販売する場合の表示

（記載箇所）店舗の見やすい箇所（店頭掲示，メニュー等）に表示
（表示内容）
① 一般的に食肉の生食は**食中毒のリスク**がある旨
②「子供」「高齢者」「食中毒に対する抵抗力の弱い人」は食肉の生食を控える旨

B．容器包装に入れて販売する場合の表示

（記載箇所）容器包装の見やすい場所に表示
（表示内容）
① 一般的に食肉の生食は食中毒のリスクがあること
②「子供」「高齢者」「食中毒に対する抵抗力の弱い人」は食肉の生食を控える旨
③ **生食用である旨**
④ とさつ，または解体が行われたと畜場の所在地の都道府県名，と畜場の名称（およびと畜場である旨）
⑤ 生食用食肉の加工基準に適合する方法で加工が行われた施設の所在地の都道府県名，加工施設の名称（および加工施設である旨）

　また，生食用牛肉は，食肉の一部を加熱することからJAS法上の加工食品となるため，加工食品品質表示基準に従った表示もあわせて記載する。

　なお，生食用食肉（牛肉）の規格基準および表示基準から除外された牛の肝臓については，肝臓内部から，腸管出血性大腸菌が検出されており，生で食べると，十分に衛生管理を行った新鮮なものであっても，食中毒が発生することがあるため，2012（平成24）年7月から食品衛生法に基づいて，生食用として販売・提供することが禁止され，中心部まで十分な加熱を要する等の情報提供が必要となる。

9.4　食品の品質等に関わる表示

9.4.1　生鮮食品品質表示基準による表示

　2000（平成12）年3月に制定された**生鮮食品品質表示基準**[*1]では，「一般消費者に販売する生鮮食品」および「業務用生鮮食品」の品質に関する表示を定めている。

(1) 一般消費者に販売する生鮮食品の表示事項

　一般消費者に販売する生鮮食品の表示事項として次の表示が義務付けられている。

　A．名称
　B．**原産地**[*2]

---

*1 生鮮食品品質表示基準　生鮮食品品質表示基準における「表示義務者」はすべての販売業者（農協，産地市場の卸売業者や産地出荷業者等）とされる。ネット通販などの普及や道の駅での販売など，販売形態が多様化するなか，生産農家であっても消費者向けに直接出荷する場合など「業として」販売する場合については表示が義務付けられている。

*2 原産地　青果物の輸入の増加，産地の多様化などを背景に，消費者を中心に青果物の原産地表示の充実・強化を求める声が強くなったことを受け，消費者の商品選択に資する観点から表示が行われている。なお，景品表示法では，製造・加工等された製品の原産国について「その商品の内容について実質的な変更をもたらす行為が行なわれた国」と定義している。

9 食品表示と規格基準

表9.8 生鮮食品品質表示基準による表示事項

		農産物	水産物	畜産物
名称		一般的な名称を記載		
原産国	国産品	都道府県名，市町村名，その他一般に知られている地名	生産した水域名または主な養殖場が属する都道府県名	国産，主な飼養地が属する都道府県名，市町村名その他一般に知られている地名
	輸入品	原産国名，一般に知られている地名	原産国名（水域名の併記可）	原産国名
内容量等		容器に入れ密封された特定商品は，販売業者の氏名または名称および住所		

・計量法で定められた特定商品で，容器に入れ密封された商品には，以下の表示が必要

　C. 内容量

　D. 販売業者の氏名または名称および住所

(2) 業務用生鮮食品の表示事項（表9.8 参照）

業務用生鮮食品の表示事項として次の表示が義務付けられている。

　A. 名称

　B. 原産地

(3) 放射線を照射した製品の表示事項

芽どめのために放射線を照射したジャガイモについては，容器・包装に入れて販売する場合は，容器または包装の見やすい箇所に**放射線照射**した旨を記載することが定められている。

9.4.2　加工食品品質表示基準による表示

2000（平成12）年3月に制定された**加工食品品質表示基準**[*1]では，「容器・包装に入れ一般消費者に販売する加工食品」および「業務用加工食品」の品質に関する表示を定めている。

(1) 一般消費者に販売する加工食品の表示事項

容器・包装に入れて販売される加工食品の表示事項として，次の表示が義務付けられている。

　A. 名称
　B. 原材料名
　C. 内容量
　D. 期限表示
　　（消費期限・賞味期限）
　E. 保存方法
　F. 製造者等の氏名または名称および住所
　G. **原料原産地名**[*2]

*1 加工食品品質表示基準　加工食品の品質表示に関する基準であり，製品の容器や包装に表示すべき事項や表示方法，禁止事項などについて，基準を定めている。2000（平成12）年3月に農林水産省の基準として定められたが，2009（平成21）年9月に消費者庁に移管された。

*2 原料原産地名　原料原産地とは，加工食品の原料に使われた一次産品（農畜水産物）の原産地をいう。原産地に由来する原料の品質の差異が，加工食品としての品質に大きく反映されると認識されている22の加工食品群に対して表示が義務化されている。

〈加工食品の表示例〉

名　称	焼き菓子
原材料名	小麦粉，バター，砂糖，卵，植物油脂（大豆を含む），牛乳，アーモンド，塩，膨張剤，着色料（クチナシ），香料
内容量	180g
賞味期限	2014. 12. 30
保存方法	高温多湿を避けて保存して下さい。
製造者	株式会社○○食品　○○県○○市○○区○○町○-○

表9.9 表示事項と記載内容（概略）

表示事項	表示内容
A. 名称	一般的な名称や定められた名称を表示
B. 原材料名	原材料の一般的な名称を使用して表示
C. 内容量	定められた方法で内容重量（g, kg）や容積（ml, L）で単位を明記して表示 注：内容量に替えて，固形量・内容総量で記載されることがある
D. 期限表示	消費期限や賞味期限を「年月日」で表示
E. 保存方法	商品の特性に従って表示
F. 製造者等	製造者等の氏名または名称および住所を表示 （輸入品では，輸入者を表示）
G. 原料原産地名	原料原産地名の表示を義務づけられたものに表示
H. 原産国名	輸入品について表示

H. 原産国名

(2) 業務用加工食品の表示事項

業務用加工食品の表示事項として，次の表示が義務付けられている。

A. 名称

B. 原材料名

C. 製造者等の氏名または名称および住所

(3) 表示内容の概略

定められた表示事項について表示される内容については，概略を**表9.9**にまとめた。

9.4.3 遺伝子組換え食品の表示

2001（平成13）年4月から，食品衛生法およびJAS法により「**組換えDNA技術応用作物**[*1]である食品又はそれを原材料とする加工食品（以下，遺伝子組換え食品という）」の表示が義務づけられている。

(1) 対象農産物

対象となるのは，「大豆（枝豆および大豆もやしを含む）」「とうもろこし」「ばれいしょ」「なたね」「綿実」「アルファルファ」「てん菜」「パパイヤ」の8農作物および，これを原料とする加工食品（33食品群）である（**表9.10**）。

また，加工食品については，原材料の重量に占める割合の高い原材料の上位3位までのもので，かつ，原材料の重量に占める割合が5％以上のものが表示の対象となる。

(2) 区分に応じた表示方法

遺伝子組換え食品の表示は，次の3つの区分に応じて表示を行う。

〈大豆を例とした区分〉

A. **分別生産流通管理**[*2]が行われた「遺伝子組換え農作物」または，これを原材料とする加工食品

→義務表示：「大豆（遺伝子組換え）」「大豆（遺伝子組換えのものを

[*1] 組換えDNA技術応用作物
細菌などの遺伝子の一部を切り取って，その構成要素の並び方を変えてもとの生物の遺伝子に戻したり，別の種類の生物の遺伝子に組み入れたりする技術であり，この技術を応用することで，生物の種類に関係なく品種改良の材料にすることができる。

[*2] 分別生産流通管理（Identity Preserved Handling，略称：IPハンドリング） 遺伝子組換え農産物および非遺伝子組換え農産物を生産，流通および加工の各段階で善良なる管理者の注意をもって分別管理し，その旨を証明する書類により明確にした管理の方法をいう。

表9.10 表示対象となる食品

対象農作物	加工食品
大　豆	1　豆腐・油揚げ類 2　凍豆腐，おからおよびゆば 3　納豆 4　豆乳類 5　みそ 6　大豆煮豆 7　大豆缶詰および大豆瓶詰 8　きな粉 9　大豆いり豆 10　1から9までに掲げるものを主な原材料とするもの 11　大豆（調理用）を主な原材料とするもの 12　大豆粉を主な原材料とするもの 13　大豆たんぱくを主な原材料とするもの 14　枝豆を主な原材料とするもの（対象農作物：枝豆） 15　大豆もやしを主な原材料とするもの（対象農作物：大豆もやし）
とうもろこし	16　コーンスナック菓子 17　コーンスターチ 18　ポップコーン 19　冷凍とうもろこし 20　とうもろこし缶詰およびとうもろこし瓶詰 21　コーンフラワーを主な原材料とするもの 22　コーングリッツを主な原材料とするもの（コーンフレークを除く） 23　とうもろこし（調理用）を主な原材料とするもの 24　16から20までに掲げるものを主な原材料とするもの
ばれいしょ	25　冷凍ばれいしょ 26　乾燥ばれいしょ 27　ばれいしょでん粉 28　ポテトスナック菓子 29　25から28までに掲げるものを主な原材料とするもの 30　ばれいしょ（調理用）を主な原材料とするもの
なたね	－
綿実	－
アルファルファ	31　アルファルファを主な原材料とするもの
てん菜	32　てん菜（調理用）を主な原材料とするもの
パパイヤ	33　パパイヤを主な原材料とするもの

　　　分別）」等と表示
B．「遺伝子組換え農作物」と「非遺伝子組換え農作物」が分別されていない農作物またはこれを原材料とする加工食品
　→義務表示：「大豆（遺伝子組換え不分別）」等と表示
C．分別生産流通管理が行われた「非遺伝子組換え農作物」またはこれを原材料とする加工食品
　→任意表示：「大豆」「大豆（遺伝子組換えでない）」等と表示

　ただし，遺伝子組換え食品に該当しない農作物と，これを原材料とする加工食品に「遺伝子組換えでない」との表示を行うことは禁止されている。

〈禁止される表現の例〉

大麦（遺伝子組換えでない），きゅうり（遺伝子組換えでない）など

(3) 表示の省略

次の場合は，表示を省略することができる。

A. 遺伝子組換え作物およびその加工食品が「主な原材料*」となっていない加工食品

注）*全原材料に占める重量の割合が上位3位までのもので，かつ，原材料に占める重量の割合が5％以上のもの。

B. **組換えられたDNA**およびこれにより生じた「たんぱく質」が，加工工程で除去・分解等されることにより，食品中に残存しない加工食品

例：しょうゆ，大豆油，コーン油，コーンフレーク　など

C. 直接一般消費者に販売されない食品

D. 製品に近接した掲示，その他見やすい場所に区分等が表示されている遺伝子組換え作物

(4) 従来のものと組成，栄養価が著しく異なるもの

「**高オレイン酸遺伝子組換え大豆**」「**高リシン遺伝子組換えとうもろこし**」を主な原材料とするもの（それぞれ高オレイン酸形質，高リシン形質が除去されたものを除く）およびこれらを主な原材料とするものは，別途，次のように表示方法が定められている。

A. 分別生産流通管理が行われたことを確認した高オレイン酸遺伝子組換え大豆を原材料とする場合

→表示例：「大豆（高オレイン酸遺伝子組換えのものを分別）」
　　　　　「大豆（高オレイン酸遺伝子組換え）」等と表示

B. 高オレイン酸遺伝子組換え大豆および高オレイン酸遺伝子組換えでない大豆が意図的に混合された大豆を原材料とする場合

→表示例：「大豆（高オレイン酸遺伝子組換えのものを○○％混合）」
　　　　　等と表示

高オレイン酸遺伝子組換え大豆を主な原材料として使用した場合は，油やしょうゆなど従来表示義務がなかった品目やこれらを主な原材料とするものについても表示義務が生じるが，高リシン遺伝子組換えとうもろこしを主な原材料として使用した油は，オレイン酸と異なりリシンが油中に残らないことから，通常のとうもろこし同様に表示義務はない。

9.5 いわゆる「健康食品」の表示の概略

(食品衛生法,健康増進法,景品表示法,薬事法)

いわゆる「**健康食品**」については,法律上の定義はなく,広く健康の保持増進に役立つ食品として販売・利用されるもの全般を指すものとされている。ただし,健康食品は「食品」であるため,食品衛生法の食品の定義注で示すとおり,薬事法で管理される医薬品や医薬部外品に属するものは含まれない。

健康食品に関する国の制度としては,国が定めた安全性や有効性に関する基準等を満たす「**保健機能食品制度**」が設けられている(図9.4参照)。

注)食品の定義:「食品とは,すべての飲食物をいう。ただし,薬事法に規定する医薬品及び医薬部外品は,これを含まない」

9.5.1 健康や栄養に関する表示の制度

保健機能食品制度とは,「**いわゆる健康食品**[*1]」の多様化を背景に,消費者が食生活の状況に応じた食品の選択ができるよう,適切な情報提供を目的として創設された。この制度では,一定の条件を満たした食品を「保健機能食品」とよぶことを認める制度で,**国の許可**[*2]等の必要性や食品の目的・機能などの違いによって,「特定保健用食品」と「栄養機能食品」の2つのカテゴリーに分類している。

(1) 特定保健用食品

(個別許可型,規格基準型,疾病リスク低減表示,条件付き特定保健用食品)

特定保健用食品(条件付き特定保健用食品を含む)いわゆる「トクホ」は,からだの生理学的機能などに影響を与える保健機能成分を含む食品で,「血圧,血中のコレステロールなどを正常に保つことを助ける」「おなかの調子を整えたりすることを助ける」などの食品の持つ特定の保健の用途を表示して販売される食品である。また,特定保健用食品として販売するためには,製品ごとに食品の有効性や安全性について審査を受け,表示について国の許可を受ける必要がある。

この,特定保健用食品には「特定保健用食品(個別許可型)」「特定保健用食品(規格基準型)」「特定保健用食品(疾病リスク低減表示)」「**条件付き特定保健用食品**」の4つに区分される。

1) 保健の用途の表示の範囲

特定保健用食品の保健用途表示の範囲については,「特定保健用食品の審査取扱い及び指導要領」により,次のように示されている。

[*1] いわゆる健康食品 治療・予防に使われる「医薬品(医薬部外品)」や「医薬品(医薬部外品)」以外のもので,一般的には食品のうち健康の保持増進に役立つものとして販売・利用されるものであり,保健機能食品である「特定保健用食品」と「栄養機能食品」を除いたものとされる。

[*2] 国の許可 特定保健用食品の表示の許可については,製品見本,商品名,原材料の配合割合および当該製品の製造方法,成分分析表,許可を受けようとする特定の保健の用途表示の内容その他内閣府令で定める事項を記載した申請書を消費者庁に提出し,審査により適正と認められたものについて表示が許可される。

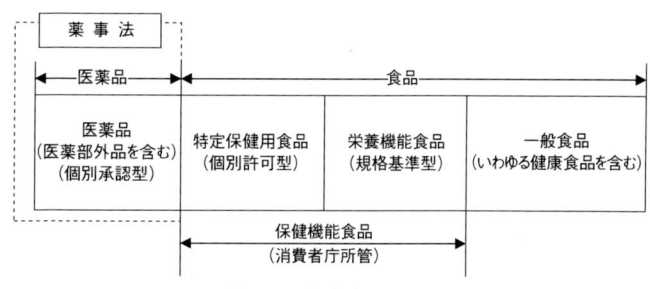

薬事法			
←医薬品→	←食品→		
医薬品 (医薬部外品を含む) (個別承認型)	特定保健用食品 (個別許可型)	栄養機能食品 (規格基準型)	一般食品 (いわゆる健康食品を含む)
	保健機能食品 (消費者庁所管)		

図9.4 健康食品とは

表9.11 特定保健用食品の区分

区　分	定　義
特定保健用食品 （個別許可型）	健康増進法第26条第1項の許可または同法第29条第1項の承認を受けて，食生活において特定の保健の目的で摂取をする者に対し，その摂取により当該保健の目的が期待できる旨の表示をする食品
特定保健用食品 （規格基準型）	特定保健用食品としての許可実績が十分であるなど科学的根拠が蓄積されている関与成分について規格基準を定め，消費者委員会の個別審査なく，事務局において規格基準に適合するか否かの審査を行い許可する特定保健用食品
特定保健用食品 （疾病リスク低減表示）	関与成分の疾病リスク低減効果が医学的・栄養学的に確立されている場合，疾病リスク低減表示を認める特定保健用食品
条件付き特定保健用食品	特定保健用食品の審査で要求している有効性の科学的根拠のレベルには届かないものの，一定の有効性が確認される食品を，限定的な科学的根拠である旨の表示をすることを条件として，許可対象と認める 許可表示：「○○を含んでおり，根拠は必ずしも確立されていませんが，△△に適している可能性がある食品です」

〈特定保健用食品の**許可証票**〉

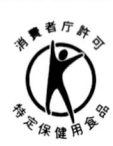

特定保健用食品
（規格基準型・疾病リスク低減表示を含む）

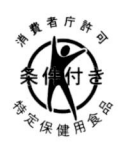

条件付き特定保健用食品

〈保健の用途の表示〉

> ア　保健の用途の表示の範囲は，健康の維持，増進に役立つ，又は適する旨を表現するものであって，例えば，次に掲げるものであることとし，明らかに医薬品と誤認されるおそれのあるものであってはならないこと。
> （ア）容易に測定可能な体調の指標の維持に適する又は改善に役立つ旨
> （イ）身体の生理機能，組織機能の良好な維持に適する又は改善に役立つ旨
> （ウ）身体の状態を本人が自覚でき，一時的であって継続的，慢性的でない体調の変化の改善に役立つ旨
> （エ）**疾病リスクの低減***に資する旨（医学的，栄養学的に広く確立されているものに限る。）
> イ　ア（エ）については，条件付き特定保健用食品の保健の用途の表示の範囲として

***疾病リスクの低減**　その成分を摂取し続けると，ある特定の疾病にかかるリスクを減らせるものとして，現在認められている成分はカルシウムと葉酸である。1日の摂取目安量が定められ，「リスクを低減する可能性がある旨」の表示とともに，「過剰に摂取してもリスクがなくなるわけではない旨」を表示しなければならない。

出所）「特定保健用食品の審査等取扱い及び指導要領」（平成13年3月27日食発第111号「保健機能食品制度の創設等に伴う特定保健用食品の取扱い等について」の別添1　最終改正平成21年2月12日）

2) 特定保健用食品の表示内容

特定保健用食品については，消費者が正しく理解し，安全に使用するために次の表示が定められている。

〈特定保健用食品の表示内容〉

> ・商品名
> ・許可証票又は承認証票
> ・許可等を受けた表示の内容
> ・栄養成分量及び熱量
> ・原材料の名称
> ・特定保健用食品である旨（条件付き特定保健用食品にあっては，条件付き特定保健用食品である旨）
> ・内容量
> ・摂取する上での注意事項
> ・1日当たりの摂取目安量
> ・1日の摂取目安量に含まれる当該栄養成分の当該栄養素等表示基準値に対する割合
>   食品に栄養素等表示基準値に対する割合の表示を行う場合は，こちらの栄養素等表示基準値を参考にしてください。
> ・摂取，調理又は保存の方法に関し，特に注意を必要とするものにあっては，その注意事項
> ・許可等を受けた者が製造者以外の者であるときは，その許可等を受けた者の営業所所在地及び氏名（法人にあっては，その名称）
> ・消費期限又は賞味期限，保存の方法，製造所所在地及び製造者の氏名
> ・**バランスの取れた食生活の普及啓発を図る文言**[*1]
>   「食生活は，主食，主菜，副菜を基本に，食事のバランスを。」

3) 禁止される表示

保健用食品の表示については，表示される「**保健の効果等**」について個別に許可を受けたものであるため，直接の食品表示のみならず広告等についても，許可または承認を受けた内容を逸脱した表示をすることは認められていない。

(2) 特別用途食品

（病者用食品，妊産婦・授乳婦用粉乳，乳児用調製粉乳，**えん下困難者用食品**[*2]）

特別用途食品とは，国の許可[注]を受け，乳児，幼児，妊産婦，病者などの発育，健康の保持・回復などに適するという特別の用途について，表示する食品をいう。

注）表示の許可は，許可基準があるものについてはその適合性を審査し，許可基準のないものについては個別に評価が行われる。

[*1] バランスの取れた食生活の普及啓発を図る文言 「健康食品」に対して，過度に期待する傾向を是正し，バランスの取れた食生活の普及啓発を図るため，特定保健用食品および栄養機能食品（保健機能食品）に表示が義務づけられている。その目的から，消費者が認識しやすいように容器包装の前面に表示することとされる。

[*2] えん下困難者用食品 えん下を容易にし，かつ，誤えんおよび窒息を防ぐことを目的とする食品をいう。2009（平成21）年4月の新制度施行前は「高齢者用食品」とされていたが，対象者は必ずしも高齢者だけでなく，さまざまな疾患による障害を持つ人も含まれることから「えん下困難者用食品」に変更された。

1) 特別用途食品の分類

特別用途食品には，「病者用食品」「妊産婦・授乳婦用粉乳」「乳児用調製粉乳」「えん下困難者用食品」がある。また，「特定保健用食品」も特別用途食品も含まれる。

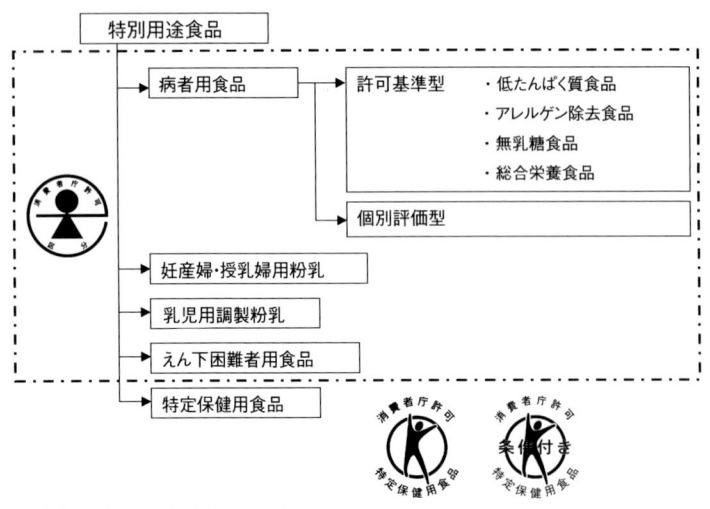

（特別用途食品の**許可証票**）

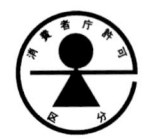

許可証票の区分には，

「病者用食品」「妊産婦・授乳婦用粉乳」

「乳児用調製粉乳」「えん下困難者用食品」

のうち，該当する特別の用途が記載される。

図9.5 特別用途食品の分類

2) 特別用途食品における許可表示の範囲

特別用途食品は，特別の用途ごとに許可表示の範囲が定められている。

〈**病者用食品**の特別用途食品における許可表示の範囲の例〉

- 「病者用」「病人食」など，単に病者に適する旨の表示
- 「糖尿病者用」「腎臓病食」「高血圧患者に適する」など，**特定の疾病に適する旨の表示**＊
- 「低たんぱく質食品」「アレルゲン食品」など，許可対象食品群名に類似の表示をすることによって，病者用の食品であるとの印象を与えるもの

＊特定の疾病に適する旨を表示する場合　特定の疾病に適する旨を表示する場合とは，具体的な疾病名を表示した場合のみに限られない。その表現が，「血糖値を上げない性質があります」など，ある特定の疾病名を表示したものと同程度の効果を消費者に与えると考えられる場合が含まれる。

3) 禁止される表示

日常的に食べられる食品の栄養組成を加減したり，特殊な加工を施すことによって，特別な用途に適する旨の表示を許可する食品であるため，身体への生理学的機能などに影響を与える機能成分を添加することや機能成分の作用の表示を行うことは認められない。このような，特別用途食品として許可を受けた内容を逸脱した虚偽・誇大な表示は，直接の食品表示のみならず広告等についても認められていない。

また，特別用途食品に対し，医薬品類似の効能効果に関する表示は禁止されている。

(3) 栄養機能食品

栄養機能食品とは，栄養成分（ビタミン・ミネラル）の補給のために利用されるものとして，栄養成分の機能の表示をして販売される食品である。

栄養機能食品として販売するためには，1日当たりの摂取目安量に含まれる当該栄養成分量が，栄養機能食品の規格基準で定められた上・下限値の範囲内にあること，栄養機能表示に併せて**注意喚起表示**などについても表示することとされている（**表9.12**参照）。

〈栄養機能食品の表示内容〉

- 栄養機能食品である旨（「栄養機能食品（ビタミンA）」等と栄養成分の名称を括弧書きで付すこと）
- 栄養成分の名称及び機能
- 1日当たりの摂取目安量
- 摂取の方法及び摂取する上での注意事項
- 1日当たりの摂取目安量に含まれる機能の表示を行う栄養成分の量の**栄養素等表示基準値**＊に占める割合
- 調理または保存の方法に関し注意を必要とするものはその注意事項
- バランスの取れた食生活の普及啓発を図る文言として，「食生活は，主食，主菜，副菜を基本に，食事のバランスを。」の表示
- 本品は，特定保健用食品と異なり，消費者庁長官による個別審査を受けたものでない旨

＊栄養素等表示基準値　「日本人の食事摂取基準（2005年版）」によって食事摂取基準が示された栄養成分について，当該食事摂取基準を性および年齢階級ごとの人口により加重平均した値が食品に関する表示を行う際に用いる基準値として示されている。

表9.12　栄養機能食品の規格基準・機能および注意喚起表示

栄養成分	1日当たりの摂取目安量に含まれる栄養成分量		栄養機能表示	注意喚起表示
	下限値	上限値		
亜鉛	2.10mg	15mg	亜鉛は，味覚を正常に保つのに必要な栄養素です。 亜鉛は，皮膚や粘膜の健康維持を助ける栄養素です。 亜鉛は，たんぱく質・核酸の代謝に関与して，健康の維持に役立つ栄養素です。	本品は，多量摂取により疾病が治癒したり，より健康が増進するものではありません。 亜鉛の摂りすぎは，銅の吸収を阻害するおそれがありますので，過剰摂取にならないよう注意してください。1日の摂取目安量を守ってください。 乳幼児・小児は本品の摂取を避けてください。
カルシウム	210mg	600mg	カルシウムは，骨や歯の形成に必要な栄養素です。	本品は，多量摂取により疾病が治癒したり，より健康が増進するものではありません。1日の摂取目安量を守ってください。
鉄	2.25mg	10mg	鉄は，赤血球を作るのに必要な栄養素です。	本品は，多量摂取により疾病が治癒したり，より健康が増進するものではありません。1日の摂取目安量を守ってください。
銅	0.18mg	6mg	銅は，赤血球の形成を助ける栄養素です。 銅は，多くの体内酵素の正常な働きと骨の形成を助ける栄養素です。	本品は，多量摂取により疾病が治癒したり，より健康が増進するものではありません。1日の摂取目安量を守ってください。乳幼児・小児は本品の摂取を避けてください。

栄養素			機能表示	注意喚起表示
マグネシウム	75mg	300mg	マグネシウムは，骨や歯の形成に必要な栄養素です。マグネシウムは，多くの体内酵素の正常な働きとエネルギー産生を助けるとともに，血液循環を正常に保つのに必要な栄養素です。	本品は，多量摂取により疾病が治癒したり，より健康が増進するものではありません。多量に摂取すると軟便（下痢）になることがあります。1日の摂取目安量を守ってください。乳幼児・小児は本品の摂取を避けてください。
ナイアシン〔注1〕	3.3mg	60mg	ナイアシンは，皮膚や粘膜の健康維持を助ける栄養素です。	本品は，多量摂取により疾病が治癒したり，より健康が増進するものではありません。1日の摂取目安量を守ってください。
パントテン酸	1.65mg	30mg	パントテン酸は，皮膚や粘膜の健康維持を助ける栄養素です。	
ビオチン	14μg	500μg	ビオチンは，皮膚や粘膜の健康維持を助ける栄養素です。	
ビタミンA〔注2〕	135μg	600μg	ビタミンAは，夜間の視力の維持を助ける栄養素です。ビタミンAは，皮膚や粘膜の健康維持を助ける栄養素です。	本品は，多量摂取により疾病が治癒したり，より健康が増進するものではありません。1日の摂取目安量を守ってください。妊娠3ヶ月以内又は妊娠を希望する女性は過剰摂取にならないよう注意してください。
	(450IU)	(2,000IU)		
β-カロテン（ビタミンAの前駆体）	1,620μg	7,200μg	β-カロテンは，夜間の視力の維持を助ける栄養素です。β-カロテンは，皮膚や粘膜の健康維持を助ける栄養素です。	本品は，多量摂取により疾病が治癒したり，より健康が増進するものではありません。1日の摂取目安量を守ってください。
ビタミンB_1	0.30mg	25mg	ビタミンB_1は，炭水化物からのエネルギー産生と皮膚や粘膜の健康維持を助ける栄養素です。	
ビタミンB_2	0.33mg	12mg	ビタミンB_2は，皮膚や粘膜の健康維持を助ける栄養素です。	
ビタミンB_6	0.30mg	10mg	ビタミンB_6は，たんぱく質からのエネルギー産生と皮膚や粘膜の健康維持を助ける栄養素です。	
ビタミンB_{12}	0.60μg	60μg	ビタミンB_{12}は，赤血球の形成を助ける栄養素です。	
ビタミンC	24mg	1,000mg	ビタミンCは，皮膚や粘膜の健康維持を助けるとともに，抗酸化作用を持つ栄養素です。	
ビタミンD	1.50μg	5.0μg	ビタミンDは，腸管でのカルシウムの吸収を促進し，骨の形成を助ける栄養素です。	
	(60IU)	(200IU)		
ビタミンE〔注3〕	2.4mg	150mg	ビタミンEは，抗酸化作用により，体内の脂質を酸化から守り，細胞の健康維持を助ける栄養素です。	
葉酸	60μg	200μg	葉酸は，赤血球の形成を助ける栄養素です。葉酸は，胎児の正常な発育に寄与する栄養素です。	本品は，多量摂取により疾病が治癒したり，より健康が増進するものではありません。1日の摂取目安量を守ってください。本品は，胎児の正常な発育に寄与する栄養素ですが，多量摂取により胎児の発育が良くなるものではありません。

注1）ナイアシン当量として。
　2）レチノール当量として。また，ビタミンAの前駆体であるβ-カロテンについては，ビタミンAと同様の栄養機能表示を認める。この場合，「妊娠3ヶ月以内又は妊娠を希望する女性は過剰摂取にならないように注意してください。」旨の注意喚起表示は，不要とする。β-カロテン× 1/12＝ビタミンA
　3）α-トコフェロールとして。

(4) 栄養成分等の表示

いわゆる「健康食品」の栄養成分等の表示については，熱量，たんぱく質，脂質，炭水化物，ナトリウムのほか，意図的に強化された成分や機能等の表示に必要とされる成分が表示される。個別に規定のあるものの他は，栄養表示基準に準じて表示される。

(5) 虚偽・誇大広告などの禁止

2003（平成15）年の健康増進法改正により，健康の保持増進の効果等について，虚偽・誇大な**広告等の表示**[*1]が禁止されている。

〈健康増進法第32条の2，第32条の3関係〉　　平成15年8月29日施行

> 何人も，食品として販売に供する物について，
> その健康の保持増進の効果等に関し，
> 著しく事実に相違する，著しく人を誤認させる
> ような広告その他の表示をしてはならない。

次の事例のような場合には，健康増進法による「事実に相違すること，または人を誤認させる」と判断される。

〈事実に相違することまたは人を誤認させることが明らかな例〉

最高のダイエット食品：	通常，健康の保持増進の効果は，個々人の健康状態や生活習慣等多くの要因により異なっており，現存する製品の中で，最高の効果を発揮することは立証できないため，最上級の表現を用いる広告等は虚偽表示に該当
国際特許成分「○○」が脂肪カット：	「国際特許」の文言は，当該成分の健康保持増進効果が認証等を受けたものと誤認させる表現であり不適当
肥満対策成分「○○」が便秘を解消：	「便秘を解消」といった身体の機能に影響を及ぼす表現は薬事法に抵触する可能性が高い

なお，医薬品の承認を受けていないものに，**効能効果**等に係る表示をすることは「薬事法」により，公正な競争をまたは一般消費者の利益を害するおそれがあると認められる表示をすることは「不当景品類及び不当表示防止法」により禁止されている。

9.6 食品，添加物等の規格基準

飲食に起因する衛生上の危害の発生を防止し，国民の健康の保護を図ることを目的とした食品衛生法に基づき**食品，添加物等の規格基準**[*2]が定められている。

食品，添加物等の規格基準では，直接的に摂食する**食品**および**添加物**のほ

[*1] 広告等の表示　「広告その他の表示」とは，顧客を誘引するための手段として，その食品等の内容に関する事項や取引条件について行う表示を意味し，広告等に該当するものは，商品表示だけでなく，商品に添付した物による広告，見本，チラシ，パンフレット，ダイレクトメール，看板，新聞紙・雑誌等の出版物，放送，インターネット等によるものを含む。

[*2] 食品，食品添加物等の規格基準　安全性を確保するために食品や添加物等に対して定められた規格基準である。これに対し，食品の品質や特色に関する規格制度として日本農林規格（JAS規格）がある。これは，規格で定められた一定の品質や特色を持つ食品を格付けし，マークをつけることで消費者が食品を選択する際に役立てるものである。

かに，口に入れるものもしくは食品と直接接触するものとして，**器具および容器包装**，**おもちゃ**，**洗浄剤**も対象として，成分規格，使用基準，製造基準，加工基準，調理基準，保存基準を設けている。

○食品，添加物等の規格基準　（昭和34年厚生省告示第370号）
　　―目次―
　第1　食品
　　　A　食品一般の成分規格
　　　B　食品一般の製造，加工及び調理基準
　　　C　食品一般の保存基準
　　　D　各条
　第2　添加物
　　　A　通則
　　　B　一般試験法
　　　C　試薬・試液等
　　　D　成分規格・保存基準各条
　　　E　製造基準
　　　F　使用基準
　第3　器具及び容器包装
　　　A　器具若しくは容器包装又はこれらの原材料一般の規格
　　　B　器具又は容器包装の一般試験法
　　　C　試薬・試液等
　　　D　器具若しくは容器包装又はこれらの原材料材質別規格
　　　E　器具若しくは容器包装の用途別規格
　　　F　器具若しくは容器包装の製造基準
　第4　おもちゃ
　第5　洗浄剤

9.6.1　製造・加工・調理基準

食品，添加物等の規格基準では，食品等の製造・加工・調理上で発生する危害の未然防止のため，**製造，加工及び調理基準**を定めている。この規格基準に合致しない食品等については，食品衛生上の観点から販売などが禁止されている。

食品に関しては，食品一般および個別の食品群に対しての基準が設けられている。昨今では，2011（平成23）年4月に，飲食チェーン店でユッケなどの食肉を生食したことによる食中毒事件が発生し，小児など5名が死亡する

食中毒事件発生を受け，同年10月に食品衛生法に基づく「**生食用食肉（牛肉）の規格基準**」が施行された。

食品一般では，「食品への放射線照射」「乳」「血液，血球または血しょう」「鶏の殻付き卵」「生食用魚介類」「組換えDNA技術によって得られた微生物」「添加物」「**牛海綿状脳症**＊の発生国または発生地域において飼養された牛」「牛の肝臓」について次の基準を設けている。

＊牛海綿状脳症（Bovine Spongiform Encephalopathy：略称はBSE）
→p.1参照

〈食品，添加物等の規格基準　（昭和34年厚生省告示第370号）抄〉
　第1　食品
　　B　食品一般の製造，加工及び調理基準

1　食品を製造し，又は加工する場合は，食品に放射線を照射してはならない。ただし，食品の製造工程又は加工工程において，その製造工程又は加工工程の管理のために照射する場合であって，食品の吸収線量が0.10グレイ以下のとき及び個別の食品群に対する条項において特別の定めをする場合は，この限りでない。

2　生乳又は生山羊乳を使用して食品を製造する場合は，その食品の製造工程中において，生乳又は生山羊乳を保持式により63℃で30分間加熱殺菌するか，又はこれと同等以上の殺菌効果を有する方法で加熱殺菌しなければならない。

　　食品に添加し又は食品の調理に使用する乳は，牛乳，特別牛乳，殺菌山羊乳，成分調整牛乳，低脂肪牛乳，無脂肪牛乳又は加工乳でなければならない。

3　血液，血球又は血しょうを使用して食品を製造，加工又は調理する場合は，その食品の製造，加工又は調理の工程中において，血液，血球若しくは血しょうを63℃で30分間加熱するか，又はこれと同等以上の殺菌効果を有する方法で加熱殺菌しなければならない。

4　食品の製造，加工又は調理に使用する鶏の殻付き卵は，食用不適卵であってはならない。

　　鶏の卵を使用して，食品を製造，加工又は調理する場合は，その食品の製造，加工又は調理の工程中において，70℃で1分間以上加熱するか，又はこれと同等以上の殺菌効果を有する方法で加熱殺菌しなければならない。ただし，賞味期限を経過していない生食用の正常卵を使用して，割卵後速やかに調理し，かつ，その食品が調理後速やかに摂取される場合及び殺菌した鶏の液卵を使用する場合は，この限りでない。

5　魚介類を生食用に調理する場合は，飲用適の水で十分に洗浄し，製

品を汚染するおそれのあるものを除去しなければならない。

6 　組換え DNA 技術によって得られた微生物を利用して食品を製造する場合は，厚生労働大臣が定める基準に適合する旨の確認を得た方法で行わなければならない。

7 　食品を製造し，又は加工する場合は，第 2 添加物 D　成分規格・保存基準各条に適合しない添加物又は第 2 添加物 E　製造基準に適合しない方法で製造された添加物を使用してはならない。

8 　牛海綿状脳症の発生国又は発生地域において飼養された牛（以下「特定牛」という。）の肉を直接一般消費者に販売する場合は，脊柱を除去しなければならない。この場合において，脊柱の除去は，背根神経節による牛の肉及び食用に供する内臓並びに当該除去を行う場所の周辺にある食肉の汚染を防止できる方法で行われなければならない。

　食品を製造し，加工し，又は調理する場合は，特定牛の脊柱を原材料として使用してはならない。ただし，特定牛の脊柱に由来する油脂を，高温かつ高圧の条件の下で，加水分解，けん化又はエステル交換したものを，原材料として使用する場合については，この限りでない。

9 　牛の肝臓は，飲食に供する際に加熱を要するものとして販売の用に供されなければならない。牛の肝臓を直接一般消費者に販売する場合は，その販売者は，飲食に供する際に牛の肝臓の中心部まで十分な加熱を要する等の必要な情報を一般消費者に提供しなければならない。

　　販売者は，直接一般消費者に販売することを目的に，牛の肝臓を使用して，食品を製造，加工又は調理する場合は，その食品の製造，加工又は調理の工程中において，牛の肝臓の中心部の温度を 63℃で 30 分間以上加熱するか，又はこれと同等以上の殺菌効果を有する方法で牛の肝臓を加熱殺菌しなければならない。ただし，当該一般消費者が飲食に供する際に加熱することを前提として当該食品を販売する場合については，この限りでない。その際，その販売者は，一般消費者が飲食に供する際に当該食品の中心部まで十分な加熱を要する等の必要な情報を一般消費者に提供しなければならない。

9.6.2　保存基準

食品の**保存基準**については，製造・加工・調理基準と同様に**食品，添加物等の規格基準**で食品一般および個別の食品群および添加物に対して定められている。これらの保存基準は衛生的な見地から，食品の特性に合わせて設定されたものである。

「食品一般」および，「清涼飲料水」「氷菓」「食肉および鯨肉」「生食用食肉（牛肉）」「食鳥卵」「血液，血球および血しょう」「食肉製品」「鯨肉製

品」「魚肉ねり製品」「ゆでだこ」「ゆでがに」「生食用鮮魚介類」「生食用かき」「豆腐」「即席めん類」および「冷凍食品」について次の基準を設けている。

***水分活性**（Aw：Water Activity）　同一条件下における食品の水蒸気圧を純水の水蒸気圧で除した値であり，純水の水分活性は1.00である。純水では「自由水」が100％であり，水分活性が1.00に近いほど微生物が増殖するために利用できる自由水が多いこととなる。

表 9.13　保存基準の定められた食品

区　分	保存基準
食品一般	・飲食の用に供する氷雪以外の氷雪を直接接触させることにより食品を保存する場合の氷雪： 　大腸菌群（融解水中）陰性 ・食品を保存する場合は，抗生物質を使用してはならない。ただし，法第10条の規定により人の健康を損なうおそれのない場合として厚生労働大臣が定める添加物については，この限りでない。 ・食品の保存の目的で，食品に放射線を照射してはならない。
清涼飲料水	・紙栓をつけたガラス瓶に収められたものは，10℃以下で保存しなければならない。 ・ミネラルウォーター類，冷凍果実飲料及び原料用果汁以外の清涼飲料水のうち，pH4.6以上で，かつ，**水分活性***が0.94を超えるものであって，原材料等に由来して当該食品中に存在し，かつ，発育し得る微生物を死滅させるのに十分な効力を有する方法で殺菌していないものは，10℃以下で保存しなければならない。 ・冷凍果実飲料及び冷凍した原料用果汁は，−15℃以下で保存しなければならない。 ・原料用果汁は，清潔で衛生的な容器包装に収めて保存しなければならない。
氷　菓	・氷菓を保存する場合に使用する容器は，適当な方法で殺菌したものでなければならない。 ・原料および製品は，有蓋の容器に貯蔵し，取扱い中手指を直接原料および製品に接触させてはならない。
食肉および鯨肉	・食肉及び鯨肉は，10℃以下で保存しなければならない。ただし，細切りした食肉及び鯨肉を凍結させたものであって容器包装に入れられたものは，これを−15℃以下で保存しなければならない。 ・食肉及び鯨肉は，清潔で衛生的な有蓋の容器に収めるか，又は清潔で衛生的な合成樹脂フィルム，合成樹脂加工紙，硫酸紙，パラフィン紙若しくは布で包装して，運搬しなければならない。
生食用食肉（牛肉）	・生食用食肉は，4℃以下で保存しなければならない。ただし，生食用食肉を凍結させたものは，これを−15℃以下で保存しなければならない。 ・生食用食肉は，清潔で衛生的な容器包装に入れ，保存しなければならない。
食鳥卵（鶏の液卵に限る）	・鶏の液卵は，8℃以下（鶏の液卵を冷凍したものは，−15℃以下）で保存しなければならない。 ・製品の運搬に使用する器具は，洗浄し，殺菌し，及び乾燥したものでなければならない。 ・製品の運搬に使用するタンクは，ステンレス製のものであり，かつ，定置洗浄装置により洗浄し，及び殺菌する方法又はこれと同等以上の効果を有する方法で洗浄し，及び殺菌したものでなければならない。
血液，血球および血しょう	・血液，血球及び血しょうは，4℃以下で保存しなければならない。 ・冷凍した血液，血球及び血しょうは，−18℃以下で保存しなければならない。 ・血液，血球及び血しょうは，清潔で衛生的な容器包装に収めて保存しなければならない。
食肉製品	A．一般基準 　A）冷凍食肉製品（冷凍食肉製品として販売する食肉製品をいう。）は，−15℃以下で保存しなければならない。 　B）製品は，清潔で衛生的な容器に収めて密封するか，ケーシングするか，又は清潔で衛生的な合成樹脂フィルム，合成樹脂加工紙，硫酸紙若しくはパラフィン紙で包装して，運搬しなければならない。 B．個別基準 　A）非加熱食肉製品 　　非加熱食肉製品は，10℃以下（肉塊のみを原料食肉とする場合であって，水分活性が0.95以上のものは4℃以下）で保存しなければならない。ただし，肉塊のみを原料食肉とする場合以外の場合であって，pHが4.6未満又はpHが5.1未満かつ水分活性が0.93未満のものは，この限りでない。 　B）特定加熱食肉製品 　　特定加熱食肉製品のうち，水分活性が0.95以上のものは，4℃以下で，水分活性が0.95未満のものは，10℃以下で保存しなければならない。 　C）加熱食肉製品 　　加熱食肉製品は，10℃以下で保存しなければならない。ただし，気密性のある容器包装に充てんした後，製品の中心部の温度を120℃で4分間加熱する方法又はこれと同等以上の効力を有する方法により殺菌したものは，この限りでない。

鯨肉製品	・鯨肉製品は，10℃以下（冷凍鯨肉製品（冷凍鯨肉製品として販売する鯨肉製品をいう。）は，-15℃以下）で保存しなければならない。ただし，気密性のある容器包装に充てんした後，製品の中心部の温度を120℃で4分間加熱する方法又はこれと同等以上の効力を有する方法により殺菌したものは，この限りでない。 ・製品は，清潔で衛生的な容器に収めて密封するか，ケーシングするか，又は清潔で衛生的な合成樹脂フィルム，合成樹脂加工紙，硫酸紙若しくはパラフィン紙で包装して，運搬しなければならない。
魚肉ねり製品	・魚肉ソーセージ，魚肉ハム及び特殊包装かまぼこは，10℃以下で保存しなければならない。ただし，気密性のある容器包装に充てんした後，その中心部の温度を120℃で4分間加熱する方法又はこれと同等以上の効力を有する方法により殺菌した製品及びそのpH（製品の一部を細切したものを採り，これに10倍量の精製水を加えて細砕したもののpHをいう。）が4.6以下又はその水分活性が0.94以下である製品は，この限りでない。 ・冷凍魚肉ねり製品は，これを-15℃以下で保存しなければならない。 ・製品は，清潔で衛生的にケーシングをするか，清潔で衛生的な有蓋の容器に収めるか，または清潔な合成樹脂フィルム，合成樹脂加工紙，硫酸紙もしくはパラフィン紙で包装して運搬しなければならない。
ゆでだこ	・ゆでだこは，10℃以下で保存しなければならない。ただし，冷凍ゆでだこは，これを-15℃以下で保存しなければならない。 ・ゆでだこは，清潔で衛生的な有蓋の容器に収めるか又は清潔で衛生的な合成樹脂フィルム，合成樹脂加工紙，硫酸紙若しくはパラフィン紙で包装して運搬しなければならない。
ゆでがに	・ゆでがに（飲食に供する際に加熱を要しないものであって，凍結させていないものに限る。）は，10℃以下で保存しなければならない。 ・冷凍ゆでがには，-15℃以下で保存しなければならない。 ・ゆでがに（飲食に供する際に加熱を要し，かつ，凍結させていないものを除く。）は，清潔で衛生的な容器包装に入れ，保存しなければならない。ただし，二次汚染防止措置を講じて，販売の用に供するために陳列する場合においては，この限りではない。
生食用鮮魚介類	生食用鮮魚介類は，清潔で衛生的な容器包装に入れ，10℃以下で保存しなければならない。
生食用かき	・生食用かきは，10℃以下に保存しなければならない。ただし，生食用冷凍かきは，これを-15℃以下で保存しなければならない。 ・生食用かきは，清潔で衛生的な有蓋の容器に収めるか又は清潔で衛生的な合成樹脂，アルミニウム箔若しくは耐水性の加工紙で包装して保存しなければならない。ただし，生食用冷凍かきは，清潔で衛生的な合成樹脂，アルミニウム箔又は耐水性の加工紙で包装して保存しなければならない。
豆腐	・豆腐は，冷蔵するか，又は十分に洗浄し，かつ，殺菌した水槽内において，飲用適の冷水で絶えず換水をしながら保存しなければならない。ただし，移動販売に係る豆腐及び成型した後水さらしをしないで直ちに販売の用に供されることが通常である豆腐は，この限りでない。 ・移動販売に係る豆腐は，十分に洗浄し，かつ，殺菌した器具を用いて保冷をしなければならない。
即席めん類	即席めん類は，直射日光を避けて保存しなければならない。
冷凍食品	・冷凍食品は，これを-15℃以下で保存しなければならない。 ・冷凍食品は，清潔で衛生的な合成樹脂，アルミニウム箔または耐水性の加工紙で包装して保存しなければならない。

出所）厚生省「食品，添加物等の規格基準（昭和34年厚生省告示第370号）抄」

9.7 器具・容器包装の安全性の規格基準と容器包装の表示

器具・容器包装の規格には，材質試験（有害物質の含有量限度規格）と溶出試験（有害物質や総溶出物の溶出量限度規格）がある。溶出試験では，食品疑似溶媒を浸出用溶媒に用いて試験を行う。

主な試験項目としては，各種モノマー試験，各種添加剤試験，鉛，カドミウム，蒸発残留物などがある。

合成樹脂の原料モノマーには，粘膜刺激性，肝障害性，腎障害性，神経毒性，発がん性（塩化ビニル，塩化ビニリデン，ホルムアルデヒド，アクリロニトリル，エピクロルヒドリン，スチレンなど），内分泌かく乱作用（ビスフェノールAなど）などの毒性を示す物質がある。

9.7.1 食品の器具と容器包装

食品用の器具および容器・包装は，食品（この節の説明では，食品添加物も含む）への微生物，有害昆虫，汚染物質などの混入防止や食品の品質劣化防止など，食品衛生上重要な働きをしている。しかも，これらは食品と直接接触するので，その原材料に含まれる種々の化学物質が食品に移行する可能性がある。したがって，食品用の器具および容器包装は，食品，食品添加物と並んで食品衛生上の重要な問題であり，「食品衛生法」「食品，添加物等の規格基準」などの法令により，規格，製造基準，試験法などが定められている。

なお，食品衛生法では，乳幼児が接触することによりその健康を損なうおそれがあるものとして厚生労働大臣の指定するおもちゃについても，規格基準を規定している。

(1) 器具・容器包装とは

食品用の器具および容器包装は，食品衛生法第4条に定義されているが，概要は次のように説明できる。

① 「容器」：食品を入れてそのまま引き渡す（販売する）もの。缶，袋，パック，チューブ，カップ，トレイ，ビン，ふたなど。

② 「包装」：食品を包んでそのまま引き渡す（販売する）もの。包装紙，ラップフィルム，アルミホイルなど。

③ 「器具」：食品に直接接触する物品全般のうち，「容器」と「包装」以外のもの。食品製造装置，調理機器，コンベア，保存タンク，バケツ，手袋，販売用トレイ，かご，敷紙，調理器具（なべ，まな板，包丁，ボウル，ポット，炊飯器など），飲食器（茶碗，椀，鉢，皿，コップ，はし，スプーンなど），醤油差し，弁当箱など。

家庭用ラップフィルムやアルミホイルは「器具」。

ただし，食品が直接接触しない機械，器具，個別包装された食品の外容器や農機具，漁業用具などは，食品衛生法の器具および容器包装に含まれない。

(2) 器具および容器包装の規格基準

器具，容器包装またはこれらの原材料一般の規格を**表9.14**に，器具，容器包装またはこれらの原材料の材質別規格の抜粋を**表9.15**〜**表9.19**に示す。

規格試験には，材質試験と溶出試験がある。材質の原料や構成成分によって溶出物が異なるため，材質別に規格が定められている。

1) 主な試験

① モノマー試験：合成樹脂の原料モノマーには，粘膜刺激性，肝障害性，腎障害性，神経毒性，発がん性（塩化ビニル，塩化ビニリデン，ホルムアルデヒド，アクリロニトリル，エピクロロヒドリン，スチレンなど），内分泌かく乱作用（ビスフェノールAなど）などの毒性を示す物質があるため，含有量や

溶出量を規制するための試験。

　②添加剤試験：ジブチルスズ化合物，クレゾールリン酸エステル，アミン類など毒性を示す添加剤があるので，含有量と溶出量を規制するための試験。

　③過マンガン酸カリウム消費量試験：製品から溶出する有機化合物の総量を規制するための試験。モノマーや添加剤などの有機化合物が多く溶出すると，値が高くなる。

　④重金属試験：製品から溶出する可能性のある鉛，銀，水銀，スズ，銅などの重金属の総溶出量を規制するための試験。

　⑤蒸発残留物試験：製品から溶出する不揮発性物質（主に無機系添加剤）の総量を規制するための試験。

　⑥溶出試験：器具・容器包装の材質に含まれる種々の化学物質が食品に移行する可能性があるので，製品から溶出する物質を規制するための試験。食品にはさまざまな成分が含まれているため，食品で溶出試験を行うと食品中の溶出物の分析が困難である。そこで，食品の代わりに食品の性質を代表する溶媒（食品疑似溶媒）を浸出用溶媒に用いて試験を行う。油性および脂肪性食品の代わりにヘプタン，酒類の代わりに20％エタノール，中性およびアルカリ性の食品の代わりに水，酸性食品の代わりに4％酢酸を用いる。

2）ガラス，陶磁器，ホウロウ製品（表9.15）

　陶磁器とホウロウ製品には着色顔料や釉薬（ゆうやく）などが使用され，その中には重金属である鉛，カドミウムを含むものがあるので，それらが溶出することがある。ガラス製品では鉛を添加すると光の屈折率が大きいガラスができるので，クリスタルガラスには鉛が多く含有され，溶出する可能性がある。そこで，カドミウムと鉛の溶出量が規制されている。

3）合成樹脂（表9.16，表9.17）

　合成樹脂は，モノマー（単量体）を重合させたポリマー（高分子）にさまざまな添加剤（重合開始剤，安定剤，可塑剤［合成樹脂に柔軟性を与える物質］，酸化防止剤など）を加えて成形される。ポリマーは摂取されても消化管から吸収されずに排泄されるので，健康被害を及ぼさないと考えられている。一方，重合されずに残ったモノマーや，ポリマーが加熱，酸，アルカリなどで劣化・分解して生成したモノマーがポリマー中に存在する。モノマーと添加剤は分子量が小さく，樹脂から食品に溶出する可能性がある。合成樹脂の一般規格（表9.16）はすべての合成樹脂に適用される。この規格によって，有害元素であるカドミウムと鉛，および有機化合物の溶出総量（過マンガン酸カリウム消費量）が規制されている。さらに，合成樹脂の材質ごとに有害物質の規制と溶出物総量（蒸発残留物）の規制が行われている（表9.17）。

ポリ塩化ビニルにはフタル酸エステルが可塑剤として添加されるが、もっとも汎用されるフタル酸ビス（2-エチルヘキシル）（略称 DEHP）やフタル酸ジブチル（DBP）などには，精巣毒性，生殖・発生毒性がある。そのため，ポリ塩化ビニル製の器具・容器包装（表9.14を参照）と乳幼児用おもちゃ（乳幼児はおもちゃを口に入れる）へのフタル酸エステル類の使用が規制されている。

4) ゴム製品（表9.18）

ゴム製品には，合成樹脂と同様の添加剤に加えて，ゴム分子同士を架橋して弾力性を生み出すために加硫剤と加硫促進剤が加えられる。そのため，ゴムには合成樹脂よりも数多くの添加剤が含まれている。ほ乳器具とはほ乳びんに装着するゴム製乳首であるが，一般のゴム製品よりも厳しい規格が定められている。

5) 金属缶（表9.19）

金属缶には溶出試験が課されている。金属から溶出する可能性のある有害元素（ヒ素，カドミウム，鉛）を規制している。金属缶の内側は，金属の腐食防止や内容物の品質保持のために，エポキシ樹脂，フェノール樹脂，ポリ塩化ビニル樹脂などで塗装されている場合がほとんどである。近年は，ポリエチレンテレフタレート（PET），ポリプロピレン，ポリエチレンなどの合成樹脂多層フィルムで缶内面をコートしたラミネート缶も増えている。そこで，塗装やフィルムから溶出する有害物質と溶出物総量の規制も行われている。

表9.14　器具もしくは容器包装またはこれらの原材料一般の規格

原材料	種類	規格
金属	器具	銅，鉛またはこれらの合金が削り取られるおそれのある構造でないこと
	メッキ用スズ	鉛：0.1％以下
	器具・容器包装の製造・修理に用いる金属	鉛：0.1％以下 アンチモン：5％未満
	器具・容器包装の製造・修理に用いるハンダ	鉛：0.2％以下
	電流を直接食品に通ずる装置を有する器具の電極	鉄，アルミニウム，白金，チタンに限る（ただし，食品を流れる電流が微量である場合はステンレスも使用可）
一般	器具・容器包装	食品衛生法施行規則別表第1に掲載する以外の化学的合成品の着色料は使用不可（食品に混和するおそれがないように加工されている場合を除く）
ポリ塩化ビニル	油脂または脂肪性食品を含有する食品に接触する器具・容器包装	フタル酸ビス（2-エチルヘキシル）を用いてはならない（ただし，食品に混和するおそれがないように加工されている場合を除く）

表9.14〜9.19の出所）（昭和34年厚生省告示第370号）「食品，添加物等の規格基準」の「第3　器具及び容器包装」をもとに作成

表9.15 ガラス製，陶磁器製またはホウロウ引きの器具・容器包装の規格

原材料	種類			溶出試験 規格	
				カドミウム	鉛
ガラス	深さ 2.5cm 以上	加熱調理用器具		0.05 µg/mL 以下	0.5 µg/mL 以下
		加熱調理用器具以外	容量 600mL 未満	0.5 µg/mL 以下	1.5 µg/mL 以下
			容量 600mL 以上	0.25 µg/mL 以下	0.75 µg/mL 以下
			容量 3L 以上	0.25 µg/mL 以下	0.5 µg/mL 以下
	液体を満たせないもの又は深さ 2.5cm 未満			0.7 µg/cm² 以下	8 µg/cm² 以下
陶磁器	深さ 2.5cm 以上	加熱調理用器具		0.05 µg/mL 以下	0.5 µg/mL 以下
		加熱調理用器具以外	容量 1.1L 未満	0.5 µg/mL 以下	2 µg/mL 以下
			容量 1.1L 以上	0.25 µg/mL 以下	1 µg/mL 以下
			容量 3L 以上	0.25 µg/mL 以下	0.5 µg/mL 以下
	液体を満たせないもの又は深さ 2.5cm 未満			0.7 µg/cm² 以下	8 µg/cm² 以下
ホウロウ引き	深さ 2.5cm 以上	加熱調理用器具	容量 3L 未満	0.07 µg/mL 以下	0.4 µg/mL 以下
		加熱調理用器具以外		0.07 µg/mL 以下	0.8 µg/mL 以下
		容量 3L 以上		0.5 µg/cm² 以下	1 µg/cm² 以下
	液体を満たせないもの又は深さ 2.5cm 未満	加熱調理用器具		0.5 µg/cm² 以下	1 µg/cm² 以下
		加熱調理用器具以外		0.7 µg/cm² 以下	8 µg/cm² 以下

表9.16 合成樹脂製の器具・容器包装の一般規格

種類	材質試験		溶出試験	
	試験項目	規格	試験項目	規格
合成樹脂一般	カドミウム	100 µg/g 以下	重金属	Pb として 1 µg/mL 以下
	鉛	100 µg/g 以下	過マンガン酸カリウム消費量*	10 µg/mL 以下

注)*フェノール樹脂，メラミン樹脂およびユリア樹脂を除く。

表9.17 合成樹脂製の器具・容器包装の個別規格によって規制されている物質

材質の種類	材質試験		溶出試験		
	モノマー	添加剤	モノマー	添加剤	不揮発性溶出物*
フェノール樹脂 メラミン樹脂 ユリア樹脂			フェノール ホルムアルデヒド		蒸発残留物
ホルムアルデヒドを製造原料にするもの（上記を除く）			ホルムアルデヒド		蒸発残留物
ポリ塩化ビニル（PVC）	塩化ビニル	ジブチルスズ化合物 クレゾールリン酸エステル			蒸発残留物
ポリエチレン（PE） ポリプロピレン（PP）					蒸発残留物
ポリスチレン（PS）	揮発性物質（スチレン，トルエン，エチルベンゼンなど）				蒸発残留物
ポリ塩化ビニリデン（PVDC）	塩化ビニリデン	バリウム			蒸発残留物
ポリエチレンテレフタレート（PET）				アンチモン ゲルマニウム	蒸発残留物
ポリメタクリル酸メチル（PMMA）			メタクリル酸メチル		蒸発残留物

表 9.17（続き）

材質の種類	材質試験		溶出試験		
	モノマー	添加剤	モノマー	添加剤	不揮発性溶出物*
ナイロン（PA）			カプロラクタム		蒸発残留物
ポリメチルペンテン（PMP）					蒸発残留物
ポリカーボネート（PC）	ビスフェノールA（フェノールおよび*p-tert*-ブチルフェノールを含む）ジフェニルカーボネート	アミン類	ビスフェノールA（フェノールおよび*p-tert*-ブチルフェノールを含む）		蒸発残留物
ポリビニルアルコール（PVA）					蒸発残留物
ポリ乳酸（PLA）			総乳酸		蒸発残留物

注）*蒸発残留物試験に使用する浸出用液（食品疑似溶媒）：ヘプタン，20%エタノール，水，4%酢酸

表 9.18　ゴム製の器具・容器包装の規格

種類	材質試験		溶出試験	
	試験項目	規格	試験項目	規格
ほ乳器具を除く	カドミウム	100 μg/g 以下	フェノール	5 μg/mL 以下
	鉛	100 μg/g 以下	ホルムアルデヒド	不検出
	2-メルカプトイミダゾリン（塩素を含むものに限る）	不検出	亜鉛	15 μg/mL 以下
			重金属	Pb として 1 μg/mL 以下
			蒸発残留物	60 μg/mL 以下
ほ乳器具	カドミウム	10 μg/g 以下	フェノール	5 μg/mL 以下
	鉛	10 μg/g 以下	ホルムアルデヒド	不検出
			亜鉛	1 μg/mL 以下
			重金属	Pb として 1 μg/mL 以下
			蒸発残留物	40 μg/mL 以下

表 9.19　金属缶〔乾燥した食品（油脂および脂肪食品を除く）を内容物とするものを除く〕の規格

溶出試験	
試験項目	規格
ヒ素	As_2O_3 として 0.2 μg/mL 以下
カドミウム	0.1 μg/mL 以下
鉛	0.4 μg/mL 以下
フェノール	5 μg/mL 以下
ホルムアルデヒド	不検出
蒸発残留物	30 μg/mL 以下
エピクロルヒドリン	0.5 μg/mL 以下
塩化ビニル	0.05 μg/mL 以下

9.7.2 容器包装に関する表示

容器包装に関する表示は，循環型社会を形成していくために必要な3R(リデュース・リユース・リサイクル)の取組みを総合的に推進するための法律である**資源有効利用促進法**＊で定められている。

これは，外見上で識別が困難な類似の物品の分別を容易にし，再度資源として回収・利用することを促進するために，統一的な表示の標準を示したものである。

(1) 識別表示の義務対象となる容器包装

再資源化を促進するものとして，樹脂や紙，金属を原料とする次の容器包装について識別表示が義務づけられている。

〈対象となる容器包装と**識別マーク**〉

対象となる容器包装	識別マーク
・プラスチック製容器包装 (飲料・酒類・特定調味料用のPETボトルを除く)	プラ
・紙製容器包装 (飲料用紙パックでアルミ不使用のものおよび段ボール製容器包装を除く)	紙
・PETボトル (飲料・酒類・特定調味料用のPETボトル)	1 PET
・飲料・酒類用スチール缶	スチール
・飲料・酒類用アルミ缶	アルミ

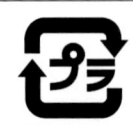

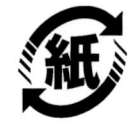

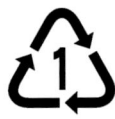

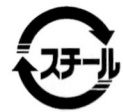

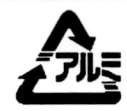

(2) わが国における廃棄物の推移

環境省「一般廃棄物の排出及び処理状況等(平成23年度)」の調査から，ごみの総排出量および1人1日当たりの排出量は1985(昭和60)年度前後から急激に増加，平成に入ると緩やかな増加傾向となるものの，2000(平成12)年度にピークを迎え5,483万トンとなった。その後，2001(平成13)年に資源有効利用促進法が施行されたこともあり，継続的に減少し，2011(平成23)年度ではピーク時から1人1日当たり排出量で約20％減少している。

＊資源有効利用促進法(資源の有効な利用の促進に関する法律) 2001(平成13)年4月に施行された。この法律は，資源の有効な利用の確保を図るとともに，廃棄物の発生の抑制および環境の保全に資するため，使用済み物品等および副産物の発生の抑制ならびに再生資源および再生部品の利用の促進に関する所要の措置を講ずることにより国民経済の健全な発展に寄与することを目的としている。

9.8　輸入食品の安全性

輸入食品の安全性を確保するためには，輸入者が食品衛生法に適合したことを確認したうえで輸入することが最重要であるが，輸入者の行為を確認するために，行政は3段階の対策をとっている。①輸出国における衛生対策を推進するための協議や海外技術援助を行う。②厚生労働省検疫所が水際（輸入時）審査と検査を実施して監視する。③国内に輸入された後は，地方自治体が国内流通品の収去検査を実施して監視する。

検疫所による輸入時検査には，モニタリング検査，検査命令，自主検査がある。検疫所および地方自治体の審査と検査で食品衛生法違反であることが判明した食品等は，廃棄，積み戻し，回収等の措置がとられる。

9.8.1　輸入食品の監視体制と検疫所

わが国の食料自給率はカロリーベースで約4割しかなく，食品輸入量は年々増加している（図9.6）。輸入重量の増加率に比べて輸入件数の増加率が著しい。これは1届出の重量が少なくなっていることであるが，海外で加工・製造された製品，半製品を必要なときに小口輸入していることがひとつの要因である。輸入食品の2012（平成24）年度品目分類別輸入重量（図9.7）をみると，農産食品，農産加工食品が約7割を占めている。食の安全を確保するための監視体制の概要を図9.8に示す。輸入食品の安全性を確保するためには，輸入者が食品衛生法に適合したことを確認したうえで輸入するという，輸入者の責務が第一であるが，輸入者の行為を確認するために，行政による対策がとられている。

行政の対策としては，輸出国に対する海外技術援助，水際（輸入時）審査と検査，輸入事業者に自主的な衛生管理の指導を厚生労働省検疫所が担当している。国内に輸入された後の監視は地方自治体が担当している。

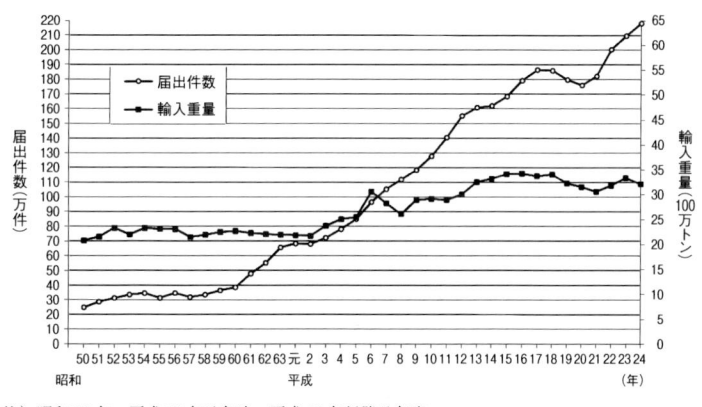

注）昭和50年～平成18年は年次，平成19年以降は年度
出所）平成24年度輸入食品監視指導計画に基づく監視指導結果の概要（平成25年8月，厚生労働省医薬食品局食品安全部監視安全課）

図9.6　輸入食品の年別輸入・届出数量の推移

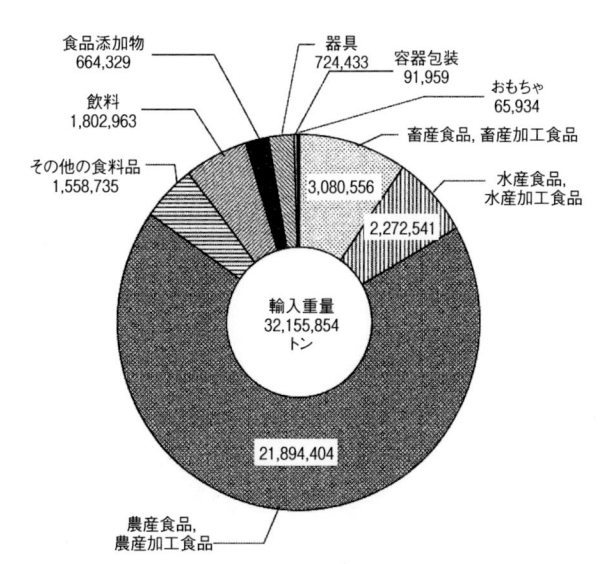

出所）平成24年度輸入食品監視統計（平成25年8月，厚生労働省医薬食品局食品安全部）図3 品目分類別輸入重量の構成

図9.7　輸入食品の2012（平成24）年度品目分類別輸入重量の構成

9.8.2 輸入食品の安全性確保－検疫所の輸入食品監視業務

販売または営業上使用する食品等（食品，食品添加物，器具・容器包装，乳幼児対象のおもちゃ）を輸入する場合には，食品衛生法に基づき，輸入事業者はそのつど厚生労働省の検疫所に「食品等輸入届出書」を提出する必要がある。検疫所では，食品衛生監視員が届出書を審査（書類審査）し，輸入される食品等が食品衛生法の規制に適合しているかを確認する。さらに，計画的にモニタリング検査（**表9.20**，**表9.21**）を行って輸入食品の監視を行っている。モニタリング検査は，統計学的な考え方に基づいて年間計画を定めて実施しており，違反の可能性が高い食品かどうかを監視している。審査および検査の結果，食品衛生法違反であ

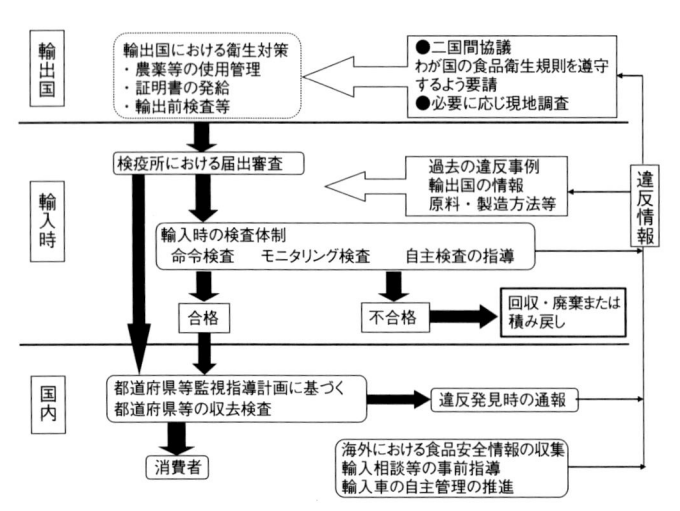

出所）平成24年度輸入食品監視指導計画に基づく監視指導結果（平成25年8月，厚生労働省医薬食品局食品安全部）に収載されている図「輸入食品の監視体制等の概要」を改変

図 9.8 輸入食品の監視体制の概要

表 9.20 輸入時の検査

モニタリング検査   ● 多種多様な輸入食品の衛生状況を幅広く監視   ● 食品の種類ごとに輸入量，違反率等を考えた年間計画に基づき実施   ● 国（検疫所）が実施。試験結果の判明を待たずに輸入可能
検査命令   ● 違反の蓋然性が高い食品等を輸入のつど輸入者に検査を命令   ● 検査に合格しないと輸入・流通が認められない。   ● 輸入者が費用負担。試験結果判明まで留置き
自主検査   ● 初回輸入時に，過去の類似食品の違反事例等から規格・基準の適合確認のために行う行政指導に基づく検査

出所）平成24年度輸入食品監視指導計画に基づく監視指導結果（平成25年8月，厚生労働省医薬食品局食品安全部）および厚生労働省HP内 輸入食品監視業務FAQ

表 9.21 モニタリング検査の概要

● 抗生物質，合成抗菌剤，ホルモン剤等の抗菌性物質等   ● 有機リン系，有機塩素系，カルバメイト系，ピレスロイド系等の残留農薬   ● 保存料，着色料，甘味料，酸化防止剤等の添加物   ● 腸管出血性大腸菌，リステリア菌，腸炎ビブリオ等の病原微生物   ● 成分規格で定められている大腸菌群等，貝毒等の成分規格   ● アフラトキシン，デオキシニバレノール，パツリン等のカビ毒   ● 安全性未審査の遺伝子組換え食品の使用の有無   ● 認められていない放射線照射の有無

出所）厚生労働省HP内 輸入食品監視業務FAQ Q.4モニタリング検査とはどのようなものですか

ることが判明した食品等は，廃棄，積み戻し，回収等の措置がとられる。

違反頻度が高くなった場合には，検査件数の頻度を上げるなどモニタリング検査を強化する。さらに，輸入時の自主検査とモニタリング検査および国内流通段階での収去検査等の結果，食品衛生法違反の可能性が高い食品等については，輸入のつど，全ロット検査を行うよう輸入業者に命じる「検査命令」（**表9.20**）を実施して食品衛生法に違反する食品が輸入されないようにしている。さらに，検査命令開始後でも違反食品が相当数発見される場合および健康被害や食品汚染のおそれがある事態が発生している場合には，特定の国の特定の食品について包括的に輸入・販売を禁止できる仕組み（**図9.9**）も規定されている。

モニタリング検査と検査命令を合わせると，2012（平成24）年度では，輸入届出件数の約1割に検査を実施している（**図9.10**）。

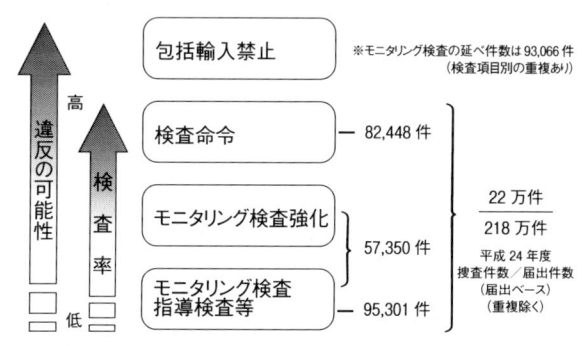

出所）平成24年度輸入食品監視指導計画に基づく監視指導結果（平成25年8月，厚生労働省医薬食品局食品安全部）

図9.9　輸入時の検査体制の概要

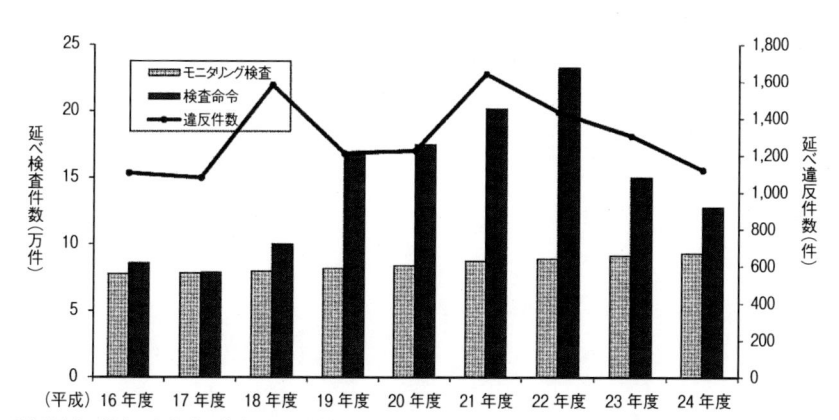

注）＊届出1件当たり複数の検査項目を実施している場合があることから延べ数とした。
出所）平成24年度輸入食品監視指導計画に基づく監視指導結果（平成25年8月，厚生労働省医薬食品局食品安全部）

図9.10　年度別延べ検査件数＊の推移

9.8.3 輸入食品の食品衛生法違反事例

厚生労働省は，輸入食品監視業務に関する施策状況とともに違反事例を公表している。近年の輸入食品の違反件数は，輸入届出件数の約 0.05〜0.1% 程度である（**図 9.6**，**図 9.10**）。食品衛生法条文別の違反状況を 2012（平成 24）年度の違反事例（**表 9.22**）を例にしてみると，第 11 条（食品又は添加物の基準及び規格）違反が約 6 割，第 6 条（販売を禁止される食品及び添加物）違反が約 3 割を占める。食品衛生法条文別の違反状況の構成比は，近年ほぼ同様の傾向を示している。

表 9.22 輸入食品における主な食品衛生法違反事例（2012（平成 24）年度）

違反条文	違反件数（件）	構成比（％）	主な違反内容
第 6 条（販売を禁止される食品及び添加物）	311	27.7	アフラトキシンの付着，有毒魚類の混入，下痢性・麻痺性貝毒の検出，シアン化合物の検出，食中毒原因菌の検出，輸送時における事故による腐敗・変敗・カビの発生など有害物質を検出。
第 9 条（病肉等の販売等の制限）	8	0.7	衛生証明書の不添付
第 10 条（添加物等の販売等の制限）	72	6.4	TBHQ，キノリンイエロー，サイクラミン酸，アゾルビンなど日本で未許可の食品添加物を使用。
第 11 条（食品又は添加物の基準及び規格）	667	59.4	農薬の残留基準違反，動物用医薬品の残留基準違反，大腸菌群陽性等の成分規格違反，食品添加物の使用基準違反，食品添加物の成分規格違反，放射性物質の検出など日本の残留基準や規格基準に不適合。
第 18 条（器具又は容器包装の基準及び規格）	57	5.1	器具・容器包装の規格違反，原材料の材質別規格違反
第 62 条（おもちゃ等についての準用規定）	7	0.6	おもちゃ又はその原材料の規格違反
総　計	1,122（延数）※1 1,053（実数）※2		

注）※1　検査項目別の延べ件数
　　※2　検査対象となった届出の件数
出所）平成 24 年度輸入食品監視統計（平成 25 年 8 月，厚生労働省医薬食品局食品安全部）表 3 主な食品衛生法違反事例を一部改変

コラム 35　CODEX＊規格と WTO 協定

(1) CODEX 委員会とは

正式名称を Codex Alimentarius Commission（略称 CAC）といい，国連食糧農業機関（FAO）と世界保健機関（WHO）が共同で運営する国際的な機関である。通常，Codex 委員会（コーデックス委員会）とよばれている。この機関の目的は，①消費者の健康保護，②食品貿易の公正な取引を確保，③そのために，国際的に流通する食品の安全性や品質に関する国際基準を作成，である。Codex 委員会が決定した規格基準

＊CODEX　1963 年に国連食糧農業機関（FAO）と世界保健機関（WHO）により設置された国際的な政府間機関であり，消費者の健康の保護，食品の公正な貿易の確保等を目的とする。正式名称はコーデックス・アリメンタリウス（Codex Alimentarius）という。国際食品規格（コーデックス規格）の策定等を行っている。2013 年 8 月現在の加盟国は 185 ヵ国，1 加盟機関（EU）である。

をCodex規格という。メンバーは，各国政府，国際政府機関，国際NGOであり，多くの部会，事務局，執行委員会から構成される。

(2) 世界貿易機関（WTO）体制におけるCodex規格の重要さ

Codex委員会ではCodex規格を各国に強制適用する規則は設けていない。つまり，各国はCodex規格に従う義務は負っていない。一方，WTOが定めた食品貿易に関する協定として，①衛生と植物防疫措置の適用に関する協定（SPS協定），②貿易の技術的障害に関する協定（TBT協定）がある。SPS協定では，WTO加盟国に対して，食品安全の規制は，国際基準であるCodex規格に基づかなければならないと規定した。SPS協定に基づく保護措置（SPS措置。下述の（3）SPS協定を参照）が国内産業保護の目的で使用されるかもしれないからである。そのため，Codex規格が食品貿易の係争の際の判断基準となる。つまり，WTO加盟国は，Codex規格に従わなければならなくなった。Codex規格は，WTOという別の国際機関の協定によって，強力な存在になっている（図9.11参照）。

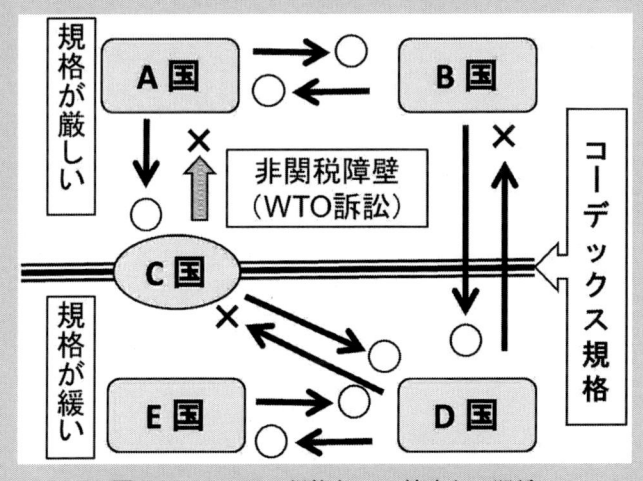

図9.11 CODEX規格とSPS協定との関係
○：輸出入が可，
×：輸出入が不可

(3) SPS協定

SPS協定の目的は，①食品由来のリスクに起因する人または動物の健康，②動物または植物がもたらす疾病に起因する人の健康，③害虫または疾病からの動物または植物の保護であり，その対象は，食品添加物，残留農薬，動物用医薬品，汚染物質（毒素，マイコトキシン，病原生物など），分析・サンプリング法，衛生実施規範である。本協定では，上記の目的のために，国際貿易の障害にならないことを条件に，保護措置をとる（＝貿易を制限する）権利を認めている。

(4) 食品の安全性基準が非関税障壁と見なされることがある

WTOの目的は貿易の公正性を図ることなので，必要限度を超えて国際貿易を妨げてはならないと規定している。食品の安全性基準は各国の法律により定められているため，国ごとに異なる食品の安全性基準が時としては非関税障壁になる。WTOからみると，安全性基準の上限が問題であるが，Codexからみると，安全性基準の下限が問題である。一方，Codex規格は「科学的根拠」に基づいて策定されているはずなので，これより厳しい規制をすることは「科学的根拠」を否定すると見なされる。各国は輸入食品にCodex規格より厳しい規制をする権利はあるが，それを実施する場合には科学的正当

性を証明する必要がある。もしもCodex規格より厳しい規格を輸入食品に課した場合には，輸出国が，輸入国の安全性基準を非関税障壁であるとしてWTOに訴える可能性がある。ただし，輸入国がCodex規格より厳しい規制をしても，輸出国からWTOに提訴されなければ国際協定上問題はない。逆に，輸出国がCodex規格より緩い規格である場合に輸入国がCodex規格と同じ国内規格を輸入食品に課しても，SPS協定違反としてWTOに訴えられることはない。

(5) 食品の国際貿易協定では，政府の外交力が問われる

　食品の安全性基準は各国が自国の法律に基づいて設定しているが，その行政政策は自国の食文化，衛生環境，食品産業状況，消費者意識などと密接に関連している。一方，各国の食品の安全性基準は強制力をもつため，安全性基準不適合な輸入食品には輸入禁止措置がとられる。このため，近年の食品の輸出や輸入が増大する中では，先進国（衛生環境がよく，消費者の食品衛生意識が高いため，厳しい基準を望む）と発展途上国（衛生環境が悪く，微生物汚染が起こりやすい）との間や，農畜産物の輸出国（緩い基準を望む）と輸入国（厳しい基準を望む）との間で，経済的利害がぶつかっている。

　Codex規格が貿易を通じた食品の国際取引のルールとして扱われるようになり，国内で流通する食品の安全管理，ひいては自国の食品産業に大きな影響を及ぼすため，Codex規格は各国にとって非常に重要なものになっている。このため，Codex規格を議論する国際協議の場では，各国とも自国の規格ができる限り反映されたCodex規格を策定しようとして，国際間の利害対立がしばしばみられる。したがって，自国の意見を主張すること，利害対立の妥協点を探ること，他国の賛同を得る努力をすることなど，政府の外交交渉力が必要である。

　同様に，政府間の貿易自由化交渉における二国間協議やTPP（環太平洋パートナーシップ協定）の場でも，食品の安全基準が問題になる。自国の利益を守るために経済的利害がぶつかる。やはり，政府の外交交渉力が問われることになる。

表9.23　諸外国のアレルギー表示対象品目（2013年）

品目／国（組織）	日本	Codex注1	EU	米国	カナダ	豪州・ニュージーランド	韓国
グルテン含有穀類注2	○（小麦）	○	○	○（小麦）	○	○	○（小麦）
卵	○	○	○	○	○	○	○
乳	○	○	○	○	○	○	○
落花生	○	○	○	○	○	○	○
甲殻類	○（えび・かに）	○	○	○	○	○	○（えび・かに）
魚類	△（さば・さけ）	○	○	○	○	○	○（さば）
大豆	△	○	○	○	○	○	○
ナッツ類注3	△（くるみ）	○	○	○	○	○	○
そば	○						
フルーツ	△（オレンジ，キウイ，もも，りんご，バナナ）						○（もも）

肉類	△ (牛肉, 豚肉, 鶏肉)						○（豚肉）
その他	△ (いか, あわび, いくら, まつたけ, やまいも, ゼラチン)	○ (10mg/kg 以上の亜硝酸塩)	○ (ゴマ, セロリ, マスタード, 軟体動物注4, ハウチワマメ, 10mg/kg 以上の亜硝酸塩)		○ (ごま, 貝類, マスタード, 10mg/kg 以上の亜硝酸塩)	○ (ごま, 蜂花粉, プロポリス, ローヤルゼリー, 10mg/kg 以上の亜硝酸塩)	○ (トマト, 10mg/kg 以上の亜硝酸塩)

○：表示品目　　△：表示推奨品目

注 1) Codex：FAO／WHO が合同で設立した国際政府間組織が策定した食品の国際規格
　 2) グルテン含有穀類：小麦，ライ麦，大麦，オーツ麦，スペルト麦，その他の雑穀
　 3) ナッツ類：アーモンド，ヘーゼルナッツ，ウオールナッツ，カシューナッツ，ペカンナッツ，ブラジルナッツ，ピスタチオ，マカデミア，クインズランドナッツ
　 4) 軟体動物：アワビ類，イガイ・イシガイ類，イカ，タコ
出所）消費者庁資料「表示の義務付け」
　　　http://www.cao.go.jp/consumer/history/02/kabusoshiki/syokuhinhyouji/doc/130530_shiryou1-2.pdf

9.8.4 輸入食品の表示に関する留意点

昨今，小規模事業者や衣料品や雑貨を商う他業種事業者など新たに食品輸入をはじめるものや，インターネットなどを利用した個人輸入など，国内外の表示基準を熟知していないものによる輸入が増加する傾向にある。

輸入食品については，食品による健康被害の未然防止のため，輸出国とわが国の食品等に対する食品表示制度の違いを理解しておく必要がある。

制度により表示が異なるものには，**アレルギー表示の対象となる品目，添加物を含む原材料の省略規定，遺伝子組換え食品の表示制度，栄養表示制度**などがある。とくにアレルギー表示の対象となる品目については，輸入業者の表示に不備がある場合，食品を摂取するもののリスクが高くなるため，表示者，利用者ともに諸外国での対象品目を理解したうえで，リスク低減のための情報収集などを行うことが求められる。

【演習問題】

問1　食品添加物の物質名と用途の組合せである。正しいのはどれか。
　　　　　　　　　　　　　　　　　　　　　　　　　　　　　　（2008 年国家試験）

　(1) 過酸化水素　――――――――　発色剤
　(2) ジフェニール　――――――――　保存料
　(3) ソルビン酸カリウム　――――――　防カビ剤
　(4) 亜硝酸ナトリウム　――――――　殺菌料
　(5) エリソルビン酸　――――――――　酸化防止剤

　解答　(5)

問2　「アレルギー物質を含む食品の原材料表示」（以下「アレルギー表示」）に関する記述である。正しいものの組合せはどれか。　　（2011 年国家試験）

a　かにを原料とする食品は，アレルギー表示を義務づけられている。
　　b　落花生を原料とする食品は，アレルギー表示を奨励されている。
　　c　さばを原料とする食品は，アレルギー表示を義務づけられている。
　　d　大豆を原料とする食品は，アレルギー表示を奨励されている。
　　　（1）aとb　（2）aとc　（3）aとd　（4）bとc　（5）cとd
　　解答　（3）

問3　食品の容器と包装に関する記述である。正しいものの組合せはどれか。
（2010年国家試験）
　　a　フタル酸エステルは，ポリカーボネートの原材料である。
　　b　ポリエチレンテレフタレートは，熱硬化性樹脂である。
　　c　ホルムアルデヒドは，発癌性が知られている。
　　d　焼成温度が低い陶磁器は，調理時に金属が溶出することがある。
　　　（1）aとb　（2）aとc　（3）aとd　（4）bとc　（5）cとd
　　解答　（5）

問4　食品包装材に関する記述である。正しいのはどれか。　（2008年国家試験）
　　（1）ポリエチレンは，ポリエチレンテレフタレート（PET）に比較して気体遮断性が高い。
　　（2）ポリ塩化ビニリデンは，ポリエチレンに比べ耐熱性に優れる。
　　（3）プラスチック容器は，紙容器に比べ遮光性に優れる。
　　（4）ポリエチレンテレフタレートの燃焼により，ダイオキシンが発生する。
　　（5）ブリキ缶は，容器包装リサイクル法の対象外である。
　　解答　（2）

【参考文献】
東京都福祉保健局・東京都生活文化局編：健康食品取扱マニュアル（第6版），薬事日報社（2010）
食品表示検定協会編著：改定3版　食品表示検定認定テキスト・中級，ダイヤモンド・フリードマン社（2013）
食品期限表示の設定のためのガイドライン：平成17年2月25日付食安基発第0225001号基準審査課長通知，16消安第8982号表示・規格課長通知

【参考資料】
厚生労働省　器具・容器包装，おもちゃ，洗浄剤に関する情報
　　http://www.mhlw.go.jp/stf/seisakunitsuite/bunya/kenkou_iryou/shokuhin/kigu-index.html
器具及び容器包装の規格基準（厚生省告示第370号，食品，添加物等の規格基準より抜粋）
　　http://www.mhlw.go.jp/topics/bukyoku/iyaku/kigu/dl/4.pdf
日本食品化学研究振興財団　器具及び容器包装
　　http://www.ffcr.or.jp/zaidan/FFCRHOME.nsf/pages/app.cont.pac-j
「食品用器具・容器包装の安全性について」，くらしの健康，**13**，2006年9月，東京都

健康安全研究センター

http://www.tokyo-eiken.go.jp/assets/issue/health/13/index.html

厚生労働省による輸入食品監視業務に関する施策情報

http://www.mhlw.go.jp/stf/seisakunitsuite/bunya/kenkou_iryou/shokuhin/yunyu_kanshi/index.html

検疫所　パンフレット

http://www.mhlw.go.jp/topics/yunyu/dl/panf01.pdf

コーデックス委員会に関する国内関連情報

・農林水産省HP　ホーム＞組織・政策＞消費・安全＞コーデックス委員会

http://www.maff.go.jp/j/syouan/kijun/codex/

・厚生労働省HP　ホーム＞政策について＞分野別の政策一覧＞健康・医療＞食品＞コーデックス委員会

http://www.mhlw.go.jp/topics/idenshi/codex/

・日本食品衛生協会HP　CODEX

http://www.n-shokuei.jp/food_safety_information_shokuei2/food_hygienic/codex/index.html

資　　料

1　食品安全基本法（抜粋） ………………………… 238
2　食品衛生法（抜粋） ……………………………… 240
3　関連法規 URL ……………………………………… 245

1　食品安全基本法（抜粋）

（昭和15年5月23日
法律第48号）

最終改正　平成25年11月27日法律第84号

第1章　総則

〔目的〕
第1条　この法律は，科学技術の発展，国際化の進展その他の国民の食生活を取り巻く環境の変化に適確に対応することの緊要性にかんがみ，食品の安全性の確保に関し，基本理念を定め，並びに国，地方公共団体及び食品関連事業者の責務並びに消費者の役割を明らかにするとともに，施策の策定に係る基本的な方針を定めることにより，食品の安全性の確保に関する施策を総合的に推進することを目的とする。

〔定義〕
第2条　この法律において「食品」とは，すべての飲食物（薬事法（昭和35年法律第145号）に規定する医薬品及び医薬部外品を除く。）をいう。

〔食品の安全性の確保のための措置を講ずるに当たっての基本的認識〕
第3条　食品の安全性の確保は，このために必要な措置が国民の健康の保護が最も重要であるという基本的認識の下に講じられることにより，行われなければならない。

〔食品供給行程の各段階における適切な措置〕
第4条　農林水産物の生産から食品の販売に至る一連の国の内外における食品供給の行程（以下「食品供給行程」という。）におけるあらゆる要素が食品の安全性に影響を及ぼすおそれがあることにかんがみ，食品の安全性の確保は，このために必要な措置が食品供給行程の各段階において適切に講じられることにより，行われなければならない。

〔国民の健康への悪影響の未然防止〕
第5条　食品の安全性の確保は，このために必要な措置が食品の安全性の確保に関する国際的動向及び国民の意見に十分配慮しつつ科学的知見に基づいて講じられることによって，食品を摂取することによる国民の健康への悪影響が未然に防止されるようにすることを旨として，行われなければならない。

〔国の責務〕
第6条　国は，前3条に定める食品の安全性の確保についての基本理念（以下「基本理念」という。）にのっとり，食品の安全性の確保に関する施策を総合的に策定し，及び実施する責務を有する。

〔地方公共団体の責務〕
第7条　地方公共団体は，基本理念にのっとり，食品の安全性の確保に関し，国との適切な役割分担を踏まえて，その地方公共団体の区域の自然的経済的社会的諸条件に応じた施策を策定し，及び実施する責務を有する。

〔食品関連事業者の責務〕
第8条　肥料，農薬，飼料，飼料添加物，動物用の医薬品その他食品の安全性に影響を及ぼすおそれがある農林漁業の生産資材，食品（その原料又は材料として使用される農林水産物を含む。）若しくは添加物（食品衛生法（昭和22年法律第233号）第4条第2項に規定する添加物をいう。）又は器具（同条第4項に規定する器具をいう。）若しくは容器包装（同条第5項に規定する容器包装をいう。）の生産，輸入又は販売その他の事業活動を行う事業者（以下「食品関連事業者」という。）は，基本理念にのっとり，その事業活動を行うに当たって，自らが食品の安全性の確保について第一義的責任を有していることを認識して，食品の安全性を確保するために必要な措置を食品供給行程の各段階において適切に講ずる責務を有する。

2　前項に定めるもののほか，食品関連事業者は，基本理念にのっとり，その事業活動を行うに当たっては，その事業活動に係る食品その他の物に関する正確かつ適切な情報の提供に努めなければならない。

3　前2項に定めるもののほか，食品関連事業者は，基本理念にのっとり，その事業活動に関し，国又は地方公共団体が実施する食品の安全性の確保に関する施策に協力する責務を有する。

〔消費者の役割〕
第9条　消費者は，食品の安全性の確保に関する知識と理解を深めるとともに，食品の安全性の確保に関する施策について意見を表明するように努めることによって，食品の安全性の確保に積極的な役割を果たすものとする。

〔法制上の措置等〕
第10条　政府は，食品の安全性の確保に関する施策を実施するため必要な法制上又は財政上の措置その他の措置を講じなければならない。

第2章　施策の策定に係る基本的な方針

〔食品健康影響評価の実施〕
第11条　食品の安全性の確保に関する施策の策定に当たっては，人の健康に悪影響を及ぼすおそれがある生物学的，化学的若しくは物理的な要因又は状態であって，食品に含まれ，又は食品が置かれるおそれがあるものが当該食品が摂取されることにより人の健康に及ぼす影響についての評価（以下「食品健康影響評価」という。）が施策ごとに行われなければならない。ただし，次に掲げる場合は，この限りでない。

一　当該施策の内容からみて食品健康影響評価を行うことが明らかに必要でないとき。

二　人の健康に及ぼす悪影響の内容及び程度が明らかであるとき。

三　人の健康に悪影響が及ぶことを防止し，又は抑制するため緊急を要する場合で，あらかじめ食品健康影響評価を行ういとまがないとき。

2　前項第3号に掲げる場合においては，事後において，遅滞なく，食品健康影響評価が行われなければならない。

3　前2項の食品健康影響評価は，その時点において到達されている水準の科学的知見に基づいて，客観的かつ中立公正に行われなければならない。

第12条〜第21条　（略）

第3章　食品安全委員会

〔設置〕
第22条　内閣府に，食品安全委員会（以下「委員会」という。）を置く。

〔所掌事務〕
第23条　委員会は，次に掲げる事務をつかさどる。
一　第21条第2項の規定により，内閣総理大臣に意見を述べること。
二　次条の規定により，又は自ら食品健康影響評価を行うこと。
三　前号の規定により行った食品健康影響評価の結果に基づき，食品の安全性の確保のため講ずべき施策について内閣総理大臣を通じて関係各大臣に勧告すること。
四　第2号の規定により行った食品健康影響評価の結果に基づき講じられる施策の実施状況を監視し，必要があると認めるときは，内閣総理大臣を通じて関係各大臣に勧告すること。
五　食品の安全性の確保のため講ずべき施策に関する重要事項を調査審議し，必要があると認めるときは，関係行政機関の長に意見を述べること。
六　第2号から前号までに掲げる事務を行うために必要な科学的調査及び研究を行うこと。
七　第2号から前号までに掲げる事務に係る関係者相互間の情報及び意見の交換を企画し，及び実施すること。
2　委員会は，前項第2号の規定に基づき食品健康影響評価を行ったときは，遅滞なく，関係各大臣に対して，その食品健康影響評価の結果を通知しなければならない。
3　委員会は，前項の規定による通知を行ったとき，又は第1項第3号若しくは第4号の規定による勧告をしたときは，遅滞なく，その通知に係る事項又はその勧告の内容を公表しなければならない。
4　関係各大臣は，第1項第3号又は第4号の規定による勧告に基づき講じた施策について委員会に報告しなければならない。

第24条〜第38条　（略）

2 食品衛生法（抜粋）

$$\begin{pmatrix}昭和22年12月24日\\法　律　第　233　号\end{pmatrix}$$

最終改正　平成25年11月27日法律第84号

第1章　総　則

〔目的〕

第1条　この法律は，食品の安全性の確保のために公衆衛生の見地から必要な規制その他の措置を講ずることにより，飲食に起因する衛生上の危害の発生を防止し，もつて国民の健康の保護を図ることを目的とする。

第2条　（省略）

第3条　食品等事業者（食品若しくは添加物を採取し，製造し，輸入し，加工し，調理し，貯蔵し，運搬し，若しくは販売すること若しくは器具若しくは容器包装を製造し，輸入し，若しくは販売することを営む人若しくは法人又は学校，病院その他の施設において継続的に不特定若しくは多数の者に食品を供与する人若しくは法人をいう。以下同じ。）は，その採取し，製造し，輸入し，加工し，調理し，貯蔵し，運搬し，販売し，不特定若しくは多数の者に授与し，又は営業上使用する食品，添加物，器具又は容器包装（以下「販売食品等」という。）について，自らの責任においてそれらの安全性を確保するため，販売食品等の安全性の確保に係る知識及び技術の習得，販売食品等の原材料の安全性の確保，販売食品等の自主検査の実施その他の必要な措置を講ずるよう努めなければならない。

② ～ ③　（略）

〔定義〕

第4条　この法律で食品とは，すべての飲食物をいう。ただし，薬事法（昭和35年法律第145号）に規定する医薬品及び医薬部外品は，これを含まない。

② この法律で添加物とは，食品の製造の過程において又は食品の加工若しくは保存の目的で，食品に添加，混和，浸潤その他の方法によって使用する物をいう。

③ この法律で天然香料とは，動植物から得られた物又はその混合物で，食品の着香の目的で使用される添加物をいう。

④ この法律で器具とは，飲食器，割ぽう具その他食品又は添加物の採取，製造，加工，調理，貯蔵，運搬，陳列，授受又は摂取の用に供され，かつ，食品又は添加物に直接接触する機械，器具その他の物をいう。ただし，農業及び水産業における食品の採取の用に供される機械，器具その他の物は，これを含まない。

⑤ この法律で容器包装とは，食品又は添加物を入れ，又は包んでいる物で，食品又は添加物を授受する場合そのままで引き渡すものをいう。

⑥ この法律で食品衛生とは，食品，添加物，器具及び容器包装を対象とする飲食に関する衛生をいう。

⑦ この法律で営業とは，業として，食品若しくは添加物を採取し，製造し，輸入し，加工し，調理し，貯蔵し，運搬し，若しくは販売すること又は器具若しくは容器包装を製造し，輸入し，若しくは販売することをいう。ただし，農業及び水産業における食品の採取業は，これを含まない。

⑧ この法律で営業者とは，営業を営む人又は法人をいう。

⑨ この法律で登録検査機関とは，第33条第1項の規定により厚生労働大臣の登録を受けた法人をいう。

第2章　食品及び添加物

〔清潔衛生の原則〕

第5条　販売（不特定又は多数の者に対する販売以外の授与を含む。以下同じ。）の用に供する食品又は添加物の採取，製造，加工，使用，調理，貯蔵，運搬，陳列及び授受は，清潔で衛生的に行われなければならない。

〔不衛生食品等の販売等の禁止〕

第6条　次に掲げる食品又は添加物は，これを販売し（不特定又は多数の者に授与する販売以外の場合を含む。以下同じ。），又は販売の用に供するために，採取し，製造し，輸入し，加工し，使用し，調理し，貯蔵し，若しくは陳列してはならない。

一　腐敗し，若しくは変敗したもの又は未熟であるもの。ただし，一般に人の健康を損なうおそれがなく飲食に適すると認められているものは，この限りでない。

二　有毒な，若しくは有害な物質が含まれ，若しくは付着し，又はこれらの疑いがあるもの。ただし，人の健康を損なうおそれがない場合として厚生労働大臣が定める場合においては，この限りでない。

三　病原微生物により汚染され，又はその疑いがあり，人の健康を損なうおそれがあるもの。

四　不潔，異物の混入又は添加その他の事由により，人の健康を損なうおそれがあるもの。

〔新開発食品の販売禁止〕

第7条　厚生労働大臣は，一般に飲食に供されることがなかつた物であつて人の健康を損なうおそれがない旨の確証がないもの又はこれを含む物が新たに食品として販売され，又は販売されることとなつた場合において，食品衛生上の危害の発生を防止するため必要があると認めるときは，薬事・食品衛生審議会の意見を聴いて，それらの物を食品として販売することを禁止することができる。

② ～ ⑤　（略）

第8条　（略）

〔病肉等の販売等の禁止〕

第9条　第1号若しくは第3号に掲げる疾病にかかり，若しくはその疑いがあり，第1号若しくは第3号に掲げる異常があり，又はへい死した獣畜（と畜場法（昭和28年法律第114号）第3条第1項に規定する獣畜及び厚生労働省令で定めるその他の物をいう。以下同じ。）の肉，骨，乳，臓器及び血液又は第2号若しくは第3号に掲げる疾病にかかり，若しくはその疑いがあり，第2号若しくは第3号に掲げる異常があり，又はへい死した家きん（食鳥処理の事業の規制及び食鳥検査に関する法律（平成2年法律第70号）第2条第1号に規定する食鳥及び厚生労働省令で定めるその他の物をいう。以下同じ。）の肉，骨及び臓器は，厚生労働省令で定める場合を除き，

これを食品として販売し，又は食品として販売の用に供するために，採取し，加工し，使用し，調理し，貯蔵し，若しくは陳列してはならない。ただし，へい死した獣畜又は家きんの肉，骨及び臓器であつて，当該職員が，人の健康を損なうおそれがなく飲食に適すると認めたものは，この限りでない。

一～三　（略）

〔添加物等の販売等の制限〕

第10条　人の健康を損なうおそれのない場合として厚生労働大臣が薬事・食品衛生審議会の意見を聴いて定める場合を除いては，添加物（天然香料及び一般に食品として飲食に供されている物であつて添加物として使用されるものを除く。）並びにこれを含む製剤及び食品は，これを販売し，又は販売の用に供するために，製造し，輸入し，加工し，使用し，貯蔵し，若しくは陳列してはならない。

〔食品等の規格及び基準〕

第11条　厚生労働大臣は，公衆衛生の見地から，薬事・食品衛生審議会の意見を聴いて，販売の用に供する食品若しくは添加物の製造，加工，使用，調理若しくは保存の方法につき基準を定め，又は販売の用に供する食品若しくは添加物の成分につき規格を定めることができる。

②　前項の規定により基準又は規格が定められたときは，その基準に合わない方法により食品若しくは添加物を製造し，加工し，使用し，調理し，若しくは保存し，その基準に合わない方法による食品若しくは添加物を販売し，若しくは輸入し，又はその規格に合わない食品若しくは添加物を製造し，輸入し，加工し，使用し，調理し，保存し，若しくは販売してはならない。

③　農薬（農薬取締法（昭和23年法律第82号）第1条の2第1項に規定する農薬をいう。次条において同じ。），飼料の安全性の確保及び品質の改善に関する法律（昭和28年法律第35号）第2条第3項の規定に基づく農林水産省令で定める用途に供することを目的として飼料（同条第2項に規定する飼料をいう。）に添加，混和，浸潤その他の方法によつて用いられる物及び薬事法第2条第1項に規定する医薬品であつて動物のために使用されることが目的とされているものの成分である物質（その物質が化学的に変化して生成した物質を含み，人の健康を損なうおそれのないことが明らかであるものとして厚生労働大臣が定める物質を除く。）が，人の健康を損なうおそれのない量として厚生労働大臣が薬事・食品衛生審議会の意見を聴いて定める量を超えて残留する食品は，これを販売の用に供するために製造し，輸入し，加工し，使用し，調理し，保存し，又は販売してはならない。ただし，当該物質の当該食品に残留する量の限度について第一項の食品の成分に係る規格が定められている場合については，この限りでない。

〔農林水産大臣に対する協力要請〕

第12条　厚生労働大臣は，前条第1項の食品の成分に係る規格として，食品に残留する農薬，飼料の安全性の確保及び品質の改善に関する法律第2条第3項に規定する飼料添加物又は薬事法第2条第1項に規定する医薬品であつて専ら動物のために使用されることが目的とされているもの（以下この条において「農薬等」という。）の成分である物質（その物質が化学的に変化して生成した物質を含む。）の量の限度を定めるときその他必要があると認めるときは，農林水産大臣に対し，農薬等の成分に関する資料の提供その他必要な協力を求めることができる。

〔総合衛生管理製造過程〕

第13条　厚生労働大臣は，第11条第1項の規定により製造又は加工の方法の基準が定められた食品であつて政令で定めるものにつき，総合衛生管理製造過程（製造又は加工の方法及びその衛生管理の方法につき食品衛生上の危害の発生を防止するための措置が総合的に講じられた製造又は加工の過程をいう。以下同じ。）を経てこれを製造し，又は加工しようとする者（外国において製造し，又は加工しようとする者を含む。）から申請があつたときは，製造し，又は加工しようとする食品の種類及び製造又は加工の施設ごとに，その総合衛生管理製造過程を経て製造し，又は加工することについての承認を与えることができる。

②～⑦　（略）

第14条　（略）

第3章　器具及び容器包装

〔清潔衛生の原則〕

第15条　営業上使用する器具及び容器包装は，清潔で衛生的でなければならない。

〔有毒器具等の販売等の禁止〕

第16条　有毒な，若しくは有害な物質が含まれ，若しくは付着して人の健康を損なうおそれがある器具若しくは容器包装又は食品若しくは添加物に接触してこれらに有害な影響を与えることにより人の健康を損なうおそれがある器具若しくは容器包装は，これを販売し，販売の用に供するために製造し，若しくは輸入し，又は営業上使用してはならない。

第17条　厚生労働大臣は，特定の国若しくは地域において製造され，又は特定の者により製造される特定の器具又は容器包装について，第26条第1項から第3項まで又は第28条第1項の規定による検査の結果次に掲げる器具又は容器包装に該当するものが相当数発見されたこと，製造地における食品衛生上の管理の状況その他の厚生労働省令で定める事由からみて次に掲げる器具又は容器包装に該当するものが相当程度含まれるおそれがあると認められる場合において，人の健康を損なうおそれの程度その他の厚生労働省令で定める事項を勘案して，当該特定の器具又は容器包装に起因する食品衛生上の危害の発生を防止するため特に必要があると認めるときは，薬事・食品衛生審議会の意見を聴いて，当該特定の器具又は容器包装を販売し，販売の用に供するために製造し，若しくは輸入し，又は営業上使用することを禁止することができる。

一，二　（略），②～③　（略）

〔器具等の規格及び基準〕

第18条　厚生労働大臣は，公衆衛生の見地から，薬事・食品衛生審議会の意見を聴いて，販売の用に供し，若しくは営業上使用する器具若しくは容器包装若しくはこれらの原材料につき規格を定め，又はこれらの製造方法につき基準を定めることができる。

② （略）

第4章　表示及び広告
〔表示の基準〕
第19条　内閣総理大臣は，一般消費者に対する食品，添加物，器具又は容器包装に関する公衆衛生上必要な情報の正確な伝達の見地から，消費者委員会の意見を聴いて，販売の用に供する食品若しくは添加物又は前条第1項の規定により規格若しくは基準が定められた器具若しくは容器包装に関する表示につき，必要な基準を定めることができる。
②　前項の規定により表示につき基準が定められた食品，添加物，器具又は容器包装は，その基準に合う表示がなければ，これを販売し，販売の用に供するために陳列し，又は営業上使用してはならない。

〔虚偽の又は誇大な表示又は広告の禁止〕
第20条　食品，添加物，器具又は容器包装に関しては，公衆衛生に危害を及ぼすおそれがある虚偽の又は誇大な表示又は広告をしてはならない。

第5章　食品添加物公定書
〔食品添加物公定書〕
第21条　厚生労働大臣及び内閣総理大臣は，食品添加物公定書を作成し，第11条第1項の規定により基準又は規格が定められた添加物及び第19条第1項の規定により基準が定められた添加物につき当該基準及び規格を収載するものとする。

第6章　監視指導指針及び計画
〔食品衛生に関する監視指導〕
第22条　厚生労働大臣及び内閣総理大臣は，国及び都道府県等が行う食品衛生に関する監視又は指導（以下「監視指導」という。）の実施に関する指針（以下「指針」という。）を定めるものとする。
②～③　（略）

第23条　（略）

第24条　（略）

第7章　検　査
〔食品等の検査〕
第25条　第11条第1項の規定により規格が定められた食品若しくは添加物又は第18条第1項の規定により規格が定められた器具若しくは容器包装であつて政令で定めるものは，政令で定める区分に従い厚生労働大臣若しくは都道府県知事又は登録検査機関の行う検査を受け，これに合格したものとして厚生労働省令で定める表示が付されたものでなければ，販売し，販売の用に供するために陳列し，又は営業上使用してはならない。
②～⑤　（略）

〔食品等の検査命令〕
第26条　都道府県知事は，次の各号に掲げる食品，添加物，器具又は容器包装を発見した場合において，これらを製造し，又は加工した者の検査の能力等からみて，その者が製造し，又は加工する食品，添加物，器具又は容器包装がその後引き続き当該各号に掲げる食品，添加物，器具又は容器包装に該当するおそれがあり，食品衛生上の危害の発生を防止するため必要があると認めるときは，政令で定める要件及び手続に従い，その者に対し，当該食品，添加物，器具又は容器包装について，当該都道府県知事又は登録検査機関の行う検査を受けるべきことを命ずることができる。
一～六　（略），②～⑦　（略）

〔食品等の輸入の届出〕
第27条　販売の用に供し，又は営業上使用する食品，添加物，器具又は容器包装を輸入しようとする者は，厚生労働省令の定めるところにより，その都度厚生労働大臣に届け出なければならない。

〔報告・臨検検査・収去〕
第28条　厚生労働大臣，内閣総理大臣又は都道府県知事等は，必要があると認めるときは，営業者その他の関係者から必要な報告を求め，当該職員に営業の場所，事務所，倉庫その他の場所に臨検し，販売の用に供し，若しくは営業上使用する食品，添加物，器具若しくは容器包装，営業の施設，帳簿書類その他の物件を検査させ，又は試験の用に供するのに必要な限度において，販売の用に供し，若しくは営業上使用する食品，添加物，器具若しくは容器包装を無償で収去させることができる。
②，③，④　（略）

〔食品等の衛生検査施設〕
第29条　国及び都道府県は，第25条第1項又は第26条第1項から第3項までの検査（以下「製品検査」という。）及び前条第1項の規定により収去した食品，添加物，器具又は容器包装の試験に関する事務を行わせるために，必要な検査施設を設けなければならない。
②，③　（略）

〔食品衛生監視員〕
第30条　第28条第1項に規定する当該職員の職権及び食品衛生に関する指導の職務を行わせるために，厚生労働大臣，内閣総理大臣又は都道府県知事等は，その職員のうちから食品衛生監視員を命ずるものとする。
②　都道府県知事等は，都道府県等食品衛生監視指導計画で定めるところにより，その命じた食品衛生監視員に監視指導を行わせなければならない。
③　内閣総理大臣は，指針に従い，その命じた食品衛生監視員に食品，添加物，器具及び容器包装の表示又は広告に係る監視指導を行わせるものとする。
④　厚生労働大臣は，輸入食品監視指導計画の定めるところにより，その命じた食品衛生監視員に食品，添加物，器具及び容器包装の輸入に係る監視指導を行わせるものとする。
⑤　前各項に定めるもののほか，食品衛生監視員の資格その他食品衛生監視員に関し必要な事項は，政令で定める。

第8章　登録検査機関
第31条～第47条　（略）

（注）食品表示法の公布（平成25年6月28日）にともない，第19条のうち食品と添加物の表示は削除された。ただし，これらの施行は公布後2年以内と定められている。

第9章 営　業

〔食品衛生管理者〕

第48条　乳製品，第10条の規定により厚生労働大臣が定めた添加物その他製造又は加工の過程において特に衛生上の考慮を必要とする食品又は添加物であつて政令で定めるものの製造又は加工を行う営業者は，その製造又は加工を衛生的に管理させるため，その施設ごとに，専任の食品衛生管理者を置かなければならない。ただし，営業者が自ら食品衛生管理者となつて管理する施設については，この限りでない。

② 営業者が，前項の規定により食品衛生管理者を置かなければならない製造業又は加工業を2以上の施設で行う場合において，その施設が隣接しているときは，食品衛生管理者は，同項の規定にかかわらず，その2以上の施設を通じて1人で足りる。

③ 食品衛生管理者は，当該施設においてその管理に係る食品又は添加物に関してこの法律又はこの法律に基づく命令若しくは処分に係る違反が行われないように，その食品又は添加物の製造又は加工に従事する者を監督しなければならない。

④ 食品衛生管理者は，前項に定めるもののほか，当該施設においてその管理に係る食品又は添加物に関してこの法律又はこの法律に基づく命令若しくは処分に係る違反の防止及び食品衛生上の危害の発生の防止のため，当該施設における衛生管理の方法その他の食品衛生に関する事項につき，必要な注意をするとともに，営業者に対し必要な意見を述べなければならない。

⑤ 営業者は，その施設に食品衛生管理者を置いたときは，前項の規定による食品衛生管理者の意見を尊重しなければならない。

⑥ 次の各号のいずれかに該当する者でなければ，食品衛生管理者となることができない。

一　医師，歯科医師，薬剤師又は獣医師
二　学校教育法（昭和22年法律第26号）に基づく大学，旧大学令（大正7年勅令第388号）に基づく大学又は旧専門学校令（明治36年勅令第61号）に基づく専門学校において医学，歯学，薬学，獣医学，畜産学，水産学又は農芸化学の課程を修めて卒業した者
三　厚生労働大臣の登録を受けた食品衛生管理者の養成施設において所定の課程を修了した者
四　学校教育法に基づく高等学校若しくは中等教育学校若しくは旧中等学校令（昭和18年勅令第36号）に基づく中等学校を卒業した者又は厚生労働省令で定めるところによりこれらの者と同等以上の学力があると認められる者で，第1項の規定により食品衛生管理者を置かなければならない製造業又は加工業において食品又は添加物の製造又は加工の衛生管理の業務に3年以上従事し，かつ，厚生労働大臣の登録を受けた講習会の課程を修了した者

⑦ 前項第4号に該当することにより食品衛生管理者たる資格を有する者は，衛生管理の業務に3年以上従事した製造業又は加工業と同種の製造業又は加工業の施設においてのみ，食品衛生管理者となることができる。

⑧ 第1項に規定する営業者は，食品衛生管理者を置き，又は自ら食品衛生管理者となつたときは，15日以内に，その施設の所在地の都道府県知事に，その食品衛生管理者の氏名又は自ら食品衛生管理者となつた旨その他厚生労働省令で定める事項を届け出なければならない。食品衛生管理者を変更したときも，同様とする。

第49条　（略）

〔有毒物質の混入防止等の措置基準〕

第50条　厚生労働大臣は，食品又は添加物の製造又は加工の過程において有毒な又は有害な物質が当該食品又は添加物に混入することを防止するための措置に関し必要な基準を定めることができる。

②～③　（略）

〔営業施設の基準〕

第51条　都道府県は，飲食店営業その他公衆衛生に与える影響が著しい営業（食鳥処理の事業の規制及び食鳥検査に関する法律第2条第5号に規定する食鳥処理の事業を除く。）であつて，政令で定めるものの施設につき，条例で，業種別に，公衆衛生の見地から必要な基準を定めなければならない。

〔営業許可〕

第52条　前条に規定する営業を営もうとする者は，厚生労働省令の定めるところにより，都道府県知事の許可を受けなければならない。

②～③　（略）

第53条～第55条　（略）

〔基準に違反する場合の処分〕

第56条　都道府県知事は，営業者がその営業の施設につき第51条の規定による基準に違反した場合においては，その施設の整備改善を命じ，又は第52条第1項の許可を取り消し，若しくはその営業の全部若しくは一部を禁止し，若しくは期間を定めて停止することができる。

第10章 雑　則

第57条　（略）

〔中毒患者等の届出〕

第58条　食品，添加物，器具若しくは容器包装に起因して中毒した患者若しくはその疑いのある者（以下「食中毒患者等」という。）を診断し，又はその死体を検案した医師は，直ちに最寄りの保健所長にその旨を届け出なければならない。

② 保健所長は，前項の届出を受けたときその他食中毒患者等が発生していると認めるときは，速やかに都道府県知事等に報告するとともに，政令の定めるところにより，調査しなければならない。

③ 都道府県知事等は，前項の規定により保健所長より報告を受けた場合であつて，食中毒患者等が厚生労働省令で定める数以上発生し，又は発生するおそれがあると認めるときその他厚生労働省令で定めるときは，直ちに，厚生労働大臣に報告しなければならない。

④ 保健所長は，第2項の規定による調査を行つたときは，政令で定めるところにより，都道府県知事等に報告しなければならない。

⑤ 都道府県知事等は，前項の規定による報告を受けたときは，政令で定めるところにより，厚生労働大臣に報告しなければならない。

第59条　（略）

〔厚生労働大臣による調査の要請等〕

第60条 厚生労働大臣は，食中毒患者等が厚生労働省令で定める数以上発生し，若しくは発生するおそれがある場合又は食中毒患者等が広域にわたり発生し，若しくは発生するおそれがある場合であつて，食品衛生上の危害の発生を防止するため緊急を要するときは，都道府県知事等に対し，期限を定めて，食中毒の原因を調査し，調査の結果を報告するように求めることができる。

〔食品等事業者に対する都道府県等の助言等〕

第61条 都道府県等は，食中毒の発生を防止するとともに，地域における食品衛生の向上を図るため，食品等事業者に対し，必要な助言，指導その他の援助を行うように努めるものとする。

② 都道府県等は，食品等事業者の食品衛生の向上に関する自主的な活動を促進するため，社会的信望があり，かつ，食品衛生の向上に熱意と識見を有する者のうちから，食品衛生推進員を委嘱することができる。

③ 食品衛生推進員は，飲食店営業の施設の衛生管理の方法その他の食品衛生に関する事項につき，都道府県等の施策に協力して，食品等事業者からの相談に応じ，及びこれらの者に対する助言その他の活動を行う。

〔おもちゃ及び営業以外の食品供与施設への準用規定〕

第62条 第6条，第8条，第10条，第11条第1項及び第2項，第16条から第20条まで，第25条から第56条まで並びに第58条から第60条までの規定は，乳幼児が接触することによりその健康を損なうおそれがあるものとして厚生労働大臣の指定するおもちゃについて，これを準用する。この場合において，第10条中「添加物（天然香料及び一般に食品として飲食に供されている物であつて添加物として使用されるものを除く。）」とあるのは，「おもちゃの添加物として用いることを目的とする化学的合成品（化学的手段により元素又は化合物に分解反応以外の化学的反応を起こさせて得られた物質をいう。）」と読み替えるものとする。

② 第6条並びに第11条第1項及び第2項の規定は，洗浄剤であつて野菜若しくは果物又は飲食器の洗浄の用に供されるものについて準用する。

③ 第15条から第18条まで，第25条第1項，第28条から第30条まで，第51条及び第54条から第56条までの規定は，営業以外の場合で学校，病院その他の施設において継続的に不特定又は多数の者に食品を供与する場合に，これを準用する。

第63条〜第70条 （略）

第11章 罰　則

第71条〜79条 （略）

関連法規 URL

- **組織**
  - 食品安全委員会　　　　　http://www.fsc.go.jp/
  - 厚生労働省　　　　　　　http://www.mhlw.go.jp/
  - 農林水産省　　　　　　　http://www.maff.go.jp/
  - 消費者庁　　　　　　　　http://www.caa.go.jp/
  - Codex　　　　　　　　　 http://www.codexalimentarius.org/
  - 日本語版コーデックス規格　http://www.maff.go.jp/j/syouan/kijun/codex/standard_list/
  （農林水産省のHPより）

- **法律**
  - 食品安全基本法　　　　　http://www.fsc.go.jp/hourei/kihonhou_saishin.pdf
  - 食品衛生法　　　　　　　http://law.e-gov.go.jp/htmldata/S22/S22HO233.html
  - 食育基本法　　　　　　　http://law.e-gov.go.jp/htmldata/H17/H17HO063.html
  - と畜場法　　　　　　　　http://law.e-gov.go.jp/htmldata/S28/S28HO114.html
  - 食鳥検査制度　　　　　　http://law.e-gov.go.jp/htmldata/H02/H02HO070.html
  - JAS法　　　　　　　　　http://law.e-gov.go.jp/htmldata/S25/S25HO175.html
  - 健康増進法　　　　　　　http://law.e-gov.go.jp/htmldata/H14/H14HO103.html
  - 計量法　　　　　　　　　http://law.e-gov.go.jp/htmldata/H04/H04HO051.html
  - 食料・農業・農村基本法　http://law.e-gov.go.jp/htmldata/H11/H11HO106.html
  - 消費者基本法　　　　　　http://law.e-gov.go.jp/htmldata/S43/S43HO078.html
  - 水道法　　　　　　　　　http://law.e-gov.go.jp/htmldata/S32/S32HO177.html
  - 薬事法　　　　　　　　　http://law.e-gov.go.jp/htmldata/S35/S35HO145.html
  - PL（製造物責任）法　　　http://law.e-gov.go.jp/htmldata/H06/H06HO085.html

- **マニュアル**
  - 大量調理施設衛生管理マニュアル
    　　http://www.mhlw.go.jp/topics/bukyoku/iyaku/syoku-anzen/gyousei/dl/130201_9-2.pdf
  - 学校給食調理場における手洗いマニュアル
    　　http://www.mext.go.jp/a_menu/sports/syokuiku/08040316.htm
  - 調理場における洗浄・消毒マニュアル Part Ⅰ
    　　http://www.mext.go.jp/a_menu/sports/syokuiku/1266268.htm
  - 調理場における洗浄・消毒マニュアル Part Ⅱ
    　　http://www.mext.go.jp/a_menu/sports/syokuiku/1292023.htm
  - 生鮮食品品質表示基準　　http://www.caa.go.jp/jas/hyoji/pdf/kijun_01.pdf
  - 加工食品品質表示基準　　http://www.caa.go.jp/foods/pdf/syokuhin870.pdf
  - 遺伝子組換え食品　　　　http://www.mhlw.go.jp/stf/seisakunitsuite/bunya/kenkou_iryou/shokuhin/idenshi/index.html
  - 食品・食品添加物等規格基準　http://www.mhlw.go.jp/topics/bukyoku/iyaku/kigu/dl/4.pdf
  - 製造・加工及び調理基準　http://www.mhlw.go.jp/topics/bukyoku/iyaku/syoku-anzen/jigyousya/shokuhin_kikaku/370b.html
  - 乳等省令　　　　　　　　http://law.e-gov.go.jp/htmldata/S26/S26F03601000052.html
  - 残留農薬基準（ポジティブリスト制）
    　　http://www.mhlw.go.jp/topics/bukyoku/iyaku/syoku-anzen/zanryu2/dl/060516-1.pdf
  - 総合衛生管理製造過程承認制度　http://www.shokusan.or.jp/haccp/guide/1_4_sogo_eisei.html
  - 食品の暫定規制値　　　　http://www.mhlw.go.jp/shinsai_jouhou/dl/shokuhin.pdf

索　引

ADI　99, 119
ATP　40
BSE　1, 82, 142, 217
C. coli　54
CCP　144, 146
CODEX (Codex)　230
FAO　11

FDA　109
FSSC 22000　143
HA　144
HACCP　144, 152
ISO 22000　142-143
ISO/TS22002　153
JAS　10, 188

L*a*b*　41
Paratyphi A　79
Salmonella Typhi　79
Shigella　78
SPS　231
SRSV　44, 62
WHO　11, 106

あ　行

ISO/TS 22002 シリーズ　154
赤カビ毒　96
アクリルアミド　109
アコニチン　70
亜硝酸　102
アトロピン　69
アナフィラキシー　190
アニサキス（症）　83, 85
アニサキス属線虫　83, 85
アフラトキシン　95
アミグダリン　71
アルデヒド　37
α－ソラニン　71
α－チャコニン　71
アルファ線　107
アレルギー　189
　──様食中毒　72
　──物質による食中毒　142
　──表示の対象となる品目　233
安心　144
安全係数　119
安全・衛生　142, 152

E 型肝炎ウイルス　63
イタイイタイ病　105
1 日摂取許容量（ADI）　99, 119
一律基準値　100
一括名　200
一般飲食物添加物　9, 122, 128
遺伝子組み換え食品の表示制度
　206, 233
遺伝毒性　116
異物　110
医療法施行規則の一部改正　184
イルイジン　68
いわゆる健康食品　209
院外調理　184

ウェステルマン肺吸虫　89

ウェルシュ菌（食中毒）　44, 58
ウオークスルー　145
牛海綿状脳症（BSE）　1, 82, 142, 217
牛結核　81
牛伝染性海綿状脳症（BSE）の国内感染牛の発生　1
牛の個体識別のための情報の管理及び伝達に関する特別措置法　170

営業施設基準の準則　147
栄養機能食品　213
栄養強化の目的で使用される添加物　201
栄養成分等　195
栄養素等表示基準値　195, 213
栄養表示制度　233
A 型肝炎ウイルス　62
A 型溶血性レンサ球菌　48
易熱性　55
エチレンオキサイド　30
F 値　26
エポキシド　27
エポキシ樹脂　105
MA 貯蔵　37
エームス試験　117
エルシア・エンテロコリチカ　44
塩化ベンザルコニウム　73, 74
えん下困難者用食品　211
塩素濃度の測定、記録　149
エンテロトキシン　48, 57, 58, 60

黄コウジカビ　21
黄色ブドウ球菌　57
嘔吐型　48
嘔吐毒　59
黄変米中毒　97
大阪府堺市学童給食による集団食中毒　152
オカダ酸　67
おもちゃ　216

か　行

カイ 2 乗　50
価格　152
化学性食中毒　71
科学的・合理的な根拠　194
加工食品　193
加工食品品質表示基準　205
加工助剤　202
過失責任　156
家庭用漂白剤　53
カドミウム　103
神奈川現象　53
カビ毒　95
芽胞　18
カリシウイルス　61
環境浄化　15
ガングリオシド　79
間欠滅菌の方法　169
感受性試験　78
感染型　22, 55
感染型食中毒　52-56
カンピロバクター（食中毒）　44, 53
ガンマ線　107
緩慢凍結　34
管理すべき場所　146

企業の自己責任原則　155
器具および容器包装（規格基準）　216, 220
危険・効用基準　156
期限表示　193
既存添加物　9, 122, 126, 127
キノコ　22
揮発性塩基窒素　39
キャリーオーバー　193, 202
急速凍結　34
Q10 値　34
Q 熱　82
牛乳へのメラミン混入事案　4
許可証票　212

247

強調表示　197
許容限界基準値　146
ギランバレー症候群　54
菌種の血清学的型別　18

クサウラベニタケ　68
クックサーブ　184
クックチル　184
クックフリーズ　184
クドア　83, 92
組換えDNA技術応用作物　206
組換えられたDNA　208
グラム染色　17
クリプトスポリジウム（感染症・食中毒症）　63, 84
クロレラ　110
クロロフィル　110

ケアレスミスの防止　153
系統分類学　17
景品表示法　171, 188, 189
計量法　188, 189
ケータリング　154
K値　40
欠陥責任　156
結合水　19, 35
下痢型　48
下痢原性大腸菌　54
下痢性貝毒　67
検疫所　227
健康増進法　9, 176, 188
健康増進法施行規則　176
原産地　204
検食　181
原虫　63, 83
顕微鏡　15
原料原産地名　205

好塩性細菌　53
高オレイン酸　208
高温菌　29
好気性菌　37
好気性有芽胞菌　59
広告等の表示　215
合成添加物　122
効能効果　215
高リシン　208
5S　151, 153
小型球形ウイルス（SRSV）　44, 62
五感に感知できる　202
国際がん研究機関（IARC）　96, 102
国際基準（コーデックス基準）　96
国際原子力機関（IAEA）　108
国際獣疫事務所（OIE）　82

国際的調和　155
国際連合食糧農業機関（FAO）　108
国連食糧農業機関　11
コーデックス委員会　12
コーデックスの食品衛生一般原則　142, 147
コバイケイソウ　70
個別の品質表示基準　202
米殻等の取引等に係る情報の記録及び産地情報の伝達に関する法律について　171
コレラ菌　44, 78, 79
コレラ毒素　79
コントロール方法決定　143

さ行

最大氷結晶生成帯　34
細菌性赤痢　78
細胞内寄生菌　80
サキシトキシン　66
作業段階　146
サブユニット　79
サプライチェーン　144
サルコシスティス　83, 93
サルモネラ（食中毒）　44, 52
酸化防止剤　28
暫定的規制値　103
産膜酵母　34

次亜塩素酸ナトリウム　63
自家感染　91
シガテラ毒　65
シガトキシン　66
志賀毒素　56
識別マーク　226
資源有効利用促進法　226
Shigella菌　78
自己消化　41
指示警告上の欠陥　156
自然毒　44, 45, 64
自然発生説法　15
自治体認証HACCP　142
疾病リスクの低減　210
実質安全量（VSD）　120
指定添加物　9, 112
至適温度　33
自動酸化　26
シーベルト　108
ジメチルアミン　102
ジャガイモ　71
JAS法　188
終宿主　86

自由水　19, 35
12手順・7原則　144
重要管理点（CCP）　144, 146
シュードテラノバ属線虫　85
消化器症状型　48
小核試験　117
使用基準　114
条件付き特定保健用食品　209
常在細菌　25
消除　126
消石灰　75
消費期限　193
消費者安全法　10
消費者期待基準　156
消費者基本法　186
消費者庁　188
消費者の保護　155
消費者保護基本法　186
賞味期限　193
食育基本法　9, 187
食材偽装・誤認表示事件　142
食生活指針　187
食中毒　8, 106
　──のリスク　204
　──の届出　44
食中毒発生状況　71
食中毒発生事例件数　72
食中毒予防　53
食鳥処理の事業の規制及び食鳥検査に関する法律　10
食品　215
食品安全委員会　104, 125, 200
食品安全基本法　4, 186
食品安全のための前提条件プログラム（PRP）　144
食品安全マネジメントシステム─フードチェーンの組織に対する要求事項　142-143
食品医薬品局　109
食品衛生一般原則　142
食品衛生監視員　7
食品衛生管理者　7
食品衛生法　4, 44, 99, 188
　──の改正　142
食品香料　115
食品製造　154
食品添加物　112, 198
　──に関連のある法規　113
　──の法律上の分類　121
食品添加物公定書　113
食品, 添加物等の規格基準　113, 215, 216, 218
食品等事業者が実施すべき管理運営基準に関する指針　147

索　引

食品等事業者の責務　178
食品の収去　11
食品の生産から消費（農場から食卓まで）　143, 144, 155
食品の変質　14
食品表示一元化検討会　188
食品表示法　188, 189
食品医薬品局（FDA）　109
植物性自然毒　45, 64, 68
食物内毒素型　57, 59
食糧　11
食料・農業・農村基本法　187
飼料添加物　8, 99
真空調理　184
神経症状型　48
人体有鉤嚢虫症　90
人畜共通感染病　80

水銀　103
水産養殖　154
水質管理目標設定 27 項目　173
水質基準 50 項目　173
水道法　172
推定値　197
水分活性　20, 29, 35, 219
スコポラミン　69
スズ　103
ストラバイト　110
ストロンチウム　107
スワンネックのフラスコ　16

生菌数　22, 39
青酸配糖体　71
成熟オーシスト　85
精神的傷害　156
生石灰　75
生鮮食品品質表示基準　204
製造，加工及び調理基準　216
製造上の欠陥　156
製造物責任（PL）法　142
生体内毒素型　55, 59, 60
生体内毒素型食中毒　56, 57
世界保健機関　11, 106
赤痢菌（食中毒）　44, 60
セシウム　107
世代時間　32
設計上の欠陥　156
絶対表示　197
Z 値　26
セルカリア　88
セレウス菌（食中毒）　44, 59
1969 年ケネディ大統領特別教書　155
洗剤　74

洗浄剤　216
染色体異常試験　117
全粉乳　7

総合衛生管理製造過程による製造の承認制度　142
創傷性ボツリヌス症　57
増殖曲線　19, 32
相対表示　197

た 行

第 1 中間宿主　87
ダイオキシン類　100
耐乾性カビ　30
第 3 期幼虫　86
代謝産物　36
耐浸透圧酵母　30
対数増殖期　37
大腸菌群　23
大腸菌陰性　173
大腸菌群陰性及び遊離残留塩素の保持　173
第二級アミン　102
第 2 中間宿主　87
耐熱性　55
耐熱性芽胞　181
耐熱性芽胞形成　58
耐容 1 日摂取量　101, 104, 120
耐容週間摂取量　104, 120
耐容摂取量　120
大量調理施設衛生管理マニュアル　177
ターゲット微生物　152
脱酸素剤　28
炭疽　80
単レンズ式顕微鏡　15

チェルノブイリ原子力発電所爆発事故　107
着色料　131
注意喚起表示　213
中温菌　29
中間宿主　86
中国産冷凍野菜残留農薬基準違反　142
中国料理店症候群　137
中腸腺　63
腸炎ビブリオ（食中毒）　44, 53
腸管凝集接着性大腸菌　54
腸管出血性大腸菌　54
腸管出血性大腸菌 O157 食中毒　56
腸管侵入性大腸菌　54
腸管毒素原性大腸菌　54

腸管病原性大腸菌　54
調整粉乳　7
チョウセンアサガオ類　69
腸チフス　44, 79
腸内細菌　25
懲罰的賠償　156
調理食品 HACCP プラン　156
貯蔵　37
沈降法　111

通性嫌気性桿菌　52
通性嫌気性菌　37
ツキヨタケ　68
ツベルクリン反応　81

D 値　31
低温菌　29
低温殺菌法（パスツリゼーション）　15
低脂肪乳　1
デオキシニバレノール　96
適切な摂取　197
手順　146
テトロドトキシン　64
添加物　8, 215
　　　——を含む原材料の省力規定　233
天然香料　9, 122, 128
天然添加物　122, 123
でんぷん　136

銅　103
銅クロロフィリン　75
銅クロロフィリン Na　73
動物性自然毒　45, 47, 64
動物用医薬品　8, 99
毒性試験　116
毒性等価量　TEQ　100, 116
毒性等価係数　TEF　100, 116
特定給食施設　176
特定原材料等　192
特定の疾病に適する旨の表示　212
特定保健用食品　209
と畜場法　10
特別用途食品　211
ドライシステム　182
トリガブト類　70
トリメチルアミン　39, 41

な 行

内分泌かく乱化学物質　101
ナグ（NAG）ビブリオ　44
NASA で宇宙食の安全確保のために

249

開発　143
ナノメートル　22
生食用食肉（牛肉）　203, 217
生食用である旨　204

ニコチン　73, 75
ニコチン酸　73, 75
ニトロリ化学物　102
乳児ボツリヌス症　57
二枚貝　180
乳児用食品　202

粘液胞子虫　92

農場　154
農薬　73, 99
農薬取締法　98
農林物質の規格化及び品質表示の適正化に関する法律　10, 188
ノニルフェノール　102
ノロウイルス（食中毒）　45, 49, 61, 179
　——による食中毒事件　142
non O1　ビブリオ　44

は　行

バイケイソウ　70
ハイリスクグループ　49
ハイリスク層　169
HACCP システムとその適用のためのガイドライン　142
HACCP の 7 原則　144
ハザードの可能性特定　143
ハザードの事前予測　143, 144
ハザード分析（HA）　144
　——のための事前準備と情報収集のための活動　145
ハシリドコロ　69
発がん性試験　118
バックヤード　156
パツリン　97
パラチフス A 菌　44, 79
バランスの取れた食生活の普及啓発を図る文言　211
バルカン腎症　98
半減期　107
反復投与毒性試験　117

BSE プリオン　82
ビキニ環礁　107
火落菌　31
ヒスタミン　72
ヒスタミン中毒　45

微生物　14, 170
　——食中毒　47
　——の学名　16
ヒ素　103
ヒ素ミルク事件　72, 104
人型結核菌　81
ヒト回虫　91
ヒドロペルオキシド　27
皮膚炭疽　80
皮膚爬行症　87
病原大腸菌（食中毒）　54, 55
病者用食品　212
標準逸脱基準　156
品質　142, 152

ファイナルチェック　155
フィラリア型幼虫　92
フェオホルバイトa　109, 110
フェノール　37
不確実係数　120
複合原材料　193
フグ毒　64
不顕性感染　63
浮上法　111
付属文書　142
フタル酸エステル類　102
復帰突然変異試験　117
物質名　200
不当景品類及び不当表示防止法→景品表示法
ブドウ球菌（食中毒）　44, 57
ブドウ球菌毒素　1
豚丹毒　81
腐敗　39
不飽和脂肪酸　26
ブラディゾイト　93
フリーズフロー食品　33
フリーラジカル　27
ブルセラ属菌　80
プレロセルコイド　90
プロセスチェック　155
プロセルコイド　90
分別生産流通管理　206

ベータ線　107
ベクレル　108
ペトリ皿（シャーレ）　16
ベロ毒素　56
変異型クロイツフェルト・ヤコブ症（vCJD）　82
変異原性物質　108
偏性嫌気性桿菌　58
偏性嫌気性菌　37
変敗　41

鞭毛　18
防汚剤トリブチルスズ　102
放射性物質（の新基準値）　107, 108, 202
放射線照射　108, 205
放射線照射食品　7, 38, 108
ほう・れん・そう：報告・連絡・相談　150, 153
保健機能食品制度　209
保健の効果等　211
ポジティブリスト　99
ポジティブリスト制度　8, 99
保存期間中に変化する項目　194
保存基準（食品）　218
保存料　134
ボツリヌス（中毒）　44, 57
ボツリヌス毒素　57
ポリ塩化ビフェニール　100
ポリカーボネート　102

ま　行

マウスユニット（MU）　65
麻痺性貝毒　66
マンソン裂頭条虫　90
ミクロフローラ（微生物叢）　25
水俣病　72, 103
宮崎肺吸虫　89
民法　156

無作用量（NOEL）　119
無登録農薬の使用　142
無毒性量（NOAEL）　119
無塗装缶　105

メタセルカリア　88

モニタリング（監視）検証　143
モルガネラ・モルガニー　72

や　行

薬事・食品衛生審議会　125
薬事法　188, 189
有害性金属　103
有鉤条虫　90
油脂の酸敗　26
油症　72
輸入食品（の安全性）　227

溶血性尿毒症　56
要検討項目 48 項目　173

索　引

幼虫移行症　86
幼虫形成卵　91
用途名併記　200
ヨウ素　107
横川吸虫　88

ら 行

螺旋状　54
ラブジチス型幼虫　92

卵胎生　89

リケッチア　80
リスクアセスメント　3
リスクアナリシス　2, 95
リスクコミュニケーション　3
リスク評価　3, 116
リスクマネジメント　3
リステリア（食中毒）　61
リポキシゲナーゼ　27

リポたんぱく質　28

ルイ・パスツール　15

レーウェンフック　15
連合国軍最高司令官総司令部（GHQ）
　4

ロベルト・コッホ　16

執筆者 （五十音順，＊編者）

池戸　重信	宮城大学特任教授	（第9章 9.1）
井部　明広	実践女子大学生活科学部教授	（第3章 3.8，第5章 5.2-5.9）
川上　　泰	麻布大学生命・環境科学部准教授	（第4章 4.6）
小西　良子	麻布大学生命・環境科学部教授	（第4章，第5章 5.1）
品川　邦汎	盛岡大学栄養科学部客員教授，岩手大学名誉教授	（第3章 3.1-3.6）
島田　郁子	高知県立大学健康栄養学部講師	（第7章 7.2）
鈴木ちはる	仙台白百合女子大学人間学部非常勤講師，㈱消費経済研究所	（第9章 9.2-9.6，9.7.2，9.8.4）
勢戸　祥介	大阪府立大学大学院生命環境科学研究科准教授	（第8章）
登田　美桜	国立医薬品食品衛生研究所安全情報部主任研究官	（第3章 3.7）
＊仲尾　玲子	山梨学院大学健康栄養学部准教授	（第2章 2.1，2.2）
中川　裕子	山梨学院短期大学食物栄養科教授	（第2章 2.3-2.5）
春田　正行	（株）消費経済研究所	（第7章 7.2）
＊日佐　和夫	大阪府立大学食品安全科学研究センター客員教授　元東京海洋大学大学院教授	（第7章 7.1，7.4，7.5）
森田　幸雄	東京家政大学家政学部教授	（第1章）
山﨑　　壮	実践女子大学生活科学部教授	（第6章，第9章 9.71，9.8.1-9.8.3）
山迫(迫井)千晶	辻調理師専門学校・辻製菓専門学校食品安全衛生推進室主任研究員	（第7章 7.3）

管理栄養士・栄養士のための食品安全・衛生学

2014年3月31日　第一版第一刷発行　　　◎検印省略

編著者　日佐和夫
　　　　仲尾玲子

発行所　株式会社　学文社
発行者　田中千津子

郵便番号　153-0064
東京都目黒区下目黒 3-6-1
電　話　03(3715)1501(代)
http://www.gakubunsha.com

©2014 HISA Kazuo & NAKAO Reiko Printed in Japan
乱丁・落丁の場合は本社でお取替します。　印刷所　新灯印刷株式会社
定価は売上カード，カバーに表示。

ISBN 978-4-7620-2452-8